Steffen Oelsner

Fühlendes Erkennen

AF672218

Psychologie, Band 1

Steffen Oelsner

Fühlendes Erkennen

Theorie und Praxis emotionaler Heilung

Frank & Timme
Verlag für wissenschaftliche Literatur

Umschlagabbildung: © Pixabay

ISBN 978-3-7329-0880-6
ISBN E-Book 978-3-7329-9092-4
ISSN 2752-0382

© Frank & Timme GmbH Verlag für wissenschaftliche Literatur
Berlin 2022. Alle Rechte vorbehalten.

Das Werk einschließlich aller Teile ist urheberrechtlich geschützt. Jede Verwertung außerhalb der engen Grenzen des Urheberrechtsgesetzes ist ohne Zustimmung des Verlags unzulässig und strafbar. Das gilt insbesondere für Vervielfältigungen, Übersetzungen, Mikroverfilmungen und die Einspeicherung und Verarbeitung in elektronischen Systemen.

Herstellung durch Frank & Timme GmbH,
Wittelsbacherstraße 27a, 10707 Berlin.
Printed in Germany.
Gedruckt auf säurefreiem, alterungsbeständigem Papier.

www.frank-timme.de

Inhaltsverzeichnis

 © Frank & Timme Verlag für wissenschaftliche Literatur

 © Frank & Timme Verlag für wissenschaftliche Literatur

Ich habe mich entschlossen, dieses Buch in einer Weise zu schreiben, wie es der Mehrheit der Leser und Leserinnen leichter fallen dürfte, es zu lesen. Nach meiner festen Überzeugung berücksichtigt das generische Maskulinum alle Menschen in gleicher Weise. Ich bitte deshalb darum, darin keine machistische oder diskriminierende Geisteshaltung erkennen zu wollen.

Prolog

Die Frage danach, ob es hinter all dem irdischen Gewimmel des Lebens etwas gibt, was größer und vollkommener ist, als wir es sind und jemals sein können, hat uns Menschen schon immer bewegt. Und so haben Menschen sich die unterschiedlichsten Gottheiten oder geistige Kraftfelder vorgestellt, die in der Lage sein könnten, eine Welt zu kreieren, die so funktioniert, wie wir sie erleben. Doch mit der „Aufklärung" und dem Siegeszug der Naturwissenschaften wurde alles anders. Als „wissenschaftliche" Beobachter der Welt erscheint es uns mehr und mehr so, als könnten wir die Welt, in der wir leben, nicht nur verstehen, sondern sie auch nach Belieben verändern, gestalten oder sie uns sogar zum Untertan machen. Neuerdings glauben wir sogar, eine Spezies zu sein, die es sich zutrauen könne, als „Schöpfer" die eigene Natur zu überwinden.

Als praktisch tätiger Psychotherapeut habe ich darauf jedoch einen anderen Blick. Wer mit Menschen in Not arbeitet, dem ist bewusst, dass wir viel mehr, als wir es am liebsten glauben wollen, noch in den evolutionären Algorithmen verankert sind, mit denen wir zu dem wurden, was wir heute sind. Mir erscheint es sogar mehr als je zuvor geboten, eine Demut zu entwickeln, die wir im Anblick unseres technischen Fortschreitens oft zu sehr vernachlässigen. Aktuell erleben wir zwar eine Welt, in der scheinbar alles möglich ist: Gene können manipuliert, neue Spezies kreiert werden; Roboter übernehmen bisher mühselige Arbeit; alles Wissen steht für jeden, zu jeder Zeit, an jedem Ort bereit; Identitäten, nationale Grenzen und sogar die Geschlechtergrenzen lösen sich auf. Doch sind wir den damit verbundenen Herausforderungen mental wirklich schon gewachsen? Sind wir nicht zunehmend orientierungslos und offenbar nur allzu oft bereit, alles in Frage zu stellen, was wir bisher für richtig oder gut gehalten haben, so als hätten wir in der Vergangenheit nicht auch schon Gutes und Richtiges erkannt? An dieser Stelle sollten wir uns vielleicht noch einmal vor Augen führen, dass die allermeisten Prozesse außerhalb unseres Bewusstseins geregelt sind und nicht von unserer Willkür gesteuert werden können. Insofern bergen die technokratischen Utopien die Gefahr, dass wir eines Tages wie Goethes Zauberlehrling feststellen müssen, dass die Dinge außer Rand und Band geraten.

Damit das nicht geschieht, sollten wir uns vielleicht erst einmal der Freiheitsgrade bewusstwerden, die wir mit Hilfe unseres Verstandes bereits haben oder die wir haben könnten. Mit dieser Freiheit können wir ein harmonisches Gleichgewicht zwischen den in uns unbewusst wirkenden Antrieben und den Anpassungsanforderungen der äußeren Welt herstellen und so die uns bisher determinierenden Algorithmen beeinflussen. Freiheit ist demnach keine Selbstverständlichkeit, sondern sehr viel mehr das Ergebnis eines Harmonisierungsprozesses zwischen „Wollen" und „Brauchen".

Es gibt also einigen Spielraum zwischen der Vorstellung, Spielball des Zufalls, eines Schicksals oder eines göttlichen Planes zu sein, und der Hybris, uns selbst als Meister der Schöpfung zu sehen.

Die Tatsache, dass ich solche Gedanken aufschreiben kann und Sie sie lesen und verstehen können, zeigt ja, dass uns auch ein Bewusstsein verbindet, mit dem wir uns ein Bild von der Welt machen können und über das wir uns austauschen können und sollten. Letztendlich können wir nur im Diskurs unserer sehr verschiedenen Erfahrungen einen Weg finden, der uns hilft, uns miteinander in dieser Welt zurecht zu finden.

Doch wie könnte sich denn nun ein solches „konstruktives und kooperatives Bewusstsein" entwickeln? Und woran können wir erkennen, dass wir damit richtig liegen? So, wie wir uns unsere Stammesgeschichte vorstellen, besitzen wir ja diese Fähigkeit zum selbstreflexiven, vorausschauenden Denken noch gar nicht so lange. Und selbst ihr Besitz hat uns nicht vor Sackgassen und Irrwegen geschützt. Allein schon der Rückblick auf unsere erinnerbare Vergangenheit zeigt, dass wir Menschen mit unserer Wirklichkeitseinschätzung immer wieder sehr weit daneben liegen können. Doch woran wollen wir uns orientieren, wenn wir uns nicht auf Bewährtes berufen können? Wie können wir feststellen, was auch langfristig gut für uns ist und was nicht, was eine gute gesellschaftliche Entwicklung ist und wie wir Fehlentwicklungen erkennen und vermeiden können oder wo wir uns sogar zur Umkehr bewegen müssen?

Die Evolutionstheorie lehrt uns immerhin, dass es in allen Entwicklungen ganz natürliche Regulationsmechanismen gibt. Wer sich z. B. nicht der sich permanent verändernden Realität angemessen anpasst, wird auf irgendeine

 © Frank & Timme Verlag für wissenschaftliche Literatur

Weise daran gehindert, so weiterzumachen wie bisher, und gegebenenfalls genötigt, seinen Betrieb ganz einstellen. Jedoch sind wir nicht einfach nur Sachzwängen unterworfen. Mit unserem Bewusstsein besitzen wir etwas ganz Besonderes – die Möglichkeit, uns Welten vorzustellen, in denen wir noch nicht waren oder die sich in der Vergangenheit oder Zukunft befinden. In unserer Vorstellung können wir verschiedene Folgen unseres Handelns imaginieren und uns auf diese Weise für ein bestimmtes Verhalten entscheiden und uns so an die Welt anpassen, wie es gut für uns ist. Wir können sie überdies verändern, eine menschliche Zivilisation wie eine eigene riesige Nische in die Natur hineinbauen, uns dabei jedoch auch von der Realität entfernen und das möglicherweise gar nicht gleich bemerken oder erst dann, wenn es zu spät ist. Desto bedeutsamer ist es, dass wir uns der Wirkung und Notwendigkeit der evolutionären Regulative bewusstwerden und dass wir sie erkennen und schätzen lernen. Neben dem Aussterben einer Art kann z. B. auch der vorzeitige Tod oder die Chronifizierung einer Erkrankung oder auch das Entwickeln von Symptomen zeigen, dass Ressourcen und Anpassungsfähigkeiten sich nicht optimal entwickelt haben.

Der Regulationsmechanismus, der uns schon sehr lange in der Evolution begleitet, sind unsere Emotionen. Sie sollen uns hier ganz besonders beschäftigen. Auch schon in der vorbewussten Zeit unserer Stammesgeschichte haben Emotionen unser unmittelbares Verhalten gesteuert und auf diese Weise geregelt, was wir für unser Leben brauchen und wie wir uns in der Gemeinschaft behaupten können. Nunmehr stehen wir an einem Punkt der Evolution, an dem es darauf ankommt, auch ein Bewusstsein zu entwickeln, mit dem wir frühzeitig erkennen können, dass etwas mit unserem Denken und Verhalten nicht in Ordnung ist oder dass wir uns möglicherweise sogar in eine Sackgasse begeben haben. Bislang haben wir diesem Erbe jedoch wenig wertschätzende Aufmerksamkeit gewidmet.

Als Gesellschaft haben wir Regeln, Gesetze und Verhaltensrichtlinien erfunden, an denen wir uns orientieren wollen, ohne jedoch darauf zu achten, ob sie uns auch wirklich langfristig bekömmlich sind. Zwar streben wir nach Glück und bemühen wir uns, Leid zu vermeiden, jedoch verkennen wir dabei nur allzu oft, die eigentliche Funktion und den Wert unseres Empfindens. Wir neigen sogar dazu, zu übersehen, welche Bedeutung unsere Krankheiten,

Beschwerden, Leiden, unangenehmen Stimmungen und Emotionen eigentlich haben. Oft sind wir sogar geneigt, sie als Feinde oder zumindest als lästige Erscheinungen anzusehen und bemühen uns, sie zu „bekämpfen", zu ignorieren oder zu vermeiden.

Doch damit vergeben wir die Chance, in ihnen die Regulationsinstanzen zu erkennen, die sie sind und die wir sehr wohl auch schon in ihrer wahren Bedeutung erkennen können. Wenn es uns nicht gelingt, ihren Wert für uns zu erschließen, werden wir in Bezug auf die Algorithmen, in denen sich Leben vollzieht, blind bleiben und möglicherweise noch jede Menge Krisen und Leiderfahrungen machen müssen, bis wir endlich begreifen, wo es langgehen kann.

Als ursprünglich materialistisch und atheistisch erzogener Mensch habe ich lange Zeit gar kein Bedürfnis empfunden, einen tieferen Sinn in unserem Leben zu erkennen und von daher auch den Wert einer Spiritualität, also der sinnhaften Zuordnung meines Erlebens, gar nicht sehen können. Als Student der Psychologie an einer mathematisch-naturwissenschaftlichen Fakultät haben mich meine ersten Wissenschaftserfahrungen mit evolutionsbiologischen Ideen geprägt. Insofern erschien es mir selbstverständlich, dass der menschliche Geist das Ergebnis eines Evolutionsprozesses ist und deshalb auch in allen seinen Erscheinungen sehr sinnvoll strukturiert sein muss. Darin zugleich eine übergeordnete Weisheit oder ein „göttliches Prinzip" zu erkennen, ist mir jedoch erst im Verlauf meiner psychotherapeutischen Tätigkeit in den Sinn gekommen. Dabei glaube ich erkannt zu haben, dass es maßgeblich von einer unserer Natur vertrauenden Einstellung abhängt, ob es uns gelingt, in allen unseren Krisen, Depressionen, Leiden, Ängsten oder Krankheiten die Herausforderungen zu erkennen, die, wenn wir sie meistern, unser Glück bedeuten können und nicht etwa einen Feind beschreiben, den wir mit technischen Mitteln bekämpfen sollten.

Emotionen sind die uns am nächsten stehenden Signale, die sich unwillkürlich in uns bemerkbar machen, wenn etwas nicht in unserem Sinne läuft. Sie können der Kompass sein, der uns nicht mehr nur blind führt, wenn wir ihn zu lesen gelernt haben, und der unser Bewusstsein mit dem verbinden kann, was uns am verlässlichsten in der uns bisher begegneten Welt gedient hat.

 © Frank & Timme Verlag für wissenschaftliche Literatur

Meines Erachtens ist es dabei gar nicht so wichtig, ob unsere Empfindungen einem göttlichen Plan folgen oder ob sie lediglich die idealen Algorithmen beschreiben, die unser Zusammenleben auch schon vorbewusst organisiert haben. Emotionen können unsere besten Freunde sein, wenn wir ihnen die Wertschätzung entgegenbringen, die sie brauchen und die wir richtig deuten müssen, damit wir nicht zwangsläufig in Sackgassen hineinlaufen, die wir erst erkennen können, wenn der Schaden unübersehbar wird.

Insofern ist alles, was Sie im Folgenden zu lesen bekommen, von der Überzeugung geprägt, dass Psychotherapie im ursprünglichsten Sinne einen Bewusstwerdungsprozess beschreibt, der uns helfen kann, in unserem Leiden eine sinnvolle, unsere Entwicklung fördernde Aufgabe zu erkennen.

Bebersee, im August 2022

Warum ich dieses Buch geschrieben habe

Das Ende aller Religionen liegt in dem Erkennen von Gott in der eigenen Seele. Dies ist die einzige universale Religion.

Swami Vivekananda

Für mich als Nachkriegsgeborenen war der Zweite Weltkrieg ein prägendes Ereignis, ohne dass ich mir in meiner Kindheit dessen bewusst gewesen wäre. Obwohl der Krieg zum Zeitpunkt meiner Geburt schon fast zwanzig Jahre vorbei war und in unserer Familie eigentlich nie darüber gesprochen wurde, so war er doch mit seinem langen Schatten allgegenwärtig.

Meine Eltern waren rechtschaffende Leute, die für mich und meinen Bruder aus damaliger Sicht gut sorgten. Wir wurden nicht übermäßig streng erzogen, unsere Mutter kochte gut für uns, kleidete uns so gut es ging, wusch unsere Wäsche, pflegte uns, wenn wir krank waren, schickte uns morgens in die Schule, kontrollierte abends die Hausaufgaben oder backte uns zu den Geburtstagen Kuchen. Unser Vater war wenig zu Hause, er ging früh als Erster und kam nach ungezählten Überstunden erst spät heim, meist wenn wir Kinder schon im Bett waren. Wenn er denn mal an einem Wochenende Zeit für die Familie hatte, war er meistens übel gelaunt, so dass wir schließlich irgendwann froh darüber waren, dass er nicht da war. So wenig liebevoll, wie unsere Eltern zueinander waren, so wenig liebevoll waren sie auch zu uns Kindern. Umarmungen, Zärtlichkeiten oder liebe Worte waren in unserer Familie nicht üblich. Die Frage „Ist alles in Ordnung?“ meinte eigentlich nur: „Hast Du etwas ausgefressen oder eine Klassenarbeit verhauen?“, und die Frage „Wie geht es dir?“ meinte: „Tut dir etwas weh oder fühlst du dich krank?“

Über unser Innenleben sprachen wir eigentlich nicht, das interessierte damals niemanden, oft erwies es sich auch als unklug, davon etwas nach außen dringen zu lassen. Nur allzu schnell galt man als „empfindlich“ und somit als unzulänglich oder unter den Kindern als „Memme“ oder „nicht ganz richtig“. Befindlichkeitsbegriffe wurden deshalb auch nur sehr selten benutzt, ich kannte sie zwar aus Büchern und Schlagertexten und wusste deshalb auch etwas über Emotionen, ohne jedoch diese Dinge mit eigenem Erleben zu verbinden. Ich erinnere mich noch gut, dass Liebes- oder Sehnsuchtstexte in mir ein ungeheures Unbehagen erzeugten, ich kann mich jedoch nicht erinnern, dass in meinem Umfeld jemand differenzierte Befindlichkeitsvokabeln benutzt hätte, um sein Erleben zu beschreiben. So blieb für mich das Buch der Erklärungen für die eigenen Gemütsbewegungen für lange Zeit verschlossen. Folglich konnte ich die fehlende Kommunikation darüber auch gar nicht vermissen.

Meine erste Freundin war der Mensch in meinem Leben, mit dem ich das erste Mal zärtlichen Körperkontakt hatte. Ich weiß noch heute, wie sehr mich dieser Gefühlssturm irritierte. Mir wurde schwindelig, mein Herz begann zu rasen und für einen Augenblick schossen mir sogar Tränen in die Augen, wofür ich mich damals sehr schämte. Wurde ich ausgerechnet jetzt ganz plötzlich krank? Was passierte da mit mir? Hatte ich mich nicht richtig im Griff? Heute würde ich sagen, sie berührte eine unerfüllte Sehnsucht in mir, die mir bis dahin gar nicht bewusst gewesen war und die sich mit so vielen anderen unterdrückten Gefühlen verband.

Im Nachhinein beurteile ich das so, dass ich als Kind sicherlich oft traurig oder sorgenvoll, auch wütend oder ängstlich und auch heimlich schadenfroh, neidisch oder beschämt gewesen sein muss – Anlässe dafür gab es genug. Doch alle diese Empfindungen beachtete ich nicht, ich hätte wohl auch kaum eine akzeptable Erklärung, geschweige denn eine Lösung für sie gehabt. Es war wohl sehr viel besser, dass ich diese Dinge für mich behielt und sie irgendwie beherrschte oder besser kontrollierte, ganz so, wie es uns die Eltern vormachten.

Neben meinen Eltern gab es jedoch nur sehr wenige erwachsene Alternativen. Von den Erziehern, Lehrern oder Ärzten, die ja eigentlich empathisch auf Kinder hätten eingestellt sein sollen, kam ebenfalls nicht viel an Mitgefühl oder emotionaler Kompetenz bei uns Kindern an.

Mein zwei Jahre jüngerer Bruder wurde mit ein, eineinhalb Jahren wegen einer vermeintlichen Infektion durch unbekannte Erreger, die man für die Schwellungen seiner Knie verantwortlich gemacht hatte, zunächst für mehrere Wochen zur Beobachtung in der Isolierstation eines Spezialkrankenhauses

 © Frank & Timme Verlag für wissenschaftliche Literatur

untergebracht. Als meine Mutter ihn dann das erste Mal wieder sehen durfte, hat er sie erst gar nicht wiedererkannt und dann nicht mehr loslassen wollen. Nachdem sie fortgegangen war, wollte er nicht mehr essen und trinken, so dass ihr angeraten wurde, auf Besuch zu verzichten, damit sie die Genesung meines Bruders nicht durch die anschließende Nahrungsverweigerung und den emotionalen Ausnahmezustand des Kindes behindere. Dem ersten, sechs Monate dauernden Aufenthalt folgten verschiedene weitere, bei denen sich die offensichtlich überforderten Ärzte nicht anders zu helfen wussten, als ihm operativ immer wieder die fibrotischen Verwachsungen im Knie zu entfernen. So wurde er in den insgesamt zwei Jahren medizinischer Behandlung in seiner frühesten Kindheit aufs Schwerste hospitalisiert und dabei in seiner emotionalen Entwicklung nachhaltig traumatisiert. Bis heute leidet mein Bruder an den physischen und psychischen Folgen der Behandlung.

Die Geschichte meines Bruders ist ganz und gar kein Einzelfall. Vielmehr, so scheint es, ist die emotionale Inkompetenz von Eltern, Erziehern und Behandlern ein Phänomen jener Zeit, welches bis heute dafür sorgt, dass emotionale Verletzungen in ihrer Bedeutung für Krankheitsverläufe nicht angemessen reflektiert werden. Bis heute werden in den von den Medizinern immer wieder mit lateinischen Fachbegriffen reich ausgestatteten Krankenberichten emotionale Verletzungen als Ursache für das Leiden ihrer Patienten in der Regel gar nicht erwähnt und demzufolge auch bei der Behandlung nicht berücksichtigt.

Dass insbesondere Babys und Kleinkinder ganz und gar auf eine zuverlässige Elternpräsenz angewiesen sind, war im Medizinverständnis der 1960er Jahre keinesfalls selbstverständlich. Meine Eltern und auch die Ärzte standen bei meinem Bruder vor einem medizinischen Rätsel und glaubten mit ihren Maßnahmen ganz zu seinem Wohle zu handeln. Welche emotionalen Verletzungen sie ihm dabei zufügten, war ihnen vor allem deshalb nicht bewusst, weil den Erwachsenen selbst zu ihren Gefühlen keinen Zugang besaßen, der ihnen ein Kompass hätte sein können. Von einem emotional gesunden Erwachsenen wäre es zu erwarten gewesen, dass er erkennt, dass sein Kind insbesondere in Not, wenn es Schmerzen erleidet oder eine unbekannte Krankheit durchmachen muss, keinesfalls aus der elterlichen Obhut gegeben werden sollte und dass die Symptomatik des Kindes immer auch etwas mit den emotionalen Verhältnissen zu tun hat, in denen es sich befindet! Bis heute sind Ärzte in erster Linie darauf trainiert, Krankheitserreger zu diagnostizieren, Symptome zu reduzieren oder Wucherungen zu entfernen und sehr viel weniger darauf orientiert, die emotionalen Zustände ihrer Patienten zu beachten.

Was Kinder für eine gesunde Entwicklung wirklich brauchen, wurde eigentlich erst in den frühen 1980er Jahren publik. Entwicklungspsychologen wie Hans-Dieter Schmidt & Evelyn Richter (1980) oder Rolf Oerter & Leo Montada (1987) sensibilisierten die Psychologiestudenten in ihren Lehrbüchern dafür, wie unersetzlich die elterliche Präsenz, ihre Liebe, Nähe, Zärtlichkeit, Zuverlässigkeit, Anerkennung, Ermutigung, ihr Trost oder emotionaler Rückhalt für das Kind sind. Psychologisches Wissen hat sich zwar in den medizinischen und pädagogischen Ausbildungsberufen in den letzten Jahrzehnten etablieren können, die Ausbildung emotionaler Kompetenzen ist jedoch in den mir bekannten Curricula medizinischer, pädagogischer oder therapeutischer Ausbildungsgänge weitestgehend unbekannt oder beschränkt sich auf das Training einiger weniger sozialer Fähigkeiten wie etwa Gesprächsführung, Stressbewältigung, Achtsamkeit oder Selbstsicherheit.

Was haben wir Menschen heute eigentlich für ein Verhältnis zu unseren Gefühlen? Haben wir wirklich schon verstanden, wozu sie gut sind? War das früher anderes? Sind unsere emotionalen Kompetenzen verlorengegangen oder hatten wir auch früher keine? Und brauchen wir überhaupt einen geschulten Umgang mit unseren Emotionen? Reicht es nicht, dass wir lernen, sie sozialverträglich unter Kontrolle zu bekommen, um ihnen damit nicht mehr Aufmerksamkeit als nötig zuzugestehen?

In den vielen Selbsterfahrungsseminaren und Therapiesitzungen, die ich als Psychologiestudent voller Neugier auf mein gerade wiederentdecktes Innenleben absolvierte, habe ich erst erfahren können, dass auch ich, genauso wie alle anderen, ein bedürftiges Wesen war und ich mich dafür nicht zu schämen brauche. Ich lernte, dass ich mit meiner emotionalen Stummheit nicht allein war, dass es vielen aus meiner Generation schwerfiel, sich mit den eigenen Emotionen verbunden zu fühlen und kompetent mit ihnen umzugehen. Mit der sich allmählich verbessernden Erlebnisfähigkeit kamen jedoch auch die alten schmerzhaften Verletzungen wieder zum Vorschein. Nun erst wurde mir bewusst, was ich alles hatte vermissen müssen und was die Ignoranz oder Unfähigkeit unserer Eltern, die ewigen Streitigkeiten und Rechthabereien, die

 © Frank & Timme Verlag für wissenschaftliche Literatur

Verständnislosigkeit der Erwachsenen oder die Grobheit der Kinder untereinander für Narben auf meiner Seele hinterlassen hatten. Bis dahin war ich geneigt, die damit verbundenen Gefühle für falsch, übertrieben oder sogar als eine Schwäche in mir anzusehen. Erst nach und nach wurde mir bewusst, wie richtig und unentbehrlich meine Gefühle sind und wie wichtig es ist, dass ich sie nicht nur sehe und akzeptiere, sondern auch kompetent auf sie eingehen kann.

Wie sich mir heute zeigt, sind die meisten Menschen mit vielen ihrer emotionalen Verletzungen der Kindheit allein geblieben und anstatt ihnen empathisch zur Seite zu stehen und ihnen zu vermitteln, wie richtig und notwendig ihre Gefühle sind, wurde ihnen vermittelt, dass mit ihnen etwas nicht in Ordnung sei. So konnten sie nicht nur keinerlei Nutzen in ihren Gefühlen erkennen, sondern mussten sie sogar als lästige Charaktereigenschaft ihrer Person ansehen, die sie von nun an auszuhalten hatten. Und oft blieb ihnen nichts anderes übrig, als einen dicken Deckel auf ihre Seelen zu schieben oder sich diverse Tricks anzueignen, um die unliebsamen emotionalen Zustände unter Kontrolle zu halten. Emotionen, die keine Beachtung finden, sind jedoch keineswegs weg, sie sind lediglich verdrängt und warten, wie wir es in der auf Emotionen fokussierten Psychotherapie erleben, oft Jahre und Jahrzehnte und oft sogar über Generationen hinweg darauf, ihre Botschaft loszuwerden. Gefühle, die wir nicht beachten oder die wir gelernt haben zu verdrängen, entfalten trotzdem Wirkung in unserem Körper. Sie aktivieren und beeinflussen unseren Stoffwechsel, wie sie es in der Stammesgeschichte gelernt haben, auch dann, wenn unser Verstand diese Prozesse nicht wahrnimmt oder versteht. Und wie es die psychologische Forschung der letzten Jahrzehnte zeigte, nehmen Emotionen permanent Einfluss auf unsere Wahrnehmungen, unser Denken und Handeln (Goleman 1997, Kahnemann 2012), aber auch auf immunologische Prozesse und somit auch auf unsere Gesundheit (Pert 1999, Schubert 2016).

Doch trotz zunehmender wissenschaftlicher Wertschätzung der Emotionen und verbesserter pädagogischer Aufklärung: So richtig versöhnt sind wir mit unseren Emotionen offensichtlich immer noch nicht. Immer noch gelten „emotionale Menschen“ als schwach oder unreif, gelten heftige Gefühlsreaktionen als krank und werden deshalb mit dämpfenden oder Stimmung aufhellenden Psychopharmaka behandelt, so als wären ihre Regungen das Problem. Doch wie der therapeutische Alltag zeigt, ist die Unfähigkeit, in den eigenen Emotionen wichtige und hilfreiche Signale zu erkennen, ein allgemeines Phänomen. „Emotionale Inkompetenz" ist selbst unter Medizinern, Pädagogen und Therapeuten immer noch weit verbreitet und deshalb auch besonders problematisch, weil ja gerade diese Personen die Gesundheit und den Erfolg ihrer Patienten, Schutzbefohlenen und Klienten im Sinn haben und dabei oft gar nicht bemerken, welchen maßgeblichen Einfluss die unverstandenen Emotionen der ihnen anvertrauten Personen auf ihre Gesundheit, aber auch auf ihre persönlichen Ziele haben.

Die Unfähigkeit, Emotionen richtig zu deuten, ist ein weit verbreitetes Phänomen, das sich unabhängig von Alter und Geschlecht in allen sozialen Milieus wiederfindet. Und natürlich werden auch heute noch die Kinder von eben dieser Hilflosigkeit ihrer Eltern, Erzieher und Lehrer geprägt, werden sie immer noch viel zu oft in ihrer Bedürftigkeit und ihrem angeborenen emotionalen Ausdruck nicht angemessen wahrgenommen, wertgeschätzt und von kompetenten Vorbildern begleitet, wie es nötig wäre, um sie zu gesunden Menschen heranreifen zu lassen.

Im Umgang mit ihren Emotionen hilflose Menschen sind also Menschen, die wenig oder unangemessenen Kontakt zu ihren Emotionen haben und deshalb auch geneigt sind, ihr Empfinden als etwas Falsches oder gar Böses in sich selbst zu verorten, was sie besser unter Kontrolle halten und erst recht nicht jemandem zeigen sollten. Einst erlebten sie den Umgang mit ihren Emotionen als Verletzung ihrer primär in ihnen angelegten Bedürfnisse. Dabei verinnerlichten sie die falschen Bedeutungen und Verhaltensweisen ihrer Eltern, so dass sie später als Erwachsene dazu neigen, mit ihren eigenen Gefühlen so umzugehen, wie ihre Eltern einst mit ihren kindlichen Gefühlen. Auf diese Weise werden emotionale Verletzungen nicht geheilt, sondern von einer Generation auf die nächste weitergegeben, ohne dass dieser unheilvolle Vorgang von den Beteiligten bewusst wahrgenommen wird.

Emotional verletzte Menschen neigen also ganz unbewusst dazu, ihre unverheilten Wunden immer wieder spürbar werden zu lassen und auch anderen ähnliche Verletzungen zuzufügen oder ihnen ihre Verletzung vorzuführen, und zwar hört das so lange nicht auf, bis ein Bewusstsein dafür entstanden ist,

 © Frank & Timme Verlag für wissenschaftliche Literatur

wie die einstige Not in der Gegenwart gelöst werden kann, und an die Stelle der verinnerlichten Inkompetenz ein liebevoller Umgang mit diesen Emotionen tritt.

Sigmund Freud hat dieses Phänomen ebenfalls schon beobachtet und nannte es „Wiederholungszwang". Möglicherweise sind jedoch die Wiederholungen unverheilter Verletzungen und die damit verbundenen Krisen im eigentlichen Sinne von der Evolution eingebaute Antreiber für die Entstehung eines Bewusstseins für einen liebevolleren Umgang mit uns selbst und anderen. Ihr tieferer Sinn bestünde dann wohl darin, ein höheres Bewusstsein und eine damit verbundene Verantwortlichkeit für unsere ursprüngliche Bedürftigkeit entstehen zu lassen und so den Kreislauf emotionaler Verletzungen zu durchbrechen. Die Verbesserung der emotionalen Kompetenz wäre demnach eine dringende Notwendigkeit auf dem Weg in ein resonanteres, gesünderes und nachhaltigeres Leben.

Nach meiner Einschätzung sind wir Deutschen mit unserer Inkompetenz keineswegs allein. Vielmehr ist emotionale Inkompetenz ein Phänomen, das wir in allen Industriegesellschaften beobachten können, in denen moderne Produktionsmethoden, fortschreitende Urbanisierung, die Entfremdung von der Natur wie auch die zunehmende Digitalisierung Lebensbedingungen geschaffen haben, in denen Produktivität, Funktionstüchtigkeit und Unterordnung oft viel wichtiger sind als Authentizität, Empathie oder Intuition.

Für die allermeisten Menschen hat ihr emotionales Wohlbefinden allerhöchste Priorität. Wie man es erlangen kann, bleibt jedoch für viele eine Art Glücksspiel und so erscheinen ihnen Dinge wie Gesundheit, Erfolg, gute Beziehungen und Lebensfreude als glückliche Umstände, für die das Schicksal verantwortlich ist und die man sich deshalb wechselseitig bloß wünschen könne. Wenn wir jedoch Emotionen als von außen gesteuert oder von Hormonen oder anderen unbekannten und nicht beeinflussbaren Ereignissen abhängig ansehen, dann ist es verständlich, dass wir dann glauben, unser Wohlbefinden liege nicht in unserer Hand. So verwundert es auch nicht, dass so viele Menschen unsere psychotherapeutische Hilfe suchen, weil sie ihre Emotionen, Stimmungen, Launen oder sogar überfallartigen Attacken für unberechenbar halten und sie dadurch in Not geraten. Um zu „funktionieren", haben sie oft viel Mühe darauf verwendet, ihnen aus dem Weg zu gehen oder sie mit Ablenkung, Drogen oder Medikamenten kontrollierbar zu halten. Psychotherapie soll ihnen dann helfen, sie „wieder in den Griff zu bekommen".

Wie konnte es passieren, dass wir modernen Menschen oft so wenig mit unseren Empfindungen anfangen können und dass wir oft sogar glauben, dass Emotionen in einer modernen komplexen Gesellschaft eigentlich hinderlich sind und es deshalb ein anzustrebendes Ziel sei, unsere Emotionalität zu überwinden? Sind wir möglicherweise leistungsfähiger, wenn wir unsere Emotionen abschalten oder mit technischer Hilfe so transformieren, dass sie uns nicht mehr „stören"?

Angeregt durch meine Selbsterfahrungen, die ich in meiner Studentenzeit begonnen hatte, begab ich mich auf die Suche nach akademischen und für die psychologische Praxis hilfreichen Emotionstheorien. Doch auch nach intensiven Recherchen und Diskussionen zum Thema zeigte sich, dass es keine allgemein akzeptierte Emotionstheorie zu geben scheint, dafür jedoch ein wildes Sammelsurium von Begriffen für Grundemotionen und Dimensionen, in denen sich Emotionen abbilden ließen, die jedoch für die psychotherapeutische Praxis oder gar Lebenspraxis wenig hilfreich sind. Was mir jedoch immer klarer wurde, ist, dass die wesentlichste Eigenschaft der Emotionen wohl darin liegt, unser Verhalten sinnvoll zu lenken und zwar auch ganz ohne unseren Willen, nach Prinzipien, die älter sind als wir. Diese Prinzipien zu erkennen, heißt quasi eine eigene Sprache zu lernen, damit wir uns ihrer Sinnhaftigkeit bewusst werden können.

Meine Alltagserfahrung hatte mich ja das Gegenteil solcher Sinnhaftigkeit erleben lassen. Nur allzu oft wurden Emotionen als unangemessen, falsch, zerstörerisch, unreif oder kindisch abgetan, so dass sich hier natürlich die Frage stellt, warum viele Menschen ihre Emotionen nicht als das erleben, was sie sein können – ein stammesgeschichtlicher Kompass, der uns helfen kann, unsere Bedürfnisse so zu befriedigen, dass wir im Einklang mit unserer Natur und der uns umgebenden Welt leben können.

Alle Bemühungen, Emotionen als Erscheinungen zu beschreiben, ohne ihren tieferen Sinn verstanden zu haben, sind möglicherweise die Ursache dafür, dass sie auch wissenschaftlich niemals so richtig Würdigung erfahren haben. Zu instabil sind ihre physiologischen Erscheinungsformen, zu wechselhaft ihre Trigger und zu uneindeutig ihre Beschreibungen. Befragt nach

© Frank & Timme Verlag für wissenschaftliche Literatur

dem, was Versuchspersonen gerade empfinden, fällt es ihnen oft sehr schwer, sich eindeutig zu äußern (Feldman-Barrett 2017). Habe ich jetzt gerade Angst oder bin ich wütend, habe ich Schuldgefühle oder fühle ich mich einfach nur minderwertig oder gar traurig? Auch die bildgebende Hirnforschung konnte keine eindeutigen Korrelationen feststellen, so dass die allermeisten Definitionsversuche auf der phänomenologischen Ebene stehengeblieben sind. Und so kommt Lisa Feldman Barrett auch zu dem Schluss, dass Emotionen „individuelle psychologische Konstruktionen" sind (Feldman Barrett & Russell 2015) und keine universelle Sprache, wie es beispielsweise Paul Ekman (2004) einst vorgeschlagen hatte.

Die Idee, ein eigenes Buch über Emotionen zu schreiben, entstand im Wesentlichen in den Seminaren, die ich zum Thema „Emotionsfokussierte Psychotherapie" für angehende Verhaltenstherapeuten gegeben habe und in denen sich zeigte, dass sich mein Behandlungsansatz nicht so leicht in der zu empfehlenden Literatur nachlesen ließ. Nach wie vor habe ich den Eindruck, dass dieses Thema sowohl zu wenig in der Ausbildung als auch in seiner Bedeutung für nachhaltige therapeutische Fortschritte reflektiert wird. Ich führe das darauf zurück, dass „Emotionen" eben auch ein kontroverses und unbequemes Thema sind und man sich eigentlich sehr lange und intensiv mit ihnen beschäftigen muss, um sie in ihrer stammesgeschichtlichen Funktion zu begreifen. Nur so können wir sie wieder als unseren zuverlässigen Kompass erkennen, nachdem wir sie oft als eher unangenehme Rudimente der Evolution geringgeschätzt haben. Und wie ich zu zeigen versuche, ist mit ihnen auch das Thema „Heilung" und „Selbstliebe" aufs engste verbunden.

Im ersten Teil dieses Buches werde ich deshalb versuchen, Emotionen als funktionale Einheiten zu beschreiben und zeigen, wie wichtig sie für unsere emotionale Gesundheit und unser Selbstverhältnis sind. Dann möchte ich zeigen, unter welchen Bedingungen emotionale Kompetenzen entstehen und was passiert, wenn die Bedingungen dafür nicht vorhanden sind.

Angeregt durch Literatur, aber vor allem auch durch die Fragen meiner Seminarteilnehmer und Supervisanden zum Thema „Heilung emotionaler Verletzungen" habe ich mir Gedanken gemacht, wie man den angehenden Psychotherapeuten das am besten erklären kann: Welche Funktionen Emotionen haben und welche Bedürfnisse hinter ihnen stehen? Und schließlich soll im ersten Teil die Frage erläutert werden, wann wir eine Psychotherapie brauchen und welche Rolle unser Leiden dabei spielt.

Mit der Zeit habe ich verschiedene Ideen gesammelt, die helfen sollen, die komplexen Zusammenhänge auch Patienten auf eine einfache und einprägsame Weise zu vermitteln. Dabei entstand u. a. auch ein eigenes Emotionsmodell, das ich im zweiten Teil des Buches etwas genauer beschreibe. Dabei habe ich mich darum bemüht, eine Sprache zu finden, die auch interessierte Laien verstehen können.

Im dritten und Hauptteil des Buches werde ich die Entwicklung und die Choreografie der emotionalen Heilung mit Hilfe des Fünf-Quadranten-Modells beschreiben, von dem ich denke, dass es sich dabei um eine Abfolge von notwendigen Einsichten und emotionalen Erlösungen handelt, ohne die eine nachhaltige Auflösung von emotionalen Verletzungen nicht funktionieren kann. Dabei erläutere ich die einzelnen Stufen der Heilung an ausgewählten Beispielen, die die entscheidenden Momente der Einsicht und Erlösung miterlebbar machen. Darüber hinaus beschreibe ich verschiedene Techniken, die ich in anderen Therapieschulen gelernt und modifiziert habe und die sich gut im Fünf-Quadranten-Modell einordnen lassen.

Im vierten und letzten Teil mache ich mir Gedanken darüber, worauf Eltern besonders achtgeben sollten, damit sie die unverheilten alten Verletzungen nicht immer wieder von einer Generation auf die nächste weiterreichen. Zum Schluss plädiere ich für einen „Resonanzhumanismus" als Alternative zu dem sich anbahnenden Irrweg der Transhumanisten, die m. E. ein misanthropisches Menschenbild vertreten, das nicht geeignet ist, emotionale Verletzungen aufzuarbeiten.

I. Die Entstehung emotionaler Inkompetenz

Wozu sind Emotionen gut? – Ein funktionalistischer Definitionsversuch

Seit etwa 200.000–500.000 Jahren können wir Menschen abstrakt und selbstreflexiv denken, d. h. wir können uns ein Bild auch von der nicht materiellen Welt machen und uns selbst in ihr verorten und bewegen. Abstraktes und selbstreflexives Denken sind jedoch an die Existenz einer Sprache gebunden (Klix 1971). Sprachlich können wir uns auf Dinge beziehen, ihre Bedeutung kodieren und kommunizieren, die es bisher nur in unserer Vorstellung gab oder die bisher noch nicht erfahrene Beziehungen und Relationen beschreiben. Dabei ist unsere Intelligenz eng an die Differenziertheit unserer Sprache gebunden. In allen Sprachen gibt es verschiedenste Begriffe für Gemütsbewegungen, mit deren Hilfe wir bestimmte Körperempfindungen, mimische, gestische und Handlungsimpulse, aber auch gedankliche Ausrichtungen beschreiben können, die wir in uns spüren und die uns unwillkürlich in einen entspannteren Zustand drängen. Diese Gemütsbewegungen wollen offensichtlich Einfluss auf unser Verhalten nehmen. Sie geben oder nehmen uns die Energie, eine Handlung oder Bewegung auszuführen. Die Tatsache, dass es diese Begriffe gibt, zeugt davon, dass es wohl auch schon seit langer Zeit ein Bewusstsein für diese in uns angelegten Eigenschaften geben muss.

Für Sigmund Freud waren Emotionen „Antriebe, die durch Lust oder Unlust gesteuert werden". Mit diesen energetischen Bewegungen (E-Motion) können wir jedoch von Geburt an sehr unterschiedliche Erfahrungen machen. Wir können sie als hilfreichen Kompass erleben, zielführend und befriedigend, wenn es uns etwa mit unserem Verhalten gelingt, einen angenehmeren Zustand (Lust) herzustellen. Wenn es uns jedoch nicht gelingt, einen günstigeren Zustand zu erreichen, können wir sie auch als belastend, quälend oder sogar gefährlich empfinden (Unlust). Lustgewinn und Unlustvermeidung sind angeborene Triebkräfte, die dazu dienen, unser Verhalten sinnvoll zu beeinflussen. Dabei gehen sie mit ganz spezifischen aktivierenden und deaktivierenden physiologischen Vorgängen einher, die der Realisierung des dafür notwendigen Verhaltens dienen.

Auch Antonio Damasio sieht in den Emotionen „dispositionelle Reaktionen auf kognitive Bewertungsprozesse", quasi „von der Evolution gestaltete Programme für Handlungen, die größtenteils automatisch ablaufen". Emotionen sind also sehr viel älter als unsere Fähigkeit zu denken. Als unsere Vorfahren noch keinen selbstreflexiven Verstand besaßen, haben Emotionen über Jahrmillionen ihr Erleben und Verhalten sinnvoll gelenkt und dafür gesorgt, dass sie sich instinktiv so verhalten konnten, dass es den in ihnen angelegten Bedürfnissen entspricht und sich das Leben auf diese Weise erfolgreich reproduzieren konnte. Von der Fähigkeit, „diese stammesgeschichtlichen Erfolgsrezepte, die sich in Form der in uns angelegten emotionalen Algorithmen bemerkbar machen" (Harari 2019), als wichtige Information über unsere aktuelle Bedürftigkeit wahrzunehmen, wertzuschätzen, richtig zu interpretieren und zu gegebener Zeit das Richtige zu tun, um in einen entspannteren Zustand zu gelangen (Greenberg 2011), hängt es ab, ob wir emotional kompetente Wesen sind oder nicht.

Gelingt es uns, unsere Bedürftigkeit in uns angemessen wahrzunehmen und für sie mit Hilfe unseres Verstandes eine befriedigende Lösung zu finden, dann befinden wir uns in Resonanz mit unseren Gefühlen und Bedürfnissen. Unangenehme Emotionen können sich nun auflösen und befriedigende Gefühle können sich einstellen. So fällt es uns auch viel leichter, sie als zu uns gehörig, als hilfreich und zielführend anzusehen. Mit dieser Kompetenzerfahrung werden wir dazu neigen, im Einklang mit unserer sozialen und biologischen Umwelt zu sein, uns zufrieden zu fühlen und gelassener und einfühlsamer auf die Emotionen anderer einzugehen.

Gelingt es uns jedoch nicht, werden sich die unangenehmen Empfindungen zunächst verstärken oder sie werden sich in ihrer Qualität und Richtung verändern und uns signalisieren wollen, dass etwas fehlt, uns etwas bedroht oder wir uns auf dem Weg in eine Sackgasse befinden.

Emotionen sind die stammesgeschichtlich bewährtesten Algorithmen, die sich über Jahrmillionen herausgebildet haben und deren Aufgabe darin

 © Frank & Timme Verlag für wissenschaftliche Literatur

besteht, unsere Bedürfnisse zu signalisieren. Sie sind quasi die Sprache unserer Bedürfnisse, die sich in uns zeigen und nach Realisierung streben. Sie verkörpern die Weisheit des Universums, aus dem wir stammen und das wir nicht einfach willentlich ändern können. Als nunmehr denkende und somit auch aus dem „Paradies" der Selbstregulation geworfene Spezies kommt es zunehmend darauf an, dass wir die Verantwortung für unsere Gefühle und die Befriedigung unserer Bedürfnisse bei uns erkennen. Wenn wir in Bezug auf unsere Handlungsentscheidungen wirklich freie und mündige Menschen werden wollen, dann müssen wir uns jedoch zunächst erst einmal die Kompetenz, unsere Gemütsbewegungen richtig zu deuten, aneignen.

Die Entwicklung und Bedeutung fehlender Selbstliebe

Mit dem erwachenden selbstreflexiven Menschenverstand erschien also ein völlig neuer Akteur auf der Bühne der Evolution. Vor den bis dahin autoregulativen Bedürfnisalgorithmus des Lebens schob sich erstmals in der Stammesgeschichte eine mächtige Instanz, die seitdem einen entscheidenden Einfluss auf das menschliche Verhalten nimmt. Dabei gelingt es dem sich entwickelnden menschlichen Verstand immer besser, sich in seiner Vorstellung auch ein Bild von der Welt zu machen, die er selbst noch nie gesehen hat. Er kann verschiedenste Objekte und ihre Möglichkeiten, desgleichen seine eigenen Kräfte und ihre Wirkungen in seiner Vorstellung kombinieren und variieren und so Lösungen finden, die es zuvor noch gar nicht gab. Ebenso kann er seine Beobachtungen von Wirkungszusammenhängen auf andere Geschehensmuster übertragen und sich über Funktionen klarwerden, die ihm Aufschluss über Vergangenes und Zukünftiges ermöglichen. Nunmehr sind es nicht mehr nur die im Kontinuum der Stammesgeschichte gewachsenen, bewährten und genetisch verankerten emotionalen Algorithmen, die unsere Bedürfnisbefriedigung organisieren, sondern von biografischen Erfahrungen geprägte kognitive Beurteilungsschemata. Sie beeinflussen unser Erleben und Verhalten entscheidend. Damit haben wir Menschen jedoch auch das „Paradies" der emotionalen Autoregulation verlassen und befinden uns nun auf dem schwierigen Weg der auf Selbstreflexion angewiesenen Bewusstseinsentwicklung.

Fehlt die Lenkung durch Emotion und Instinkt, ist unser Reproduktionserfolg maßgeblich auf die Richtigkeit unser Situationseinschätzungen angewiesen, die immer wieder auch mit der aktuellen Bedürftigkeit abgeglichen werden sollte. Um Bedürfnisse bewusst in unsere Handlungsplanung einbinden zu können, brauchen wir von ihnen jedoch eine rationale Repräsentation. Wenn Bedürfnisse, die ja als zentrale Antriebskräfte unser Überleben sichern sollen, im Verlauf unserer Lerngeschichte keine Beachtung erfahren oder gar als „illegitim“ oder „nicht erfüllbar“ erlebt werden, dann können sie auch nicht in der bewussten Bedürfnisplanung berücksichtigt werden. Unbefriedigte Bedürfnisse sind aber, wie bei allen anderen emotionalen Lebewesen auch, mit unangenehmen Gefühlen und Verhaltensimpulsen verbunden, die einer Befriedigung zustreben. Bei selbstreflexiven Wesen wie uns Menschen sind diese Gefühle und Impulse auf eine vernünftige, zielführende Erklärung angewiesen, sonst werden sie wahrscheinlich als nicht gewollte und nicht beeinflussbare Ereignisse erlebt werden. Früher oder später werden sie dann als Belastung und vielleicht sogar als „ich-dyston“, also als „besser nicht zu mir gehörig“ und somit als eine falsche, unangenehme Eigenschaft von mir selbst angesehen werden. Die von unserem Verstand nicht angemessen evaluierten Gefühle können dann auch nicht als gute, hilfreiche Eigenschaften unserer Person betrachtet werden.

Eltern, die ihren Kindern nicht helfen können, in ihren Gefühlen sinnvolle, notwendige, instruktive Signale ihrer Bedürfnisse zu erkennen, sind die Hauptursache dafür, dass sie in Bezug auf die bewusste Befriedigung ihrer Bedürfnisse oft erfolglos bleiben müssen. Die Wut eines Kindes beispielsweise soll dem Kind helfen, auf seine „berechtigten Interessen“ hinzuweisen. Es muss jedoch erst lernen, welche Interessen in welchem Kontext realisierbar und angemessen sind. Erfährt es dabei keine zielführende Hilfe, wird es seine Empfindungen nicht sinnvoll regulieren können. Die damit oft verbundenen frustrierenden Stimmungen, die ohne angemessene Wertschätzung ihrer Funktion bleiben, werden dann als unbeeinflussbare, unangenehme und falsche Eigenschaften seiner Person wahrgenommen.

So entsteht eine emotionale Inkompetenz, die darauf zurückzuführen ist, dass Menschen in Bezug auf ihre Bedürfnisse, ihre Gefühle und die damit einhergehenden Körperreaktionen unreflektiert bleiben. Sie verstehen nicht,

© Frank & Timme Verlag für wissenschaftliche Literatur

welche Bedeutungen ihre Empfindungen und Körperreaktionen haben und neigen deshalb auch dazu, sich auf Grund ihrer „frustrierten Gefühle“ für nicht liebenswert zu halten. Das könnte möglicherweise dem Kind passieren, welches auf seine berechtigten Ärger-Empfindungen keine hilfreichen Reaktionen erfuhr und stattdessen erleben musste, für andere ein Ärgernis zu sein.

Emotional positiv evaluierte* Kinder entwickeln dagegen die Zuversicht, dass ihre Empfindungen einen Sinn haben, der von ihnen im aktuellen Kontext früher oder später befriedigt werden kann. Mit dieser „emotionalen Kompetenz“ können sie sich von Anfang an geliebt fühlen und werden die Überzeugung ihrer „Liebenswertigkeit“ wahrscheinlich auch ihr Leben lang beibehalten.

Entsprechend ihrer Dringlichkeit streben unsere Bedürfnisse regelmäßig nach Befriedigung und werden dafür, unabhängig vom Verstand, von Lust- und Unlustgefühlen immer wieder angeregt. Dabei beeinflussen sie auch unser Denken und aktivieren oder hemmen Stoffwechsel und Verhalten. Im Idealfall harmonieren Verstand, Bedürfnisse und Gefühle und wir fühlen uns „wohl in unserer Haut“ oder „gut verbunden mit uns selbst“. Wir erleben uns meistens ausgeglichen und zufrieden und haben dabei eine gesunde Vorstellung von einem positiven Selbst und werden wahrscheinlich auch darauf vertrauen können, dass andere Menschen ebenfalls in ihrem Grunde „gut“ sind.

Eine mit sich selbst verbundene Person ist also eine Person, bei der die Vorstellung von sich selbst mit dem, was sie wirklich zum Leben braucht, übereinstimmt, d. h. ihr „Wollendes-Ich“ steht in Resonanz mit ihrem „Bedürftigen-Ich“. Auf diese Weise können wir unserem stammesgeschichtlich gewachsenen und fest in uns verankerten emotional vermittelten Algorithmus am besten gerecht werden.

Der US-amerikanische Psychotherapeut John Bradshaw (1979) bezeichnete diese Verbundenheit als „Inner Bonding“. Die ebenfalls US-amerikanische Therapeutin und Publizistin Jean Liedloff sprach in diesem Zusammenhang

---

* Leicht abweichend vom gängigen wissenschaftlichen Sprachgebrauch, wo Evaluation bzw. Evaluierung die fachgerechte methodische Begutachtung einer Sache meint, hat sich unter Psychotherapeuten eingebürgert, „evaluieren“ in dem allgemeineren Sinn von „wahrnehmen und wertschätzen“ zu verstehen. So kommt es, dass der Begriff, ohne dass damit fachliche Methoden verknüpft sind, auch auf das Eltern-Kind-Verhältnis Anwendung findet.

von einem „Kontinuum, einer Erfahrungsfolge, welche vereinbar ist mit den Erwartungen und Bestrebungen unserer Gattung in einer Umgebung, die mit derjenigen, in der jene Erwartungen und Bestrebungen sich ausprägten, übereinstimmt. Es schließt angemessenes Verhalten anderer und entsprechende Behandlung durch sie als Teil jener Umgebung ein. Das Kontinuum eines Einzelwesens ist vollständig; es bildet jedoch einen Teil des Kontinuums seiner Familie, welches wiederum Bestandteil der Kontinua seines Clans, seiner Gemeinschaft und seiner Gattung ist; ebenso ist das Kontinuum der Gattung Mensch Bestandteil des Kontinuums allen Lebens." (Liedloff 1975)

Das Kontinuum ist also der Teil in uns, der in Form von Erwartungen und Gefühlen anzeigt, wie nah oder fern wir uns von dem bewegen, was wir zum Leben wirklich brauchen. Sind wir zu weit weg, wird es uns schwerfallen, die Signale des Kontinuums richtig zu deuten. Wir spüren vielleicht, dass etwas mit uns oder auch der Welt, in der wir leben, nicht stimmt, so sehr wir uns jedoch bemühen, unsere Situation zu verbessern, wir werden immer wieder aufs Neue mit Not signalisierenden Gefühlen konfrontiert, für die wir kein Verständnis, keine Wertschätzung oder wirksame Abhilfe haben. Früher oder später beginnen wir dann uns wegen dieser unangenehmen Gefühle selbst nicht mehr zu mögen. Nicht selten entwickeln wir dabei nicht nur ein negatives Selbstbild, sondern neigen auch dazu, neidisch oder sogar missgünstig auf andere Menschen zu blicken, weil wir sie für die Verursacher unseres Unwohlseins halten und dann davon ausgehen, dass sie wahrscheinlich ebenfalls eine solche Neigung besitzen und wir deshalb von ihnen auch nichts Besseres erwarten können.

Wer sich selbst nicht liebt, kann eigentlich auch jemand anderes nicht richtig lieben oder aber er idealisiert (Fromm 2017, Riemann 1982) den anderen auf eine Weise, die dann von der Wirklichkeit immer wieder enttäuscht wird. So entsteht ein Teufelskreis, in dem sich unsere negativen Erwartungen scheinbar immer wieder bestätigen, der jedoch vor allem darauf zurückzuführen ist, dass uns das notwendige Verständnis für die vollkommene Berechtigung unseres Seins, wie wir im Grunde sind, fehlt.

Dabei kann Menschen gegenüber sogar ein generalisiertes Misstrauen entstehen, das geneigt ist, die aktuellen Probleme der Menschheit als Ausdruck ihres „im Grunde Schlechtseins" anzusehen, und dabei dem Homo sapiens

 © Frank & Timme Verlag für wissenschaftliche Literatur

sapiens die Zukunftsfähigkeit absprechen möchte. Eine modernere Form dieses Mistrauens ist der „Transhumanismus", der die Menschen vor allem als defizitäre Spezies ansieht, die ohne technische und pharmakologische Hilfe gar nicht zukunftsfähig sei und auf Grund ihres genuinen Egoismus (Dawkins 1976) vielleicht besser von einer Elite technisch überwacht und mit Hilfe eines Social-Credit-Systems erzogen und gelenkt werden sollte, wie wir das in China (Giesecke 2018) bereits erleben und wie es auf seine Weise das World-Economic-Forum (WEF) vorschlägt (Schwab & Vanham 2021, Schwab & Malleret 2020).

Vom Verständnis unserer unangenehmen Gefühle hängt jedoch maßgeblich auch ab, ob wir unsere Probleme, Krisen und Depressionen auch als notwendige Erfahrungen auf unserem Weg zu einem höheren Bewusstsein erkennen können. In diesem höheren Bewusstsein können wir sehen, dass alle unsere Gefühle in ihrem Kontext einen Sinn haben und dass sich unsere Entwicklung immer nur mit einem notwendigen Maß an Respekt vor dem Bestehenden und einer reflektierten Innovationsbereitschaft vollziehen kann. Dabei müssen wir auch Fehler machen, weil wir sonst nicht herausfinden können, welche Bedeutung die Dinge haben, wo unser Weg sein kann und wo er nicht ist.

Auf diese Weise stimulieren wir unsere Selbstheilungskräfte, die von jeher dafür sorgten, dass wir von unseren Verirrungen wieder auf den Weg des Kontinuums zurückkehren. In unseren Gefühlen den Kompass unseres Lebens zu erkennen und dabei herauszufinden, was unsere ganz eigene Bestimmung sein könnte, ist vielleicht die wichtigste und schönste Herausforderung, die uns das Leben bietet. Damit könnten nicht nur Selbstheilungskräfte initiiert werden, sondern auch fehlende Selbstliebe und der so wichtige Glauben an das Gute auch in anderen Menschen. Wenn wir uns selbst liebevoll begegnen, werden wir auch freundlich zu anderen sein und so werden wir „das Glas wieder halbvoll sehen" und erleben, wie schön und voller Wunder die Welt eigentlich ist, aber eben auch voller Rätsel und Entwicklungschancen für unser Bewusstsein.

Erwachendes Bewusstsein und die Schule der Liebe

Mit dem sich entwickelnden Verstand entwickelt sich also auch die Fähigkeit, unsere in uns angelegten Bedürfnisse, Gefühle, Handlungsimpulse und Fähigkeiten als berechtigt und liebenswert zu beurteilen. Sind wir als kleine Kinder diesbezüglich „satt“ geworden, weil man gut für unsere Bedürfnisse gesorgt hat und wir dabei lernen konnten, wann sie unter welchen Bedingungen realisierbar sind und wann nicht, dann können wir Schritt für Schritt dieses Verhalten von unseren Eltern übernehmen und gelangen dabei zu einem fest in uns verankerten Gefühl der Selbstwertigkeit, des Selbstvertrauens und der Liebenswertigkeit. Alle diese Fähigkeiten und Maßstäbe für diese Beurteilungen werden von Generation zu Generation, von den Eltern an die Kinder weitervermittelt. Sie sind die Basis für unsere Fähigkeit, gut und zuverlässig für uns sorgen zu können, und bilden somit auch das Fundament für unsere Selbstresonanz, für unsere Glücksfähigkeit, unsere Gesundheit und letztendlich unsere Lebenserwartung.

Wenn wir jedoch mit uns selbst nicht wohlwollend und liebend verbunden sind, weil wir keine Verbindung zu unserem Bedürftigen-Ich haben, dann stattet uns dies mehr oder weniger bewusst mit einem Gefühl innerer Leere aus und mit der Furcht, auf uns allein angewiesen zu sein. Vielleicht nehmen wir dieses Gefühl auch als diffuse Sehnsucht wahr – spüren einen innigen Wunsch, noch einmal Kind sein zu dürfen und all das geschenkt zu bekommen, wovon wir noch nicht satt werden konnten. Meistens gestatten wir uns diese Sehnsucht noch einmal in der Phase romantischer Verliebtheit, in der wir geneigt sind, uns von unseren Wünschen, die wir auf die Person unserer Begierde projizieren, ganz und gar überwältigen zu lassen. Anstatt uns von der Auflösung unserer Verliebtheit jedoch enttäuschen zu lassen, könnten wir auch begreifen, dass unsere Sehnsucht als Auftrag an uns selbst verstanden werden kann, für die Bedürfnisse zu sorgen, die bisher unerfüllt geblieben sind und sich nun mit Hilfe der Projektion einen Weg in unser Bewusstsein gebahnt haben.

Menschen, denen die Fähigkeit zum Verlieben und somit auch zum Projizieren verlorengegangen ist, weil sie mit den sich wiederholenden Enttäuschungen ihre Lust an der Verliebtheit verloren haben, sind am Ende darauf angewiesen sich mit Ersatzbefriedigungen zu beschäftigen, damit sie die

 © Frank & Timme Verlag für wissenschaftliche Literatur

scheinbar unerfüllbare und dadurch auch sehr unangenehme Sehnsucht nicht mehr spüren müssen. Oder aber sie bemühen sich mit den zur Verfügung stehenden Möglichkeiten darum, sich das zu verdienen, was sie scheinbar auf Grund ihrer Unzulänglichkeiten bisher nicht verdienen konnten. Ihr Leben gleicht dann einem Hamsterrad, in dem sie einer Anerkennung oder Zuneigung hinterherjagen, die sie sich selbst nicht geben können.

Menschen ohne Fähigkeit zur Selbstliebe fehlt es in der Regel aber auch an der Fähigkeit, Liebe von anderen anzunehmen, was sich darin zum Ausdruck bringt, dass sie geneigt sind, an der Echtheit der ihnen entgegengebrachten Liebe zu zweifeln. Oder aber, sie können sich anderen Menschen nicht wirklich liebend zuwenden, weil sie die Bedingtheit der Liebe ihrer Eltern am eigenen Leib noch schmerzhaft spüren. Noch nicht frei von dieser Verletzung, können sie sich nicht erlauben, andere vorbehaltlos zu sehen und mehr zu lieben, als sie es selbst je erfahren konnten. Doch wie sich schon so oft zeigte, sind diese Menschen erst dann in der Lage, andere in ihrer Liebenswertigkeit anzuerkennen, wenn sie gelernt haben, sich selbst ganz und gar vorbehaltlos so zu sehen, anzuerkennen, zu verstehen und darin gut zu fühlen, wie sie bisher bemüht waren, von anderen gesehen und geliebt zu werden.

Möglicherweise handelt es sich ja bei der Fähigkeit zur Selbstliebe um den Schlüssel der wichtigsten Probleme der Welt. Wenn ich mich vorbehaltlos so sehen und lieben kann, wie ich von der Natur gemacht wurde, perfekt und in all meiner Bedürftigkeit vollkommen berechtigt, wenn es nichts an mir gibt, was ich minderwertig, falsch oder ungenügend finden muss, dann kann ich auch andere so sehen und lieben wie sie sind, selbst dann, wenn ich sie als mir nicht wohlgesonnen erlebe. Wenn ich mich selbst lieben kann, dann können das andere möglicherweise auch, wenn sie denn in ihrer eigenen Liebesfähigkeit angekommen sind. Da ich ja nun nicht mehr darauf angewiesen bin, etwas von anderen bekommen zu müssen, um meine eigene Wertigkeit anerkennen zu können, kann ich andere beruhigt so sehen, wie sie sind, ohne dabei irgendeinen Makel zu suchen, den ich bemängeln müsste, also ihnen so zugewandt zu sein, wie ich es für mich selbst auch am liebsten hätte. Und möglicherweise bin ich ohne diese Sucht nach Liebe von außen dann auch viel besser in der Lage, die Liebe, die Menschen bereit sind zu geben, auch für mich anzunehmen, ohne ihnen irgendwelche egoistischen Motive zu unterstellen.

Für ein wirklich friedliches und wohlwollendes Miteinander braucht es möglicherweise Menschen, die sich zunächst erst einmal selbst lieben können, denn dann werden sie auch anderen Menschen liebend entgegentreten können, ohne dass sie auf eine Gegenleistung von ihnen angewiesen sind. Sie könnten selbst destruktives oder ablehnendes Verhalten anderer Menschen gelassen entgegennehmen, ohne sich in ihrem Wohlwollen korrigieren zu müssen, da sie ja darauf vertrauen können, dass auch der destruktivste Mensch im tiefsten Inneren liebenswert ist und eine ebensolche unerfüllte Sehnsucht nach Liebe in sich trägt.

Menschen, die Zweifel an ihrer Liebenswertigkeit haben, verhalten sich nur deshalb so destruktiv, weil sie die noch unverheilten Wunden auf diese Weise glauben schützen zu müssen oder sie wollen mit ihrem destruktiven Verhalten auf ihre unverheilten Wunden aufmerksam machen. Dabei handelt es sich stets um Menschen, die in ihrer Bedürftigkeit nicht ausreichend evaluiert wurden, dabei emotional verletzt wurden und deshalb hinsichtlich ihrer eigenen Liebenswertigkeit nicht genug Zuversicht entwickeln konnten.

Die Liebesunfähigkeit eines jeden Menschen hat also ihre Wurzeln immer in der mangelnden emotionalen Kompetenz des primären sozialen Umfeldes in der Kindheit und ist somit das Ergebnis von zu wenig selbsterfahrener Liebe. Somit können wir alle destruktiven Exzesse der Menschheit auch als Ersatzbefriedigungsbestrebungen ansehen, die in Ermangelung des Wissens darüber, wie Individuen ihre emotionalen Verletzungen heilen könnten und um wie viel besser sich eine angemessene Befriedigung ihrer primären Bedürfnisse eigentlich anfühlen würde, immer nur bedingt Erfüllung bringen. Gelingt es in der Therapie, das zu vermitteln, können wir, oft sogar ganz unerwartet, Berge versetzen, Entwicklungsblockaden und schwerste Erkrankungen auflösen und die Voraussetzungen dafür schaffen, dass die in ihrer Bedürftigkeit verletzten Menschen nun auf jegliches Such(t)verhalten verzichten können. Wenn es gelingt, die destruktiven Selbstbeschreibungen und Glaubenssätze zu korrigieren, können wir oft sogar die Versöhnung mit Erzfeinden hinbekommen und Besitzansprüche, Macht- und Kontrollbestrebungen auf ein Minimum reduzieren. Wenn alle Menschen sich ihrer eigenen Liebenswertigkeit sicher sein könnten, wären sie auch mit der Welt im Reinen und könnten ihre Zuneigung bedingungslos verschenken und die Welt als einen reich gedeckten

© Frank & Timme Verlag für wissenschaftliche Literatur

Tisch wahrnehmen, wo genug für alle da ist, weil niemand mehr beanspruchen müsste, als er wirklich braucht.

Haben uns unsere Eltern nicht auf eine Weise lieben und begleiten können, wie wir es eigentlich gebraucht hätten, liegt es nun an uns, die Verantwortung für die damit verbundenen Selbstvernachlässigungen und Inkompetenzen zu erkennen und die notwendige Verantwortungsfähigkeit zu entwickeln. Dass es die Aufgabe eines jeden Menschen ist, sich im Laufe seines Lebens mit den Defiziten seiner Kindheit auseinanderzusetzen, ist jedoch keine Selbstverständlichkeit. Was wir mit Hilfe von Psychotherapie für diesen Prozess beitragen können, erfordert zunächst erst einmal ein Verständnis dafür, was Vernachlässigungen und Verletzungen kindlicher Bedürfnisse in einem Menschen alles bewirken können und was passieren muss, dass erwachsene Menschen die Verantwortung für ihre Weiterentwicklung, ihre Gesundheit und schließlich auch ihr Lebensglück in die eigene Verantwortung übernehmen können.

Ursachen für fehlendes Bewusstsein: Emotionale Verletzungen, emotionale Inkompetenz und Stresserleben

Menschen mit einem positiven Selbstwertgefühl und der Fähigkeit zur Selbstliebe sind also meistens Menschen, die bereits Eltern hatten, die mit ihrer Liebe und ihrer emotionalen Kompetenz zur Verfügung standen und dafür sorgten, dass sie in einer engen Bindung mit dem Kontinuum aufwachsen konnten, so dass sie dabei ihre Bedürfnisse kennen und schätzen gelernt haben. Manche Menschen, die dieses Glück nicht hatten, erlernen diese Fähigkeiten auch erst im Verlauf ihres Lebens, angeregt durch herausfordernde Lebensereignisse oder durch ihre ganz persönlichen Lebens- und Antriebskräfte.

In diesem Kapitel wollen wir uns nun den emotionalen Verletzungen zuwenden, die ihren Ursprung in der emotionalen Fehlentwicklung der Kindheit haben, und uns anschließend der Frage widmen, wie wir diese Verletzungen heilen können, damit die emotionale Kompetenz und die Selbstliebe entwickelt werden kann, die dem Erwachsenen noch fehlt.

Wie sich in der psychotherapeutischen Arbeit immer wieder zeigt, sind die dysfunktionalen Gefühls-, Denk- und Verhaltensmuster des Menschen fast immer in der Kindheit entstanden und besitzen eine enorme Widerstandskraft gegenüber korrektiven Erfahrungen. Wir sprechen in diesem Zusammenhang auch von strukturellen oder Persönlichkeits-Eigenschaften und in besonders hartnäckigen Fällen auch von Persönlichkeitsstörungen. Mit einem auf die emotionale Entwicklung fokussierten Blick können wir leicht feststellen, dass emotionale Kompetenzen bis heute bei erwachsenen Personen im Allgemeinen wenig ausgebildet sind und dass strukturelle Probleme, die sich in der Persönlichkeit etabliert haben, bei einer erschreckend großen Zahl von Menschen in unserer Gesellschaft zu beobachten sind.

Im Jahre 1990 resümierte der Mannheimer Gesundheitsforscher Heinz Schepank nach Abschluss einer bereits 1975 gestarteten Längsschnittstudie, wie hoch der durchschnittliche Bedarf an Psychotherapie in der deutschen Bevölkerung sei. Als statistischen Wert gab der Forscher eine Punktprävalenz von 26 Prozent an (Franz et al. 1990). Demnach hatte *zu jedem Zeitpunkt der Erhebung* etwa jeder Vierte der Untersuchten einen Leidensdruck, der eine psychotherapeutische Behandlung notwendig gemacht hätte. In diesem Zusammenhang sprach Schepank von einem „charakterneurotischen Elend in Deutschland“. Dieser Trend hat sich über die darauffolgenden Jahrzehnte offensichtlich fortgesetzt. In den Medien und der Fachliteratur werden Depressionen immer öfter zur „neuen Volkskrankheit“ erklärt. Auf der Suche nach den Ursachen beschrieb der Psychiatrieprofessor Andreas Michalsen (2010) erst einmal veränderte gesellschaftliche Rahmenbedingungen, die von vielen Menschen als Stress wahrgenommen werden. „Warum aber leidet inzwischen ein wachsender Anteil der Gesellschaft unter Depression, wo doch noch nie eine Generation eine solche materielle Stabilität und eine Epoche gänzlich ohne Hunger und Kriege erfahren konnte? Es ist anzunehmen, dass die schnellen Veränderungen der Lebensbedingungen, die erzwungene Mobilität und die sinkende soziale Unterstützung durch Veränderung der Gemeinde- und Familienstrukturen eine Rolle spielen. Die Kohäsion der Gesellschaft hat abgenommen und die spirituelle Ausrichtung des Lebens ist individualisiert. Dazu steigt im Alltag der subjektive Stress. Alarmierend sind Daten der Techniker

 © Frank & Timme Verlag für wissenschaftliche Literatur

Krankenkasse aus dem Jahr 2009: Danach empfinden acht von zehn Deutschen ihr Leben als stressig, jeder Dritte gibt an, unter Dauerstress zu stehen.“

Im Lehrbuch für „Psychiatrie, Psychosomatik, Psychotherapie“ (Möller et al. 2017) werden repräsentative epidemiologische Studien zitiert, die in den vergangenen 25 Jahren durchgeführt wurden. Demnach erhielt „etwa jeder dritte bis vierte Erwachsene mindestens eine aktuelle 12-Monats-Diagnose aus dem Bereich der psychischen und Verhaltensstörungen, d. h. dass bei diesen Personen in den vergangenen zwölf Monaten die Kriterien für mindestens eine psychische Störung zumindest zeitweise erfüllt waren“ (Wittchen et al. 2011). Das „Lebenszeitrisiko, irgendwann im Laufe seines bisherigen Lebens von einer psychischen Störung betroffen zu sein“, wurde von Kessler und seinen Mitarbeitern im Jahr 2005 sogar „auf über 50% geschätzt“ (Kessler et al. 2005).

Doch was ist Stress, wenn nicht eine emotionale Empfindung, die von vielen Menschen und offensichtlich auch Forschern sehr undifferenziert als ein allgemeines physiologisches Unbehagen beschrieben wird? Bei genauerer Hinterfragung von Patienten, die von ihren Stresserfahrungen berichten, kann man jedoch sehr konkrete Emotionen herausarbeiten, die sich im Kontext ihres Stresserlebens als Aggressionen wegen unbeachteter Interessen, Ängste vor spezifischen Bedrohungen, Hilflosigkeit in Bezug auf konkrete Überforderungen oder Minderwertigkeitsgefühle wegen konkreter unerfüllbarer Kompetenzerwartungen erweisen. Stress ist demzufolge ein emotionaler Vorgang, der immer mit der Bedrohung, Nichtbeachtung oder Unerfüllbarkeit spezifischer Bedürfnisse einhergeht und auch sehr viel konkreter mit aversiven Emotionen beschrieben werden kann. Ganz allgemein können wir Stress als Ausdruck eines emotionalen Inkompetenz-Erlebens ansehen und weniger als Ausdruck einer objektiven Belastung! So ließe sich auch der Befund erklären, warum Menschen sogar in schwierigsten Situationen keine negativen Stresserfahrungen machen, wenn sie sich kompetent genug fühlen, die Aufgabe zu meistern oder sich ihr Unbehagen wieder auflöst, wenn es ihnen gelingt, sich gezielt ihren Bedürfnissen zuzuwenden.

Wie jedoch ist es möglich, dass der emotionalen Inkompetenz der Menschen so wenig praktische Bedeutung beigemessen wird, obwohl doch zahlreiche Studien nahelegen, dass das subjektive Stresserleben der Menschen für die Entstehung und den Verlauf aller möglichen chronischen Erkrankungen von allerhöchster Bedeutung ist (Maté 2021)? Handelt es sich hier um einen blinden Fleck in der Wahrnehmung der Forscher oder liegt es möglicherweise daran, dass die Entwicklung emotionaler Kompetenzen in der Forschung bisher einfach nur zu wenig Aufmerksamkeit fand (Mikolajczak et al. 2015, Sarrionandia & Mikolajczak 2019, Schmidt 2022)?

Wie wir gesehen haben, besteht das Problem emotional inkompetenter Menschen darin, wenig Kontakt zu ihren Bedürfnissen zu haben und deshalb ihren Organismus langfristig durch dysfunktionale, auf Ersatzbefriedigung orientierte Verhaltensweisen zu belasten. Dazu gehören unangemessene oder einseitige physische und psychische Belastungen, fehlende Regeneration, vorzeitige Ermüdung und geringere Leistungsfähigkeit, die zunehmenden Frustrationsgefühle durch die Vernachlässigung der unbeachteten Bedürfnisse, eine erhöhte Reizbarkeit oder die permanente Alarmbereitschaft, die mit einem enormen Kräfteverschleiß einhergeht. Die dabei unterdrückten oder inadäquat regulierten Gefühle werden dann als Distress (negativer, krankmachender Stress) erlebt und bewirken immer häufiger wiederkehrende Beschwerden, die eigentlich als Notsignale der Seele zu verstehen sind und nicht selten chronische Erkrankungen zur Folge haben!

Wie es scheint, haben sich das in der westlichen Welt biomedizinisch orientierte Gesundheitssystem, aber auch die Konsum- und Leistungsgesellschaft gewinnbringend auf dieses Elend eingestellt. Nicht wenige Akteure profitieren von diesen strukturell durch Angst und Anpassungsmuster eingeschränkten Menschen. Eine ganze Gesundheitsindustrie ist entstanden, die den Menschen verspricht, ihre Leiden zu lindern, ohne ein echtes Interesse, die tieferliegenden Ursachen der komplex in der Struktur der Persönlichkeit verankerten Beschwerden und Erkrankungen zu erforschen oder gar auf solche Störungen einzugehen. Emotionale Kompetenzen spielen im Medizinstudium westlicher Länder praktisch keine Rolle. Praktisch tätige Ärzte können ein Lied davon singen, wenn sie feststellen müssen, dass sie mit ihren medizinischen und pharmakologischen Mitteln oft zwar Linderung verschaffen, aber nur selten wirklich helfen können. Auch ihr wohlgemeinter, meist richtiger Rat, sich gesund zu verhalten, kann selten etwas bewirken. Viel zu knapp ist die Zeit der Konsultation und viel zu sehr sind die Patienten in ihren Tretmühlen gefangen, als dass sie sich einfach mal anders fühlen oder verhalten könnten.

© Frank & Timme Verlag für wissenschaftliche Literatur

Aber auch die Patienten zeigen sich aus sich selbst heraus nur sehr bedingt motiviert, an ihren strukturellen Defiziten zu arbeiten. Zu oft haben sie sich damit abgefunden, dass ihre Gesundheit Glückssache oder eben durch ihre „Veranlagung" bedingt sei. Selbst wenn sie doch wissen, dass sie zu viel und zu ungesund essen, dass sie sich nicht genug bewegen oder sich immer wieder mit denselben Ängsten und Problemen herumschlagen, ohne sie in den Griff zu bekommen, braucht es erst eine echte Lebenskrise, die sie aus der gewohnten Bahn herauskatapultiert, bevor sie sich an ihre krankmachenden Muster heranwagen.

Auch die psychotherapeutische Zunft muss sich der Kritik stellen. Wenn wir ausschließlich an den Symptomen herumtherapieren, ohne dabei die strukturellen Defizite ins Zentrum unserer Bemühungen zu stellen, können wir kurzfristig vielleicht „messbare Linderung" bewirken, aber wir werden unseren Patienten langfristig nicht wirklich helfen, ihre früh entstandenen emotionalen Blockaden und ihre strukturellen Defizite zu erkennen, geschweige denn zu heilen.

Die Entwicklung von Ersatzbefriedigungsschemata

Der deutsche Psychologe und Psychotherapeut Rainer Sachse beschrieb in seinem Modell der doppelten Handlungsreaktion (MDHR), dass Kinder von Eltern, die sie wenig kompetent wahrnehmen und wertschätzen können, die Erfahrung machen mussten, dass sie ihre Bedürfnisse nicht auf direktem Weg (authentisch) einfordern konnten und deshalb lernen mussten, ihre wahren Handlungsmotive (Bedürfnisse) zu verschleiern. Um dennoch nicht leer auszugehen, mussten sie ihre Bedürfnisse auf Umwegen (Spielebene) befriedigen. Diese „Interaktionsstörungen" seien die Grundlage für Persönlichkeitsstörungen, die vor allem von der verallgemeinerten Erfahrung geprägt werden: „Ich bin unwichtig!" und „Ich bin eine Last für andere!" (Sachse 2014)

Leslie Greenberg spricht in diesem Zusammenhang von „transformierten, maladaptiven Emotionen", die Kinder entwickeln, wenn sie mit ihrem ursprünglich angemessenen, jedoch unbefriedigenden primären emotionalen Ausdruck erfolglos bleiben. Maladaptive emotionale Schemata können jedoch, da sie nicht auf die primären Bedürfnisse gerichtet sind, lediglich Ersatzbefriedigung erreichen (Greenberg 2011).

Ein Kind, welches spontanen, durchaus seinen berechtigten Ärger über eine Nichtbeachtung seiner Leistung zeigen möchte, lernt möglicherweise, dass es gefährlich sein kann, dieses Gefühl zum Ausdruck zu bringen, so dass sich an der Stelle des Ärgers nunmehr eine Angst bemerkbar macht, die zukünftig den Ärger überschattet. Aus dem, wie Greenberg sagt „primär-adaptiven" Gefühl des Ärgerns wird so das „sekundär-maladaptive" Gefühl der Angst, die sich fortan immer dann einstellt, wenn das Kind Bedürfnisse verspürt, von denen es lernte anzunehmen, dass sie von anderen Menschen auf aversive Weise zurückgewiesen werden. Dabei bemüht sich das Kind mit den ihm zur Verfügung stehenden Möglichkeiten, eine Erklärung für die Zurückweisung zu finden. Möglicherweise wird es denken: „Ich sollte keine Bedürfnisse äußern, das macht andere nur ärgerlich!" oder „Wenn ich Ärger verspüre, ist das etwas Schlechtes, ich sollte solche Gefühle nicht zeigen, denn das könnte sehr unangenehme Folgen für mich haben!"

Aber auch in umgekehrter Weise kann eine primär angemessene Angst, hervorgerufen z. B. durch einen gewalttätigen Vater, dadurch ersetzt werden, dass das Kind mit zunehmender körperlicher Reife den Moment seiner Verteidigungsbereitschaft als Befreiung erlebt und von da an auf seine Bedrohungserlebnisse mit Aggressionen reagiert. Fortan denkt es vielleicht: „Du musst dem Aggressor zuvorkommen, sonst macht er dich klein!" oder „Angsthaben ist was für Schwächlinge und der will ich nie wieder sein!" Haben sich die Erklärungen erst einmal hinreichend oft bewährt, werden sie als Glaubenssätze über den Wert eigener Bedürfnisse und somit auch der eigenen Person (Bewertungssätze) gefestigt und fortan automatisch in ähnlichen Situationen wieder aktiviert. Das gilt dann ebenfalls für die Schlussfolgerungen, wie es sich zu verhalten habe (Bewältigungssätze).

Neben diesen emotionalen Transformationen kann das Kind jedoch auch versuchen, alternative Ziele zu finden, die auf ihre Weise Befriedigung verschaffen und geeignet sind, die mit der Nichtbefriedigung des primären Bedürfnisses einhergehenden Gefühle zu überdecken. Beispielsweise könnte ein Kind, das eigentlich nach Bindungssignalen der Mutter Ausschau hielt, jetzt vielleicht darüber nachdenken, mit welcher Leistung es die Mutter beeindru-

 © Frank & Timme Verlag für wissenschaftliche Literatur

cken könnte. Dabei transformiert es seine Bindungsbedürfnisse in Anerkennungsbedürfnisse und wird vielleicht von nun an immer öfter darum bemüht sein, Leistung zu zeigen, um sich angenommen fühlen zu dürfen. In den allermeisten Fällen ist die emotionale Inkompetenz oder Überforderung der Eltern die Hauptursache dafür, dass Kinder ihre angeborenen primären Bedürfnisse übergehen und den dazugehörigen emotionalen Ausdruck verlernen und sich zunehmend damit abfinden, dass die primär spürbaren Bedürfnisse und Gefühle keine Berechtigung haben (Lammers 2018).

Einen ganzen Katalog von Bewältigungsstrategien, die sich in Form von automatisierten Glaubenssätzen (Schemata) manifestiert haben, hat Jeffery Young in einem Fragebogen (YSQ – Young-Schema-Questionnaire) zusammengefasst. Auch sie sind Anpassungsleistungen an unbefriedigende Umstände in der Kindheit, die dazu führten, dass eine Person die Überzeugung ihrer Unzulänglichkeiten entwickelte und daraus Schlussfolgerungen zog, die sie in Form automatisierter Bewältigungsmuster verinnerlichte. Diese Schemata sind alle in irgendeiner Weise Ersatzbefriedigungs- oder Vermeidungsstrategien, die sich ursprünglich für die Bewältigung widriger Umstände als notwendig erwiesen haben und somit zu Prädispositionen wurden, die die Persönlichkeitsstruktur formten.

Bei solchen Fehlentwicklungen handelt es sich also immer um einstmals unentbehrliche Anpassungsleistungen des Kindes, die sich auf Grund der Vernachlässigung seiner angemessenen primären Bedürfnisse als notwendig erwiesen. Diese Anpassungsleistungen werden schließlich zu generalisierten Erwartungen an die Welt, die jedoch zur adäquaten Befriedigung der erwachsenen Bedürfnisse bis in die Gegenwart immer weniger taugen. Zu den widrigen Umständen gehören nach Jeffery Young: Verlassenheit, körperliche und seelische Misshandlungen, emotionale Vernachlässigung, soziale Isolierung, Schutzlosigkeit, fehlende positive Vorbilder, fehlende hilfreiche Begrenzung, unangemessene Verantwortungsüberlassungen (Parentifizierung) oder Leistungsanforderungen, die dazu führten, dass sich Überzeugungen über die eigene Wertlosigkeit, Unattraktivität, Grandiosität, Verletzbarkeit, Wehrlosigkeit, Abhängigkeit, Leistungsunfähigkeit oder Bestrafungswürdigkeit bildeten (Young et al. 2008).

Die Betroffenen neigen nunmehr dazu, in Bezug auf ihre Bedürfnisse vorzeitig zu resignieren *(Freeze)*, adäquate Verhaltensweisen zu vermeiden *(Flight)* oder unangemessene Forderungen zu stellen *(Fight)*, kurz: sich „emotional inkompetent“ zu verhalten.

Neben den strukturgewordenen Bewältigungsmustern sind jedoch vor allem Entfremdungen von den eigenen Bedürfnissen zu nennen, die sich dadurch bemerkbar machen, dass Personen geneigt sind, Umstände zu vermeiden, die sie mit ihren Bedürfnissen konfrontieren könnten. Dieses Vermeidungsverhalten kann mehr oder weniger stark ausgeprägt sein und manifestiert die mit der fehlenden Befriedigung der Bedürfnisse einhergehende Frustration. An die Stelle der Befriedigung der Primärbedürfnisse tritt jetzt ein Verhalten, das konditionierten Ersatzbefriedigungen dient und nicht selten Suchtcharakter trägt. Da eine Ersatzbefriedigung niemals so befriedigend sein kann wie eine echte Befriedigung, ist die Halbwertzeit der Befriedigung auch nur sehr begrenzt, so dass schon nach kurzer Zeit das Verlangen erneut entsteht. Süchtiges Verhalten ist demnach niemals einfach nur als Folge einer Gewohnheit zu verstehen. Vielmehr spricht aus ihm eine tiefe Bedürftigkeit, für die der Betroffene oft nicht einmal ein Bewusstsein hat. Therapieansätze, die sich ausschließlich auf „Drogenentgiftung und -entwöhnung“ beziehen, sind deshalb leicht zum Scheitern verurteilt, wenn sie nicht gleichzeitig an den ursprünglichen emotionalen Verletzungen arbeiten. Ihnen fehlt, dass sie das Vermeidungsverhalten in Bezug auf die primären Bedürfnisse erklären. So können sie es auch nicht abstellen.

Im Allgemeinen lassen sich Süchte in „substanzgebundene Süchte“ und „Verhaltenssüchte“ unterscheiden. Substanzgebundene Süchte beziehen sich auf den Konsum von Substanzen, die in irgendeiner Weise das biochemische Belohnungssystem stimulieren und so kurzfristig eine Befriedigung simulieren und sich dabei gar nicht auf ein lohnenswertes Verhalten beziehen, sondern lediglich in Form eines vorübergehenden Hochgefühls („Kick“) einen Erfolg vortäuschen. Dass es sich dabei nicht um ein nachhaltiges, also mit den primären Bedürfnissen der Person und seiner Umwelt im Einklang befindliches Verhalten handeln kann, liegt auf der Hand. Trotzdem hat der vorgetäuschte Erfolg eine konditionierende Wirkung, so dass eine rasche Wiederholung des

 © Frank & Timme Verlag für wissenschaftliche Literatur

selbstbetrügerischen, jedoch zugleich auch entspannend oder lustvoll erlebten Konsums wahrscheinlich ist.

Auch bei den Verhaltenssüchten handelt es sich lediglich um Ersatzbefriedigungen. Sie können der primären Befriedigung vorgezogen werden, weil die angemessene Befriedigung des Primärbedürfnisses auf Grund bedrohlicher Erfahrungen blockiert wurde oder durch fehlende Ausbildung unentwickelt geblieben ist und deshalb nicht praktiziert werden kann, weil die zugrunde liegende Bedrohungs- oder Mangelerfahrung noch nicht angemessen überarbeitet wurde und so verheilen konnte. An die Stelle angemessener Befriedigung tritt nunmehr süchtiges alternatives Verhalten, das geeignet ist, in irgendeiner Weise das Belohnungssystem zu stimulieren, um so das Frustrationsempfinden der unbefriedigten Primärbedürfnisse zu überdecken. So werden bestimmte Bedürfnisbereiche durch das Suchtverhalten überversorgt, ohne dass es je zu einer echten Sättigung kommen kann. Besonders häufig missbrauchte Verhaltenssüchte beziehen sich auf Essen, Arbeit, Sport, Spiel, Wetten, Sammeln, Putzen, Bestätigung, Geltung, Aufmerksamkeit, Sex, Affären, Stehlen oder Kaufen und werden zunehmend durch Anregungen des Internets und der sozialen Medien digitalisiert. Obwohl das zugrunde liegende Bedürfnis eigentlich gerade gar nicht dran ist und nur teilweise bei den genannten Beschäftigungen zum Zuge kommt, stellt sich nach kurzer Zeit ein erneutes Verlangen danach ein. Dabei wirkt die immer leichtere Verfügbarkeit von Ersatzbefriedigungsangeboten wie ein Katalysator für die Entwicklung der emotionalen Inkompetenz von Kindern.

Blockierte Emotionen infolge traumatischer Erfahrungen

Traumata sind die wohl schwersten emotionalen Verletzungen. Von einem Trauma sprechen wir, wenn sich ein Individuum in einer lebensbedrohlichen Situation erlebt, ohne etwas gegen die Bedrohung tun zu können. Traumata sind meistens mit dem Gefühl der Ohnmacht verbunden und versetzen den Organismus in einen Alarmzustand, der je nach Sensibilität der Person lange Zeit anhalten kann. Dabei kann es sich um ein einmaliges, sehr schwerwiegendes, meistens als lebensbedrohlich erlebtes Ereignis handeln (Monotrauma, Schocktrauma) oder auch um eine längere Zeit anhaltende Bedrohung der eigenen Existenz oder Identität (Entwicklungstrauma).

Den für die Person spürbaren und anhaltenden Alarmzustand bezeichnen wir als Posttraumatische Belastungsstörung. Je länger er anhält, desto bedrohlicher ist dieser Zustand für den Organismus, bindet er doch für die Flucht oder den Überlebenskampf viel Überwachungs- und Bereitstellungsenergie und blockiert zugleich befriedigende Aktivitäten.

Doch wie es scheint, hat die Natur für diese lebensbedrohliche Daueraktivierung auch eine Lösung bereitgestellt. Dabei handelt es sich um die Fähigkeit, Emotionen und Erinnerungen zu dissoziieren und somit komplett auszuschalten. In dem Fall sprechen wir auch von einem dissoziierten Trauma, bei dem sich der ohnmächtige Teil vom verbleibenden Teil der Persönlichkeit isoliert oder abspaltet und von der Person oft lange Zeit willentlich auch nicht erinnert werden kann. Das scheint ein von der Natur in uns angelegter Schutzmechanismus zu sein, der so ein bedingtes Weiterfunktionieren des Individuums ermöglicht. Dabei handelt es sich um eine Art emotionale und/oder episodische Amnesie, die jedoch auch zur Folge hat, dass die damit verbundenen Bedürfnisse und Gefühle ausgeblendet oder umgangen werden.

Von ehemaligen Wehrmachtssoldaten wurde immer wieder berichtet, dass die meisten von ihnen bereits in ihrem ersten Gefecht, bei dem es um Leben und Tod ging, traumatisiert wurden. Wenn sie mit ansehen mussten, wie die Menschen, mit denen sie sich bis dahin verbunden fühlten, neben ihnen starben oder sie selbst nur knapp dem Tod entkommen konnten, entstanden bei ihnen Todesängste, die sich bis in die Ohnmacht steigerten. Wäre es bei einem singulären Ereignis geblieben, hätte es sicher sehr viel Zeit erfordert, die emotionale Wunde wieder auszuheilen. Im Verlaufe des Krieges nahm das Entsetzen über das Gesehene und die Angst vor dem Tod jedoch mit jedem weiteren Gefecht ab, während sich Hassgefühle auf den Feind aufbauten und die Fähigkeit zur Empathie mehr und mehr verschwand. Auf diese Weise brutalisieren sich Kriege oft schon nach wenigen Gefechten. Das nicht verarbeitbare Trauma schaltet dabei die dazugehörigen Gefühle regelrecht aus. Von einigen Soldaten wurde jedoch auch von einem Nebeneinander der Emotionen berichtet: Neben der Gleichgültigkeit über das Schicksal des Feindes existierten kameradschaftliche Gefühle fort. Das Bedürfnis nach Geborgenheit und danach, sich aufeinander verlassen zu können, seien spürbar geblieben (Neitzel & Welzer 2012).

Das Einfrieren oder Blockieren emotionaler Reaktionen kann aber bei einem ohnmächtigen Opfer, das sich einer Übermacht ausgeliefert fühlt, helfen, einen noch schlimmeren Schaden abzuwenden. Wir können die Erstarrung auch als eine Art „Totstellreflex" interpretieren, der das Leben des unterlegenen Opfers manchmal retten kann, indem es damit die Destruktivität des Angreifers beschwichtigt. Bei um die Vorherrschaft kämpfenden Tieren kann man eine sogenannte „Beißhemmung" beobachten, wenn das unterlegene Tier sich dem Sieger mit seiner verletzbaren Seite präsentiert. Möglicherweise handelt es sich ja um einen stammesgeschichtlichen Reflex, der dafür verantwortlich ist, dass das Opfer später in ähnlichen Kontexten erneut in den bewährten „resignativen Zustand" fällt, in dem es keine Gefühle des Aufbegehrens mehr spürt. Es verbleibt also in Opferhaltung selbst dann noch, wenn es längst stark genug wäre, sich zu verteidigen. Die Neigung, emotional zu erstarren, bleibt dann oft so lange erhalten, bis der eingefrorene Opferanteil der Persönlichkeit eine Entwarnung erfährt, wobei sich der gesunde Teil seiner aktuellen Kräfte bewusst wird. Diese Beobachtung machen wir in der Traumatherapie oft bei Menschen mit sexuellen oder anderen gewaltsamen Missbrauchserfahrungen. Wenn es dem gesunden Erwachsenenanteil gelingt, die „schützende, gesunde Wut" auf den Täter zu mobilisieren, dann kann der dissoziierte Opferanteil aus seiner Erstarrung befreit werden.

Ein eindrucksvolles Beispiel für eine ausgeprägte Dissoziation habe ich in einer Psychotherapie mit einem chronischen Schmerzpatienten erlebt. Er berichtete von sich selbst, außer Schmerz und diffusen Unwohlempfindungen eigentlich gar nichts weiter in seinem Körper fühlen zu können. Wenn andere wütend oder traurig seien, sei er verwundert. Er könne gar nicht verstehen, warum sich andere so sehr in ihre Gefühle „hineinsteigern" würden. Später stellte sich heraus, dass er als dreijähriger Junge kurz vor Kriegsende zusammen mit seiner hochschwangeren Mutter miterlebt hatte, wie ein Soldat nachts in ihr Schlafzimmer eindrang und mit Maschinengewehrsalven unter ihr Bett und in den Schrank schoss. Wahrscheinlich wollte er sich so vergewissern, dass sich kein Feind dort versteckt hielt. Mutter und Sohn hätten sich dabei „zu Tode erstarrt" aneinandergeklammert. Als der Soldat die hochschwangere, hilfsbedürftige Frau sah, zog er wieder ab. Der Patient jedoch, der diese Geschichte später von seiner Mutter erzählt bekam, erzählte sie so unbeteiligt, als würde sie ihn gar nicht betreffen. In diesem Fall hielt der vielleicht lebensrettende Erstarrungsmodus die emotionale Amnesie über viele Jahrzehnte aufrecht und sollte sich erst wieder auflösen, nachdem er sich erlaubte, die Wut und die Verzweiflung zu spüren, die er als kleines Kind nicht fühlen „durfte".

Hier handelt es sich um ein emotional dissoziiertes Trauma, bei dem das bewusste Empfinden aller bedrohlichen Gefühle blockiert wurde. Zugleich gingen dabei aber auch empathische Fähigkeiten und die Verbindungen zu den eigenen Bedürfnissen verloren, so dass der Patient oft gar nicht mitbekam, wann er gut und wann er nicht gut für sich sorgte. Man könnte annehmen, dass hier der Schmerz die Regulationsfunktion übernommen hat, indem er sich immer dann besonders spürbar machte, wenn die Grundbedürfnisse nicht beachtet wurden.

Im Allgemeinen können bei traumatisierten Menschen die Trigger, die Erinnerungen an das traumatische Erlebnis auslösen, zugleich handlungshemmend wirken. Der Getriggerte wähnt sich in Gefahr wie einst und wiederholt ohne Nachdenken sein Verhaltensmuster, in Machtlosigkeit zu erstarren. Dies sorgt dafür, jegliche Aktivitäten in die angenommene Gefahrenrichtung zu unterbinden und somit quasi auch eine Wiederholung der Bedrohung zu verhindern. Er schützt sich durch Ausweichen oder Sich-Ergeben. Solange es für die ursprünglich traumatisierenden Erfahrungen noch keinerlei Lösung gibt, werden auf diese Weise die unverändert überwältigenden emotionalen Erinnerungen vermieden. Aus evolutionsbiologischer Sicht macht es durchaus Sinn, dass der Vermeidungsreflex in die Richtung ähnlicher Trigger solange erhalten bleibt, bis eine heilsame Auflösung der ursprünglichen Bedrohung erlebt wird. Ohne eine solche heilsame Erlösung kann die Blockade möglicherweise sogar über das ganze Leben erhalten bleiben.

In Tabelle 1 sind vier Beispiele aufgeführt, die zeigen sollen, in welche Richtung sich solche Blockaden in Abhängigkeit vom traumatisierten Bedürfnis bemerkbar machen können, d. h. zu welchem Bewältigungsverhalten sie führen. Das ursprünglich zur Bewältigung der traumatischen Erfahrung notwendige Verhalten wird jedoch in Abwesenheit einer echten Bedrohung immer mehr zum unangemessenen Problemverhalten, da es den Zugang zu den fortbestehenden Bedürfnissen erschwert oder sogar verunmöglicht.

Erfahrung	Traumatisiertes Bedürfnis	Blockade in Richtung	Persönlichkeits-struktur	Bewältigungs-/ Problem-verhalten
Gewalt ausübende Eltern	Körperliche Unversehrtheit	Vertrauens-volle Nähe	Paranoid	Permanente Vertrauens-prüfungen, misstrauischer Rückzug
abwesende Eltern	Verlässliche Bindung	Kooperatives Einlassen	Schizoid	Nichteinlassen, Eigenbrötelei
überfürsorgliche Eltern	Selbstwirksamkeit und Autonomie	Selbständigkeit, Selbstvertrauen	Abhängig/ Gehemmt	Helfersyndrom, Überanpassung, Verzicht
unberührbare Eltern	Nähe und Zärtlichkeit	Selbstliebe	Selbstunsicher	Schüchterne Zurückhaltung

Tab. 1: Beispiele für traumatisierte Bedürfnisse und deren Bewältigung

Darüber hinaus kann sich diese Trigger-Vermeidung sogar über ihre Wirkung als Modell auf die nächste Generation übertragen. Eine Auflösung der emotionalen Blockade macht ja erst Sinn, wenn sichergestellt werden kann, dass die einst traumatisierenden Bedingungen nicht mehr existieren oder die Person jetzt wirklich stark genug ist, die Bedrohung aus eigener Kraft zu bewältigen. Die von den Eltern vermittelte Ohnmacht können auch die Nachgeborenen erst dann ablegen, wenn es einen emotional erfahrbaren Grund gibt, dass sie sich mächtig fühlen dürfen! Gelingt es in der Therapie traumatisierter Menschen, das Traumaintrojekt** wieder aufzulösen, dann kann sich diese Erfahrung selbst auf die Kinder, die das Muster des traumatisierten Elternteils übernommen und auch verinnerlicht haben, gleichfalls erlösend auswirken (Nordmagazin 2014). In einem Interview berichtete beispielsweise ein etwa fünfzigjähriger Mann, der sein ganzes Leben unter dem scheinbar unauflösbaren Leid seines Vaters gelitten hatte, ein tiefes Gefühl der Befreiung zu empfinden, nachdem sein Vater in einer Therapie endlich mit seinen Kriegserfahrungen Frieden schloss. So wie beim Vater entpuppten sich auch beim Sohn die langjährigen körperlichen Beschwerden als Folge des unverarbeiteten Traumas des Vaters. Mit den Heilungsfortschritten des Vaters konnten sie sich nun auch bei ihm auflösen.

Ohne einen solchen „inneren Friedensschluss" fühlt sich eine traumatisierte Person in der Begegnung mit dem Trigger, auch ohne sich dessen bewusst zu sein, oft sehr unwohl und wird deshalb immer wieder nach Wegen und Argumenten suchen, Annäherungen an die vermeintliche Gefahrenzone zu vermeiden oder sie auf kürzestem Weg wieder zu verlassen. In dieser Richtung bleibt sie blockiert bzw. interesselos und verzichtet somit auch auf die Befriedigung der damit verbundenen Bedürfnisse.

Die Bedeutung der kindlichen Traumasensibilität

Welchen objektiven Bedrohungsgrad eine Situation wirklich hat, ist beim Ohnmachtserleben einer Person eigentlich unerheblich. Insbesondere sehr kleine, noch völlig von elterlicher Zuwendung abhängige Kinder erleben Existenz- oder Bedürfnisbedrohungen viel schneller und eindrücklicher als größere Kinder, die schon eigene autonome Kompetenzen entwickelt haben.

** Ein Introjekt ist ein seelischer Fremdkörper, z. B. eine Wertung, Anschauung, ein Motiv oder ein Verhalten, etwas, was mir eigentlich fremd ist, das ich aber übernommen habe. Der Psychoanalytiker Sándor Ferenczi, auf den das Konzept des Introjekts zurückgeht, erklärte damit unter anderem, wie es kommen kann, dass Opfer von Gewalt Schuldgefühle haben. Besonders bei sexuellem Missbrauch gelingt es Tätern immer wieder, den Missbrauchten eine Mitschuld einzureden. Denken könnte man exemplarisch auch an Aussprüche wie „Schläge haben noch keinem geschadet", geäußert von Menschen, die in ihrer Kindheit mit Prügel erzogen wurden und sich dann das, was sie einst quälte, als Maxime zu eigen machten.

Allgemein kann gelten, je jünger ein Kind zum Zeitpunkt der Bedrohung oder Vernachlässigung ist, desto weniger Bewältigungskompetenzen hat es und desto existenzieller erlebt es die Situation. Je weiter das Kind entwickelt ist, wenn es eine Bedrohung erlebt, desto größer ist auch die Chance, dass es die Situation mit seinen eigenen Kompetenzen meistern kann. Situationen, die ein sehr kleines Kind möglicherweise als höchst bedrohlich erlebt, würden zu einem späteren Zeitpunkt vielleicht gar keine Angst mehr auslösen und könnten deshalb auch keinen nennenswerten Eintrag im Gefahrengedächtnis mehr hinterlassen. Kleine Kinder sind also viel sensibler für Traumata als Größere. Dem Schutz kleiner Kinder vor existenzieller Bedrohung kommt demnach eine ganz besondere Rolle zu.

Wie wir am Beispiel meines Bruders eingangs ja schon sehen konnten, spielt die emotionale Kompetenz der Schutzbefohlenen hierbei eine herausragende Rolle. Die Entwicklung ihrer Kompetenzen dürfte der psychischen und körperlichen Gesundheit der nachfolgenden Generation weitaus zuträglicher sein und größere Bedeutung besitzen als die Entwicklung biomedizinischer Reparaturmethoden. Wie wir uns wieder mit unserem intuitiven Wissen verbinden können, wird in Teil III ausführlich dargestellt.

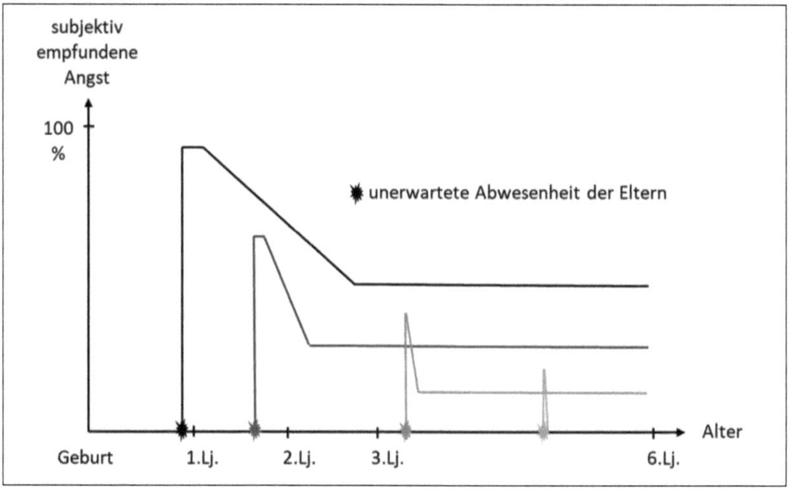

Abb. 1: Angstverlaufskurve eines Kindes nach unerwarteter Abwesenheit der Eltern in Abhängigkeit vom Lebensalter

Allgemein kann gelten: Bei Traumata oder Verletzungen in der Kindheit kommt es ausschließlich auf das subjektive Erleben des Kindes an, nicht darauf, wie Erwachsene die Situation einschätzen. Ein gerade geborenes Kind kann beispielsweise eine für seine Mutter völlig unbedeutende Abwesenheit als höchstbedrohlich erleben und dabei Todesängste entwickeln. Dementsprechend heftig oder laut wird es reagieren. Kann der Hilfeschrei des Kindes die Mutter herbeirufen, löst sich das Bedrohungserleben auf. Bleibt der Hilferuf des Kindes jedoch unerhört, wird es sich möglicherweise bis zur Erschöpfung verausgaben, um dann in den Resignationsmodus zu wechseln. Es stellt seinen fordernden Ausdruck ein, um so die Energie zu sparen, die es braucht, um ohnmächtig wartend auf die Wiederanbindung an die Quelle seiner Befriedigung zu hoffen.

Kinder können diese Gefühle der Leere und Ohnmacht nicht nur höchst aversiv erleben, sondern oft auch über eine ganze Lebensspanne erinnern! Auch wenn mit zunehmender Reife des heranwachsenden Kindes seine Chancen steigen, sich von derart bedrohlichen Erlebnissen nicht mehr so ohnmächtig verunsichern oder verletzen zu lassen, sind frühe Verlassenheitserfahrungen psychotherapeutisch doch höchst relevant. Wie sich immer wieder zeigt, können Erinnerungen an das Gefühl früher Verlassenheit auch noch Jahrzehnte später wieder getriggert werden. Auch ohne dass traumatisierte Menschen auch nur die geringste Ahnung davon haben müssen, woher ihre Leere- und Ohnmachtsgefühle in der Gegenwart stammen, sind sie oft sehr geübt darin, alles Mögliche zu tun, um sich davon abzulenken. Diese Getriebenheit, aber auch die Folgen ihres exzessiven Tuns werden von ihnen als diffuser Stress wahrgenommen, der wiederum mit zahlreichen Beschwerden verbunden sein kann.

In der ICD 10, dem aktuell immer noch geltenden diagnostischen Schubladensystem, gibt es eine Reihe von Diagnosen, die Phänomene beschreiben, die eigentlich das Ergebnis unaufgelöster Traumata sind. Dazu gehören beispielsweise Phobien, Ängste, Depressionen, Zwänge, Stimmungsschwankungen, Schmerzen, Aufmerksamkeits-, Schlaf-, Antriebs- und Selbstwertstörungen oder Erschöpfungszustände, aber auch chronische entzündliche Prozesse oder Autoimmun- und Krebserkrankungen. Oft sind die Patienten in ihrer Not darum bemüht, sich mit ärztlicher Hilfe etwas Linderung zu verschaf-

 © Frank & Timme Verlag für wissenschaftliche Literatur

fen. Diese neigen dann mit ihrer medizinisch geprägten Perspektive häufig dazu, alle diese Beschwerden erst einmal als Stoffwechselstörungen oder Veranlagungsproblematik zu interpretieren und dementsprechend konservativ mit Medikamenten, Ernährungs- oder Verhaltensumstellungen oder anderen physiologisch stimulierenden Maßnahmen zu behandeln. Auch gestattet das auf kurze Visiten und den Einsatz von Geräten und Medikamenten orientierte medizinische System gar keinen Einblick in das emotionale Selbstverhältnis ihrer Patienten. Dafür bräuchte es nicht nur sehr viel mehr Wissen über diese Zusammenhänge, sondern auch sehr viel mehr Zeit, Geduld und das Vertrauen ihrer Patienten in die Behandelbarkeit ihrer Symptomatik. Sogar ein emotional bestens ausgebildeter Therapeut kann oft nicht helfen, wenn es nicht gleichzeitig gelingt, das Vertrauen des Patienten zu gewinnen, welches ihm gestattet, Einsicht in dessen Verletzungen und Vernachlässigungen zu gewinnen.

Menschen, die keinen Zugang zu ihren Gefühlen haben, suchen auch heute noch in den allermeisten Fällen zunächst medizinische Hilfe, weil sie davon ausgehen, dass es sich bei ihren Schlafstörungen, Schmerzen oder sonstigen Beschwerden um eine durch medizinische Maßnahmen beeinflussbare Erkrankung handle, auf die sie selbst gar keinen Einfluss haben. Oft übersehen sie dabei auch, dass die aktuellen Umstände, in deren Kontext die Beschwerden entstanden sind, nicht die Ursache sind, sondern lediglich als Auslöser angesehen werden können, die auf eine zugrunde liegende unverheilte emotionale Verletzung hinweisen.

Bei einer von mir behandelten Patientin mit heftigen Kopfschmerzen und Schlafstörungen hatte die zuvor aufgesuchte Hausärztin zunächst keine medizinisch relevanten Ursachen finden können. Die in meinen Augen sehr einfühlsame Ärztin wollte die Patientin jedoch nicht nur mit Medikamenten und Entspannungsempfehlungen behandeln und folgte deshalb ihrer Intuition und überwies sie in meine psychotherapeutische Praxis. Wie sich schon bald zeigte, erwies sich ihre Intuition als sehr richtig. Die Patientin hatte nämlich ein halbes Jahr zuvor einen Einbruch in ihre Wohnung zu beklagen. Schon kurze Zeit später konnte sie im Fernsehen keine Krimis mehr angucken, weil sie das „neuerdings so aufwühle“, dass sie dann nicht mehr schlafen könne. Früher habe sie die kribbelnde Krimispannung genossen, doch nun sei bei ihr damit ein diffuser unangenehmer Erregungszustand verbunden, der auch noch ihre Kopfschmerzen verstärke und für den sie selbst keine Erklärung habe. Wie sich alsbald zeigte, verbarg sich hinter ihren Kopfschmerzen und der diffusen Erregung eine Angst vor einem erneuten Übergriff, der sich später als Erinnerung an ein dissoziiertes Gewalttrauma aus ihrer Kindheit erwies, welches wohl offensichtlich durch den Einbruch wieder aktiviert wurde. Der Einbruch war also nicht die Ursache für die überbordende Angst und ihre Kopfschmerzen, sondern nur der Trigger für ihre verdrängten Erinnerungen an das unverarbeitete Trauma.

Wie sich in der alltäglichen Praxis zeigt, sind die emotionale Kompetenz und die Einstellung einer Person zu ihren Emotionen sowie das Störungsverständnis der sie behandelnden Ärzte maßgeblich dafür verantwortlich, welche Hilfe Menschen zuteilwird. Zuerst sollte eigentlich immer erst einmal abgeklärt werden, in welchem Maße die Symptome, deren Überwindung die Selbstheilungskräfte des Patienten wieder in Gang setzen können, auch als Hinweis auf emotional verursachten Stress anzusehen wären. Stattdessen wird von den allermeisten Ärzten eine immer aufwändigere biomedizinische Diagnostik betrieben, die, je mehr man sucht, natürlich auch irgendwelche Anomalien zu Tage fördert. Die Maßnahmen, die dann ergriffen werden, dienen dann auch eher den Bedürfnissen der Mediziner, nichts unterlassen zu haben und Leistungen in Rechnung stellen zu dürfen, weniger jedoch den Bedürfnissen des leidenden Menschen.

Um die damit verbundenen iatrogenen (durch ärztliche Maßnahmen verursachten) Störungen zu vermeiden, sollte es in einem emotional kompetenteren Gesundheitswesen eines Tages eine psychotherapeutische Abklärung geben, bevor kostspielige und nutzlose medizinische Behandlungen initiiert werden!

Emotionale Fehlregulationen

Die Unfähigkeit, Emotionen wahrzunehmen, wertzuschätzen, richtig zu deuten und auf sie adäquat zu reagieren, ist die vielleicht stärkste Ursache allen menschlichen Leidens. Anstatt sie als einen hilfreichen Kompass für die eigenen Bedürfnisse zu erkennen, werden sie nunmehr als lästige Eigenschaften

 © Frank & Timme Verlag für wissenschaftliche Literatur

erlebt, die es irgendwie unter Kontrolle zu halten gilt. Das kann auf dreierlei Weise bewerkstelligt werden: Als funktionslos erlebte Emotionen können ignoriert, verdrängt (dissoziiert oder abgespalten) werden oder transformiert werden.

Gefühle zu ignorieren oder zu verdrängen gelingt oft nicht, so dass wir in diesem Zusammenhang von hochsensiblen Menschen mit „unterregulierten Emotionen" sprechen. Bei diesen Menschen sind Emotionen sehr leicht auslösbar und in ihrer Intensität sehr heftig, ohne dass sie zu einem befriedigenden Ergebnis führen. Dabei kann es sich beispielsweise um übermächtige Ängste, die sich bis in die Panik steigern können, heftige, schnell auslösbare Wut, nicht enden wollende Trauer- oder unangemessene Schuldgefühle handeln.

Von „überregulierten Emotionen" sprechen wir dagegen, wenn die durchaus vorhandenen emotionalen Reaktionen von einer Person gar nicht oder nur sehr kurz und als kaum spürbar erlebt werden. Meistens haben diese Menschen ihren Fokus auf andere Wahrnehmungen gerichtet oder neigen dazu, wie im vorangegangenen Kapitel beschrieben, sich mit der Aktivierung alternativer Empfindungen abzulenken.

In aller Regel sind sich diese Personen der Ursache ihres Erlebens gar nicht bewusst und können deshalb auch die zugrunde liegenden Bedürfnisse nicht erkennen und regulieren. Alle in uns Menschen stattfindenden Emotionen haben jedoch immer irgendeinen Bezug zu primären Bedürfnissen und somit auch einen Sinn! Ihre stammesgeschichtliche Aufgabe ist es ja, ein Bedürfnis anzuzeigen und ein Verhalten vorzubereiten. Auf Grund einschlägiger Erfahrungen werden sie *jedoch auch von Bewertungsprozessen beeinflusst und sind so zunehmend das Ergebnis biografisch erlernter Bedeutungszuordnungen.* Ist diese Bedeutungszuordnung adäquat, weil sie von emotional kompetenten Eltern an das Kind vermittelt wurden, stehen die Chancen am besten, dass mit adäquaten emotionalen Reaktionen auch ein befriedigendes Ziel erreicht wird. Bleiben die Bedürftigkeit und der adäquate Gefühlsausdruck des Kindes jedoch immer wieder unbeantwortet, also ohne angemessene Evaluierung, wird es den adäquaten Ausdruck beginnen zu vermeiden und stattdessen auf die Suche nach Ersatzbefriedigung gehen. Dabei wird es nach Erklärungen suchen und „Glaubenssätze" von sich und der Welt bilden, die eine Umwandlung der ursprünglich adäquaten, jedoch nicht zielführenden Emotionen in leichter aushaltbare oder Ersatzbefriedigung verschaffende Emotionen ermöglicht.

Glaubenssätze sind, wie wir schon gezeigt haben, in der Not entstandene Bewertungen, die die aversiven anhaltenden inneren Zustände erklärbar und somit auch kontrollierbar machen. Wenn beispielsweise ein Kind, welches nach vollbrachter Leistung für sein vollkommen berechtigtes Anerkennungsbedürfnis keine Beachtung findet und dies nun mit Hilfe angemessenen Ärgers zum Ausdruck bringen möchte, daraufhin eine genervte Zurückweisung erlebt – „Das ist doch nichts wert, was du da gemacht hast!“ – wird es nach hinreichender Wiederholung des Erlebnisses möglicherweise auf die Idee kommen: „Das, was ich da empfinde, ist falsch, es ist mein Fehler, Anerkennung zu erwarten!“ (Tabelle 2, erstes Beispiel) Schließlich wird es zu dem Schluss kommen: „Ich sollte besser nichts mehr sagen, das bringt nur Unannehmlichkeiten!“

Auf diese Weise werden Anerkennungsbedürfnis und Ärger an ein durch die Umbewertung ausgelöstes Minderwertigkeitsgefühl gekoppelt. So entsteht eine EMOTIONALE MISSWEISUNG, die dem Kind zwar nur kurzzeitig etwas Entspannung vermitteln kann, aber die sich, wenn auch nicht befriedigend, so doch besser anfühlt als der Ärger, der ja nichts bringen und deshalb immer wieder an das unerfüllte Bedürfnis nach Anerkennung erinnern würde. Hat sich dieser Zusammenhang hinreichend oft genug wiederholt, läuft der Transformationsprozess irgendwann so automatisch ab, dass die Person gar nicht bemerkt, dass sie ihren Anerkennungsbedürfnissen mit der nun konditionierten Zurückhaltung selbst im Wege steht. Anstatt Lob anzunehmen oder unberechtigte Kritik zurückzuweisen, beschämt sie sich in vorauseilender Erwartung selbst: „Bilde dir bloß nichts darauf ein!“ oder „Es ist nichts wert, was du kannst!“ Hinter diesen Schamgefühlen bleiben dann der berechtigte Ärger unbemerkt und das Anerkennungsbedürfnis unbefriedigt. Der innere Kompass zeigt nun durch die dauerhaft installierte Selbstabwertung (Missweisung) nicht mehr an, wann es sich lohnt, sich um Anerkennung zu bemühen. Das unbefriedigte Bedürfnis wird sich jedoch immer mal wieder in Form emotionaler Anspannung und damit verbundener körperlicher Unruhezustände bemerkbar machen, die die Person in der Regel nicht mehr zu deuten versteht und wodurch sie auch nicht für seine Befriedigung sorgen kann.

© Frank & Timme Verlag für wissenschaftliche Literatur

In der folgenden Tabelle 2 sind vier Beispiele aufgeführt, die zeigen, wie sich primäre Emotionen, die eine ursprünglich angemessene Reaktion begleiten, in Sekundäremotionen verwandeln. Dies geschieht in Abhängigkeit von der prägenden Erfahrung und der daraus resultierenden konditionierten Bedeutung (Glaubenssatz), die die Person mit ihrem zugrunde liegenden Bedürfnis gemacht hat.

Ursprünglich adaptive Emotion	Transformierende Erfahrung	Glaubenssatz	Transformierte Emotion
Ärger des Kindes über die Nichtbeachtung seiner Leistung	Eltern weisen das Kind aggressiv zurück.	Was ich kann, ist nichts wert!	Scham, Minderwertigkeit
Angst um sein Leben, wenn der Vater das Kind verprügelte	Mit 14 Jahren gelingt es ihm erstmals, den Vater zu verunsichern.	Wenn ich schneller und stärker bin als er, sollte ich zuschlagen!	Aggressionen: Wut, Zorn, Hass
*Schuld*gefühle, nachdem das Kind Unmut anderer provozierte	Die Demutsbekundung des Kindes wird zurückgewiesen.	Wenn ich es Euch nicht recht machen kann, dann seid ihr mir auch egal!	Verachtung
Trauer über ein verstorbenes Haustier	Verspottung durch den Vater ohne Schutz durch andere Bezugspersonen.	Gefühle zu haben und zu zeigen, ist eine Schwäche!	Scham

Tab. 2: Transformierte Emotionen

Auf diese Weise werden Bedürfnisse und ihre Emotionen für Menschen zu einer unbequemen Herausforderung, für die sie kein wirklich befriedigendes Konzept haben. Am Ende bleibt ihnen nur, sich irgendwie von den unbefriedigte Bedürfnisse repräsentierenden Erregungszuständen abzulenken oder diese, wenn sie gar zu drängend werden, mit Drogen oder Medikamenten zu unterdrücken. Da sie das, was sie empfinden, nicht als hilfreichen Ausdruck berechtigter Bedürfnisse verstehen können, haben sie auch kein angemessenes

Befriedigungskonzept, mit dem sie adäquat reagieren könnten. Es entstehen schwer deutbare Empfindungen und Erregungszustände, die eher als nicht beeinflussbar wahrgenommen werden anstatt als hilfreiche Hinweise. So bleiben die berechtigten Bedürfnisse und ihre Körperreaktionen missverstanden und schließlich unterreguliert.

Fehlregulierte Aggressionen

Von allen unseren Emotionen haben möglicherweise Aggressionen das größte Potential, missverstanden zu werden. Der kanadische Arzt und Bestsellerautor Gabor Maté ordnet ihnen eine herausragende Rolle bei der Entstehung aller möglichen chronischen Erkrankungen zu. Insbesondere Menschen, die keinen Zugang zu ihren Aggressionen und somit auch zu ihrem „wahren Selbst" finden, sind gefährdet, schwer zu erkranken (Maté 2020).

Nach Konrad Lorenz sind Aggressionen lange Zeit zu Unrecht als das „sogenannte Böse" angesehen worden (Lorenz 1977). Da sie eine enorme Zerstörungskraft entwickeln können, ist es jedoch besonders wichtig, dass wir über sie Bescheid wissen. George Bach und Herb Goldberg (Bach & Goldberg 1981) beschrieben sie einst auf einer Skala von „konstruktiv" bis „destruktiv". Konstruktive Aggressionen bezeugen „die Kunst der Selbstbehauptung", die wir als Kinder von unseren Eltern lernen müssen. Gelingt es uns im Diskurs verschiedener Interessen, unsere Bedürfnisse so zu formulieren, dass andere diese Bedürfnisse als berechtigt erkennen können, ohne dass wir dabei durch verletzende Feindseligkeiten die berechtigten Bedürfnisse der anderen in Frage stellen, sind die Chancen auf Realisierung unserer Interessen am größten. Sind wir dagegen verletzend feindselig und informieren unseren Konkurrenten nicht über unsere zugrunde liegenden Bedürfnisse, wird unser Gegenüber entweder kapitulieren oder sich seinerseits rüsten, seine Interessen zu verteidigen, und möglicherweise dafür auch in den Kampf ziehen. Im letzteren Fall droht eine Eskalation der Gewalt, bei der es wie so oft am Ende gar keinen Sieger gibt (Bach & Goldberg 1981).

Nach Lorenz richten sich Aggressionen vor allem gegen Artgenossen. Da sie auch bei uns Menschen der Selbstbehauptung unserer Interessen dienen,

 © Frank & Timme Verlag für wissenschaftliche Literatur

diese Interessen jedoch nicht zu jeder Zeit in gleicher Weise Berücksichtigung finden können, müssen wir stets lernen, sie zugunsten der Interessen anderer zurückzustellen und zu warten, bis sich erneut eine günstige Gelegenheit bietet. Diese Frustrationstoleranz spielt bei der Emotionsregulation eine besondere Rolle. Fehlt sie, wird das Individuum entweder vorschnell resignieren oder sich immer wieder rücksichtslos gegenüber den Konkurrenten durchsetzen wollen.

Kommt eine Person jedoch dauerhaft mit ihrem Anliegen nicht zum Zug, kann sie auch versuchen, ersatzweise Befriedigung zu finden. Dafür bleibt der ursprüngliche aggressive Impuls in Form einer aggressiven Stimmung solange erhalten, bis sich ein alternatives Objekt findet. In diesem Zustand des Wartens oder Aufschiebens sinkt allmählich die Hemmschwelle, bis sich eine Gelegenheit findet, die überschüssige aggressive Energie in konkretem Verhalten zum Ausdruck zu bringen, ohne dass sich dabei das ursprüngliche Bedürfnis noch im Fokus der Aufmerksamkeit befindet. Handelt es sich dagegen um eine vermeintlich schwächere oder resignationsorientierte Person, wird sie sich wahrscheinlich gar nicht gegen die vermeintlich stärkere Person wehren wollen.

Der von seinem dominanten Chef frustrierte Familienvater, dem es im Büro nicht gelang, sein Anliegen zu äußern, lädt nun völlig unreflektiert seinen Zorn darüber bei den Kindern und der Ehefrau ab. Dem zornigen, in seiner Laune völlig unangemessenen reagierenden Vater kann es scheinbar niemand mehr recht machen, bis es vielleicht gelingt, sein ursprüngliches Bedürfnis nach Anerkennung seiner wohlgemeinten Vorschläge wieder bewusst zu machen und zu würdigen. Wenn sich nun die Ehefrau ungerecht behandelt fühlen sollte, wird sie möglicherweise darum bemüht sein, sich ihrerseits zu rechtfertigen, so dass sich nun ein Streit entzündet, der erst beigelegt werden kann, wenn eine der Parteien resigniert und von ihren Interessen zurücktritt. Sollte sich jedoch der Vater durchsetzen, kann er lediglich eine kurzzeitige Genugtuung erleben, die keine echte Befriedigung für die ursprüngliche Missachtung seines Anerkennungsbedürfnisses sein kann. Stattdessen überträgt sich der Ärger vielleicht nun auf die unterlegene Mutter, die ihrerseits nach einer Gelegenheit sucht, nach demselben Prinzip ihren Ärger irgendwohin weiterzugeben, um ebenfalls eine Ersatzgenugtuung zu erfahren – ein Teufelskreislauf destruktiver Aggressionen!

Diese Form des destruktiven Umgangs mit Aggressionen ist sehr weit verbreitet und birgt sehr viel Frustrationspotenzial und somit auch Anlass, mit Hilfe von „Symptomen“ Beachtung zu finden und Modifizierungen zu erzwingen.

Kinder, die in ihrer Kindheit mehr destruktive als konstruktive Verhaltensweisen bei ihren Eltern beobachtet haben, können gegenüber aggressiven Gefühlen oft keine positive Einstellung entwickeln und neigen möglicherweise deshalb auch dazu, aggressive Gefühle bei sich und anderen zu verurteilen. Dabei verzichten sie lieber auf ihre Interessen, von denen sie gelernt haben, dass sie sich nur mit destruktiven Mitteln durchsetzen lassen, als an die mit den destruktiven Erfahrungen verbundenen Gefühle erinnert zu werden. In ihren eigenen Familien reagieren sie später vielleicht allergisch auf Auseinandersetzungen und unterbinden jeglichen Interessenwettbewerb der Kinder, die es dadurch versäumen, sich in ihrer Selbstbehauptung zu üben.

In Familien mit streitenden Eltern kann es jedoch auch passieren, dass die aggressive Stimmung vom Kind als derart beunruhigend wahrgenommen wird, dass es seinerseits eine so heftige Reaktion zeigt, dass es auf diese Weise schlichtend Einfluss auf die Auseinandersetzung der Eltern nimmt. Menschen mit solchen prägenden Erfahrungen fühlen sich oft später immer wieder berufen, Auseinandersetzungen anderer Menschen auch unaufgefordert zu schlichten, selbst dann, wenn die rivalisierenden Parteien gar kein Problem in ihrem Wettbewerb sehen. Solche Muster sind, einmal konditioniert, oft tief eingeprägt und werden bei allen möglichen Gelegenheiten immer wieder aktiviert, ohne dass der betreffenden Person die Herkunft ihrer Gefühle bewusst sein muss.

Ludwig, ein etwa fünfzigjähriger Patient, berichtete mir die folgende Episode, die die Langlebigkeit eines solchen emotionalen Musters sehr gut illustriert. Seit einigen Jahren lebte er in einer Partnerschaft mit getrennten Wohnungen. Nun trug es sich zu, dass seine Partnerin vorübergehend mit ihrer Katze zu ihm zog. Diese Katze hatte jedoch die Eigenart, sich völlig frei in der Wohnung zu bewegen. Sie sprang auf den Tisch, wann sie es wollte, tollte umher und ließ sich von Ludwigs Verweisen keineswegs beeindrucken. Nachts sprang sie auch in das gemeinsame Bett des Paares, wo sie auf den Schlafenden herumtapste, um sich auf diese, wie Ludwig fand, „aggressive Weise“ Aufmerksamkeit zu verschaffen. Als er sich, aus seinem Schlaf geweckt, verärgert von ihr befreien wollte, ließ sie sich nicht vertreiben. Als es auch seiner Partnerin nicht gelang,

 © Frank & Timme Verlag für wissenschaftliche Literatur

der Katze das Bett zu verbieten, setzte er das Tier einfach vor die Tür. Der darauffolgende Katzenjammer habe, erzählte Ludwig, in ihm eine so ohnmächtige Wut ausgelöst, dass er kurz davorgestanden habe, die Katze „aus dem Fenster zu werfen". Der sonst friedfertige Mann war von der Heftigkeit seines Gefühls selbst so beeindruckt, dass er sich, obwohl ihm viel am Wohl seiner Partnerin lag, nicht anders zu helfen wusste, als sie zu bitten, mit ihrer Katze wieder auszuziehen.

In der Therapiesitzung, in der wir die Ursache seiner heftigen Wut erkunden wollten, stießen wir auf eine fast vergessene Geschichte, die sich in seiner frühen Kindheit in seinem Elternhaus ereignet hatte. Sein zwei Jahre älterer Bruder war ihm gegenüber oft sehr aggressiv. Destruktive Aggressionen gehörten damals zum Familienalltag, vor allem sein Bruder sei ein „unerziehbarer Störenfried" gewesen. Die Mutter schien mit ihm völlig überfordert zu sein. Sie schimpfte viel mit ihm herum. Ludwig sei dagegen ein sehr pflegeleichtes Kind gewesen, dafür habe sie sich ihm gegenüber sehr viel wertschätzender verhalten als gegenüber dem Bruder. Dadurch zog er jedoch den Zorn seines Bruders auf sich, der, von der Mutter unbemerkt, bei jeder Gelegenheit rachsüchtig auf ihm „herumgesprungen" sei. Damals war er seinem Bruder körperlich unterlegen gewesen, so dass er der Drangsalierung nicht entgehen konnte. Weil er die ohnehin überforderte Mutter nicht mit seinem Leid zusätzlich zu den Ungezogenheiten seines Bruders belasten wollte, bemühte er sich, seine Schmach wegzustecken. Ohnmächtig resignierte er und fror seine Wut ein. Im Laufe der Zeit sei diese schwierige Phase der Entwicklung zwar in Vergessenheit geraten, aber offensichtlich blieb in ihm eine tief verborgene Erinnerung an seinen eingefrorenen Zorn und die damals selbst auferlegte Ohnmacht lebendig, bis … die Katze ihn wieder daran erinnerte. Dieses Mal konnte er den Zorn zulassen, jetzt brauchte er sich nicht mehr einem Stärkeren ausliefern. Und nun kamen zusätzlich zu seinem durchaus berechtigten Ärger über die Störenfried-Katze der damals aufgestaute Zorn und die niemals so richtig gewürdigte Ohnmacht, in die ihn der übergriffige Bruder getrieben hatte, wieder zum Vorschein. In der anschließenden therapeutischen Intervention konnten die berechtigten Bedürfnisse des Kindes nach Schutz vor den Übergriffen des Bruders für ihn spürbar erlösend klargestellt werden.

In diesem Beispiel soll deutlich werden, dass einst unaufgelöste emotionale Verletzungen über lange Zeit in ihrer ursprünglichen Bedeutung gespeichert bleiben können und in ähnlichen Konstellationen abrufbar bleiben, selbst dann, wenn sich die Ressourcenlage längst zugunsten des einstigen Opfers verändert hat. Auch wenn sie lange Zeit nicht gebraucht wurde, blieb die emotionale Sensibilität für die einstige Bedrohung über die ganze Zeit erhalten und wurde nun in einer ähnlichen Situation erneut aktiviert. Ermutigt durch die wertschätzende therapeutische Haltung gegenüber den sogenannten *bösen Gefühlen* gelang es ihm, mit Hilfe des Verhaltens der Katze die von ihm in der Regel unterdrückte Aggression mit einer Heftigkeit zuzulassen, die er sich über viele Jahrzehnte nicht gestattete. Bis dahin hatte sich in derartigen Situationen in ihm stets eine starke Angst spürbar gemacht, worauf er mit Rückzug und Verzicht (Vermeidung) reagiert hatte. Nunmehr konnte er sich auch erinnern, dass er die unter der Angst versteckte Aggression zwar gespürt habe, sie jedoch als eine schlechte Eigenschaft von sich eingeordnet hatte und deshalb als „nicht zulässig" unterdrückte. Mit der Erinnerung an den Kontext von damals konnte er seine uralte Wut nun als Ausdruck einer verstehbaren Verletzung würdigen und angemessen auflösen.

Wenn die ursprüngliche Verletzung jedoch nicht erkannt und ausgeheilt wird, kann eine solche prägende Erfahrung ein Leben lang dafür sorgen, dass auch notwendige Aggressionen immer wieder unterdrückt werden oder auf eine unangemessene Weise so in Erscheinung treten, dass sie für die betreffende Person ohne echten Nutzen sind!

Emotionale Sensibilisierung durch transgenerationale Traumatisierung

Wie wir bereits im Kapitel über „traumatische Erfahrungen" gesehen haben, können emotionale Blockaden im ursächlichen Kontext höchst sinnvolle Rettungsreflexe sein – sonst gäbe es sie in unserem Verhaltensrepertoire heute vermutlich auch nicht. Ein solcher unreflektierter Reflex kann jedoch weit über den ursprünglichen Kontext hinaus höchst wirksam sein, so dass er in einer Person über Jahrzehnte, ja sogar über Generationen hinweg existieren

 © Frank & Timme Verlag für wissenschaftliche Literatur

kann und sich auch trotz zahlreicher positiver Ermutigungen und willentlicher Kraft nicht auflösen lässt.

Für das Ohnmachtserleben eines Menschen spielen die konstitutiven Besonderheiten seiner Person ja eine besondere Rolle. Bereits die Sensibilität eines Kindes für bestimmte Reize wird durch epigenetische Übertragungen von Sensibilitäten der biologischen Eltern oder möglicherweise auch durch pränatalen Schwangerschaftsstress der Mutter vermittelt. Wie in Ratten- und Mäuseexperimente gezeigt werden konnte, führen traumatische Erfahrungen einer Generation über mehrere Generationen hinweg zu einem Vermeidungsverhalten der Nachgeborenen in Bezug auf ganz bestimmte Reize. Im Gegensatz zu den nicht betroffenen Artgenossen eines Rudels sind traumatisierte Mäuse offensichtlich bereit, sogar erhebliche Nachteile über mehrere Generationen hinweg in Kauf zu nehmen. So lehnten die Nachkommen der Mäuse, deren Lieblingsfutter von einem Versuchsleiter ungenießbar gemacht worden war, das gute Futter über Generationen hinweg immer noch ab (Drexler 2020). In Experimenten mit Ratten ergriffen beispielsweise drei bis vier Generationen von Nachkommen der Versuchstiere, die mit Elektroschocks traumatisiert wurden, beim Ertönen einer Glocke, die die traumatisierten Versuchstiere zeitgleich mit den traumatisierenden Schocks zu hören bekommen hatten, immer noch die Flucht. Alle unbehelligten Tiere des Rudels reagierten dagegen gar nicht auf den Glockenton (Mansuy et al. 2020).

Ließen sich diese in verschiedenen Tierexperimenten reproduzierten Befunde auch auf Menschen übertragen, würde verständlich, warum Kinder traumatisierter Eltern sich von verhältnismäßig harmlosen Erfahrungen leichter verunsichern lassen als andere Kinder. Beobachtungen bei Kindern von Holocaustopfern oder kriegstraumatisierten Menschen legen nahe, dass bei ihnen eine transgenerationale Übertragung vorliegt (Wolynn 2017). So manche generalisierte Angststörung lässt sich in der Psychotherapie trotz vollständiger Anamnese oft nicht auf selbstgemachte Bedrohungserfahrungen der Patienten zurückführen, sehr wohl jedoch mit Erfahrungen der Eltern oder Großeltern und ihren Ängsten in Verbindung bringen.

Es heißt, Kinder seien wie ein Spiegel, in den die Eltern hineinschauen und Dinge wiedererkennen können, die sie selbst erlebt haben. Das stimmt in gewisser Weise, denn so können von Eltern und Großeltern unverarbeitete

Themen in den Kindern und Enkeln noch fortleben, bis diese durch Gewöhnung (Habituation) oder durch kreative Lösungen, die einen angemessenen Umgang mit diesen Themen ermöglichen, desensibilisiert werden. Auf diese Weise schwingen höchst bedeutsame Erfahrungen über Generationen hinweg in uns nach und bewirken so eine größere Beachtung der bedrohlichen Umstände.

Wie wir aus den Ratten- und Mäuseexperimenten wissen, verlor sich die Alarmbereitschaft der Tiere mit der Zeit, wenn sie keine erneute Traumatisierung erfuhren, so dass die Nachfahren irgendwann nicht mehr auf das Läuten der Glocke reagierten oder sich, wie Generationen zuvor, für das einstige Lieblingsfutter interessierten. Wenn die ursprünglich traumatisierende Bedrohung nicht mehr existiert oder das traumatisierte Individuum im Verlauf seiner Entwicklung Zugriff auf schützende Ressourcen gewinnt, dann ist die Sensibilisierung nicht mehr nützlich, sondern nachteilig.

Wie wir in der Psychotherapie beobachten, ist es möglich, eine pathologische, also nicht angemessene Sensibilität für die einstigen Warnsignale auch wieder zu desensibilisieren. Wenn es einer traumatisierten Person gelingt zu erkennen, wofür die Sensibilität ursprünglich gut gewesen sein könnte, kann sie möglicherweise auch erkennen, dass sie sie jetzt nicht mehr braucht. Mit Hilfe eines erweiterten Bewusstseins für ihr emotionales Erbe kann sie nun ihren Gefühlen eine neutralere Bedeutung geben und das damit verbundene Vermeidungsverhalten überwinden (Wolynn 2017, Drexler 2017, 2020).

So kann beispielsweise die besondere Ängstlichkeit eines Kindes gegenüber Fremdem oder die heftige Reaktion auf die Abwesenheit der Mutter ein Hinweis auf traumatische Verlassenheitserfahrungen eines Eltern- oder Großelternteils sein. Ziel der Therapie ist es dann, die Neigung, auf Trigger mit allzu schneller Alarmierung zu reagieren, allmählich aufzulösen. Dazu braucht es das Wissen um die stressauslösenden Trigger und deren durch eine Neubewertung emotional tief empfundene Neutralisierung. Oft müssen wir uns erst der Herkunft und des ursprünglichen Sinnes unserer Gefühle bewusstwerden, bevor wir eine Aussöhnung mit den oft sehr belastenden, von unseren Vorfahren vermittelten Gefühlen hinbekommen. Bis dahin wurden sie oft nur als ungünstige Eigenschaften oder sogar als Handicap unserer Persönlichkeit

 © Frank & Timme Verlag für wissenschaftliche Literatur

erlebt, so dass wir darum bemüht waren, uns irgendwie mit den lästigen Erscheinungen zu arrangieren oder uns sogar mit ihnen abzufinden.

Der 45-jährige Jochen befürchtete mit seinem immer wieder leicht auslösbaren Jähzorn, Menschen, die ihm eigentlich nahestanden, zu verletzen. Kleinste Anlässe konnten bei ihm unverhältnismäßig heftige Aggressionen auslösen, innerhalb weniger Sekunden konnte seine Stimmung umkippen. Zum Beispiel empfand er immer öfter bei den Bummeleien oder Widerworten seiner heranwachsenden Kinder plötzlich den Impuls, sie anzuschreien, „als ginge es um Leben oder Tod", was stets zu einer sehr lauten und unverhältnismäßigen Reaktion führte. Meist tat ihm sein Verhalten schon wenige Sekunden später wieder leid und er schämte sich seiner unkontrollierten Gefühle sehr. So intensiv er sich auch bemühte – seine aggressive Neigung ließ sich von ihm nicht so recht unter Kontrolle bringen.

In der Therapie fanden wir heraus, dass neben seinem ebenso cholerischen Vater bereits sein Großvater solche dominanten jähzornigen Verhaltensweisen gezeigt hatte. Dabei kam eine für ihn plausible Erklärung ins Spiel, die sein Verhältnis zu seinen Gefühlen beeinflussen sollte. Den Erzählungen der Großmutter zufolge habe ihr Mann diese Eigenschaft erst aus dem Krieg mitgebracht. Als sich der Patient in einer Imaginationsübung vorstellte, wie es seinem Großvater ergangen sein könnte, der als Arzt über mehrere Kriegsjahre hinweg in einem Frontlazarett nahezu täglich jungen Menschen verletzte Gliedmaßen amputieren musste, verspürte er ein derart heftiges Déjà-vu, dass es ihn im Innersten erbeben ließ. Er hatte sich vorgestellt, wie er in einem chaotischen Gewimmel von Helfern, mit der Absicht einem Menschen das Leben zu retten, sofort punktgenaue Anweisungen zu geben habe, die sich von der Geräuschkulisse abheben konnten. Die bei dieser Vorstellung entstehenden Gefühle erlebte er als sehr ähnlich denen, die er empfand, wenn er gegenüber seinen Kindern plötzlich so wütend wurde. Zuerst hatte er eine Mischung aus Verzweiflung, Ohnmacht und Trauer verspürt, die sich jedoch in der Vorstellung, jemandes Leben retten zu wollen, allmählich in den ihm bekannten Jähzorn verwandelte.

Nun, so schien es, hatte er eine Erklärung für seine Gefühle, möglicherweise sogar den eigentlichen Sinn seiner Wut erkannt! Musste er noch länger in diesen Gefühlen eine Bedrohung sehen?

In diesem Kontext hatte er seine Gefühle noch nie gesehen. Eine große Traurigkeit überkam ihn. Als er sich bewusstmachte, dass der Krieg ja längst vorbei sei und er gar keine derart belastende Aufgabe zu bewältigen habe, entstand in ihm ein tiefes Gefühl der Erleichterung. Es schien ihm, als dürfe sich nun ein in ihm seit langer Zeit herrschender, bis in die Gegenwart fortwährender Alarmzustand auflösen. Mit der sich nun langsam manifestierenden Überzeugung „Ich bin ja nicht mehr im Krieg!" konnte er bereits im Anflug seiner typischen emotionalen Aktivierungen die Eskalation sehr viel leichter stoppen und in ein Gefühl der Erleichterung transformieren, die sich immer mehr auch als Überzeugung etablierte: „Meine Gefühle sind so wie ich – völlig in Ordnung! Ich kann sie gelassen beobachten, als etwas Vergangenes!" Die Vorstellung, dass eine so heftige, alles dominierende Wut in einem solchen Kontext ihre Berechtigung gehabt haben könnte, ließ ihn nun seinen Frieden mit seinen vom Großvater „übergebenen Erbe" finden.

In diesem Beispiel wird deutlich, wie wichtig der Einfluss von emotionalen Erfahrungen der Vorfahren auf die Gefühle der Nachgeborenen noch sein kann und wie sich ein tieferes Verständnis auf die Neutralisierung der ursprünglich in ihrem Kontext gelernten emotionalen Reaktion auszuwirken vermag.

Doch warum wirkt sich das epigenetisch vermittelte Wissen von Eltern nicht auf alle Geschwister in gleicher Weise aus? Wahrscheinlich ist es wohl so, dass die außerordentliche Sensibilität eines Kindes beispielsweise für Nahrungsmangel, Gewalt oder Verlassenheit oft erst durch eine entsprechende Erfahrung initialisiert werden muss. So könnte die Erfahrung eines Elternteils bei einem Kind erst dann zu einer entsprechenden erhöhten Alarmbereitschaft führen, wenn es in seiner Entwicklung etwas erlebt, das der elterlich vermittelten Gefahr, wenn auch weniger bedrohlich, so doch sehr ähnlich ist und erst durch die erhöhte Sensibilität von ihm als „übermächtig" erlebt wird. Geschwister, die keine solche Erfahrung machen, bleiben dagegen in ihrer Alarmbereitschaft unauffällig.

Wenn wir nun die Ursachen für besonders leicht auslösbare, übertriebene emotionale Reaktionen oder nicht angemessenes Vermeidungsverhalten verstehen wollen, die die Empfänglichkeit eines Menschen für sein spezifisches Bedrohungs- oder Mangelerleben bestimmen oder seine Aversionen und Ver-

 © Frank & Timme Verlag für wissenschaftliche Literatur

haltensauffälligkeiten erklären können, sollten wir dreierlei Lernerfahrungen in Betracht ziehen:

1. die epigenetische Sensibilisierung durch höchstbedeutsame Erfahrungen der biologischen Eltern (transgenerationale Erfahrungen),
2. das durch das Vorbild der sozialen Eltern vermittelte Modellverhalten und
3. die konditionierten Lernerfahrungen durch eigene emotionale Verletzungen.

Eine in einem Kind leicht auslösbare Angst, Wut, Schuld, Scham oder Traurigkeit kann also durchaus auf von den Eltern epigenetisch (1) oder durch bedeutsame Verhaltensvorbilder (2) vermittelte emotionale Schemata zurückgeführt werden, ohne dass das Kind selbst Dinge erlebt haben muss (3), die diese emotionalen Reaktionen erklären könnten. Eine psychotherapeutische Behandlung, die auf die Ursachen einer Symptomatik abzielt, sollte also immer auch eine generationsübergreifende Perspektive einnehmen, damit ihre Sinnhaftigkeit in der Gegenwart richtig eingeschätzt und korrigiert werden kann.

Der emotionale Kompass – Wegweiser des Kontinuums?

Angemessene, zielführende emotionale Reaktionen sind also die Folge einer gesunden Eltern-Kind-Beziehung. Überall dort, wo Kinder jedoch in ihrer natürlichen Bedürftigkeit und ihrem emotionalen Ausdruck nicht richtig gesehen und wertgeschätzt werden konnten, mussten sie erleben, dass ihre angemessenen Emotionen nicht zielführend waren. Deshalb mussten sie lernen, ihren emotionalen Ausdruck auf irgendeine Weise zu transformieren oder zu unterdrücken, was die angemessene Wahrnehmung und Befriedigung ihrer Bedürfnisse mittel- und langfristig verhinderte und auf diese Weise auch die Entwicklung einer zielführenden, kompetenten Emotionsregulation unterband.

Wenn wir unsere mangelhafte Bedürfnisbefriedigung als Ursache für den von uns erlebten Stress erkennen wollen, der unser Unwohlsein, unsere Krisen und Krankheiten erklären kann, dann brauchen wir eine emotionale Kompetenz, die uns befähigt, in unseren Emotionen wertvollste Informationen über unsere Bedürfnisse zu sehen. In der Gegenwart empfundene Emotionen sind jedoch nicht nur Ausdruck gegenwärtiger Bedürfnisse, sondern auch das Ergebnis ehemaliger Erfahrungen mit diesen Bedürfnissen. Deshalb brauchen wir einen Zugang zu unseren frühen, unverheilten emotionalen Verletzungen, die wir in der Gegenwart möglicherweise nicht bewusst erinnern, die jedoch beim Erleben der Gegenwart immer wieder einen entscheidenden Einfluss haben können. Um in unseren Gefühlen den Kompass erkennen zu können, der uns mit unseren gegenwärtigen Bedürfnissen in Verbindung bringen kann, müssen wir uns jedoch noch einmal unseren ungeliebten und vernachlässigten Seiten von damals zuwenden.

Alle unsere Bedürfnisse sind ja ein Leben lang existent! Sie sind die Quelle unseres Lebens und all unserer Antriebe. Sie sind über Generationen in unserem tiefsten Inneren angelegt worden und deshalb auch im entsprechenden Kontext berechtigt. Darüber hinaus sind sie jedoch auch abhängig von unserem Verstand, so wie wir einst abhängig waren vom Verständnis unserer Bedürfnisse durch unsere Eltern, als wir noch Kinder waren. Bedingt durch die noch nicht ausgebildete emotionale Kompetenz unserer Eltern wurden wir als Kinder in unseren in uns angelegten Erwartungen frustriert und mussten deshalb lernen, unsere damit verbundenen Gefühle zu ignorieren, zu transformieren oder sie mit Ersatzbefriedigungen ruhigzustellen, ganz so wie es unter den damaligen Umständen möglich war. Meistens sind uns unsere alten Frustrationen jedoch gar nicht mehr bewusst. Oder sie sind uns bewusst, aber wir haben immer noch keinen Zugang zu einer angemessenen Lösung.

Wie können wir nun dem in uns existierenden „Bedürftigen-Ich" gerecht werden?

Bereits mit dem Eintritt ins Leben sind wir durch das in uns angelegte stammesgeschichtliche Wissen empfindungsfähig dafür, was gut für uns ist. Auch wenn wir als Kind in der Unterweisung über unsere Empfindungsfähigkeit nicht gefördert wurden, so bleibt sie doch in uns erhalten und wartet bis in die Gegenwart darauf, von unserem Verstand entdeckt zu werden. Entdecken

 © Frank & Timme Verlag für wissenschaftliche Literatur

wir diese Fähigkeit nicht, bleibt es der nächsten Generation überlassen, sie zu entdecken. Je mehr Kompetenz in der Übersetzung unserer Empfindungen wir bereits als Kinder lernen konnten, desto besser ist es! Versäumen wir es, uns mit den Defiziten unserer Kindheit auseinanderzusetzen, werden wir unsere Inkompetenz, auch ohne es zu wollen, mit hoher Wahrscheinlichkeit an unsere Kinder weitergeben.

Möglicherweise ist ja dieser Prozess der Bewusstwerdung die eigentliche Herausforderung des Lebens! Oft erleben wir Krankheit, Krisen, Schmerzen, Kriege, Depressionen und Tod als Schicksal außerhalb unseres Einflusses. Doch nun sollten wir vielleicht endlich verstehen, dass diese Vorgänge auch Signale sind, die es zu verstehen und auf die es zu reagieren gilt. Wenn es uns gelingt, in ihnen notwendige Regulationsprozesse zu erkennen, die den Bedürfnissen des Systems Rechnung tragen, dann ist es die Aufgabe unseres Verstandes, für ein Leben zu sorgen, in dem wir in einer tiefen, verlässlichen Verbindung mit unserem Bedürftigen-Ich leben können. Dazu gehört jedoch auch die Verbindung zu den Bedürfnissen anderer, den Bedürfnissen der menschlichen Gesellschaft und unserer biologischen Umwelt. Wenn wir Menschen nur einen Teil der relevanten Bedürfnisse beachten und uns selbst, andere oder unsere Umwelt überstrapazieren oder ausbeuten, dann wird sich das im System auf eine Weise bemerkbar machen, die wir bewusst wahrnehmen können.

Zahlreiche indigene Kulturen, wie etwa die südamerikanischen Kogi-Indianer (Buchholz 2019), aber auch die Philosophen der europäischen und asiatischen Antike oder die vielen spirituell inspirierten Meister aller Kulturen haben die Notwendigkeit der Ausgewogenheit der Dinge und der Nachhaltigkeit im Umgang mit unseren Ressourcen erkannt. Sie waren im höchsten Maße ehrfürchtig vor der Weisheit und Komplexität der Natur oder der Schöpfung und darum bemüht, sich ihr langsam verstehend zu nähern. Ein jedes Ding hat darin seinen Platz und eine sinnvolle Funktion.

Eine wesentliche Eigenschaft eines jeden sich selbst organisierenden Systems ist es ja, dass es sich selbst regulieren kann, d. h. dass es Eigenschaften besitzt, die es in die Lage versetzen, das notwendige Gleichgewicht wiederherzustellen (Maturana & Varela 1990). So müssen wir auch davon ausgehen, dass der menschliche Organismus Selbstregulations- und Selbstheilungsmechanismen besitzt, die sich unter allen in der Stammesgeschichte vorgekommenen

Bedingungen bereits bewährt haben. Es kann also nicht unserem sehr fehleranfälligen und unvollkommenem Verstand überlassen sein, zu entscheiden, was richtig ist und was nicht! Das Problem liegt also nie bei unseren Bedürfnissen oder unseren Emotionen, sondern immer nur bei unserem Verstand, der noch nicht gelernt hat, angemessen auf sie zu reagieren. Obwohl er eine enorme Vorstellungs- und Gestaltungskraft besitzt, so muss er doch auch lernen, dass er nicht unabhängig von seinen Bedürfnissen und Emotionen leben kann. Geraten wir beispielsweise in eine emotionale Krisensituation, sind wir immer gut beraten, danach Ausschau zu halten, welche unserer Überzeugungen von uns selbst und über die Welt falsch sind und wie wir uns wieder mit unseren Bedürfnissen verbinden können, anstatt sie als überflüssige Rudimente der Evolution zu unterschätzen und sie mit Psychopharmaka zu modulieren oder sie als lästige Charaktereigenschaften zu verunglimpfen und sie mit Drogen zu missbrauchen.

Stellen wir uns einmal vor, wir seien ein Segelschiff auf dem Ozean, dessen Bedürfnis es sei, unbeschädigt den Hafen seiner Bestimmung zu erreichen. Das Schiff ist mit seinem Rumpf, dem Mast, dem Kiel und dem Ruder vergleichbar mit unserem menschlichen Körper, der sich im Ozean des Weltgeschehens bewegt. Auf das Schiff wirken Wind, Wellen und Meeresströmungen ein, quasi die Umstände des Lebens, die uns mit unterschiedlicher Stärke und Richtung abverlangen, unseren Kurs immer wieder neu auszurichten. Den Steuermann wollen wir uns als den bewussten Verstand des Schiffes vorstellen. Sein Wille bestimmt, wohin die Reise geht. Doch wohin soll er Kurs nehmen, was weiß er über die Ozeane, die Kontinente, Inseln und Häfen? Als Steuermann ist er dafür verantwortlich, dass sein Schiff sich harmonisch mit den Elementen des Ozeans verbindet und es das Ziel nicht verfehlt. Er wird wissen, dass er die Segelfläche verringern muss, wenn der Wind zu stark wird oder er die Segel dichter nehmen oder fieren muss, wenn der Wind sich dreht. Wer je versucht hat, ein Segelschiff auf Kurs zu halten, weiß, wie schwierig es ist, wenn es keine feste Landmarke mehr gibt, auf die man zuhalten kann. Woran kann man sich dann orientieren, wenn das Land weit hinter einem liegt? An den Wolken, der Windrichtung, anderen Schiffen, der Sonne oder den Sternen? Sie verändern doch auch fast alle ständig ihre Richtung und Position und sind als Orientierungshilfen nur kurzzeitig dienlich.

 © Frank & Timme Verlag für wissenschaftliche Literatur

Mit der Entdeckung des Magnetfeldes der Erde wurde der Kompass zum wichtigsten Navigationsinstrument der Seefahrer. Er konnte den Seeleuten zeigen, in welche Richtung sich das Schiff in Bezug zum Magnetfeld gerade bewegt. Der Kompass besteht aus einer kleinen Magnetnadel, die vom Magnetfeld der Erde immer in dieselbe Richtung gelenkt wird und die sich nur scheinbar über der Kompassrose dreht. In Wirklichkeit bewegen sich das Schiff und die in ihm feststehende Kompassrose um die Kompassnadel herum. Diese Kompassnadel, das sind unsere Emotionen, die uns auf unserer Fahrt über die Ozeane Orientierung vermitteln können. Wenn wir nun verstanden haben, dass unsere Kompassnadel nicht einfach nur willkürlich und sinnlos herumtanzt, sondern einer für unsere Zielfindung und Kursstabilität sinnvollen Kraft folgt, dann kann dieser Kompass unser bester Freund sein.

Ein Schiff hat jedoch in Abhängigkeit von seiner Beschaffenheit (transgenerationale Sensibilitäten) und der magnetischen Kraft der Ladung (emotionale Transformationen) auch ein eigenes Magnetfeld, das mit dem Magnetfeld der Erde (Kontinuum) korrespondiert, so dass die Kompassnadel mitunter erheblich abgelenkt wird. Wenn wir diese Missweisung – die Fehlbarkeit der Interpretation unserer Emotionen – nicht mit einbeziehen, können wir unseren Kurs nicht richtig bestimmen und werden somit unser Ziel verfehlen. Wenn wir das Magnetfeld der Erde – das Orientierung gebende Kontinuum unseres Lebens – erkennen wollen, sind wir darauf angewiesen, die Wirkung des Magnetfeldes unseres Schiffes auf unseren Kompass auch zu kennen. Diese Missweisungen kommen durch die transgenerationalen Sensibilitäten und die Glaubenssätze zustande, die unser Verstand in der Not frustrierender Primärerfahrungen mit unseren Bedürfnissen entwickelt hat. Sie beeinflussen unsere Wahrnehmung des Kontinuums und lenken dabei unsere Emotionen – die Kompassnadel – ab. Je stärker die Missweisung unserer Sensibilitäten und Glaubenssätze, desto stärker ist auch die emotionale Deviation (Transformation) und desto größer die Zielabweichung. Nur mit dem Wissen meiner frühen Programmierungen, die meine Orientierung beeinflussen, kann ich mich auf den Ozeanen des Lebens vernünftig bewegen. Anderenfalls werde ich wahrscheinlich meine Ziele immer wieder verfehlen oder sogar unerwartet auf ein Riff auflaufen.

Psychotherapie ist also eine Art „traditionelle Navigationsschule“, in der Menschen nicht nur lernen, Ziele auszuwählen und ihren Kurs zu bestimmen, sondern auch, in ihren Emotionen eine Orientierungshilfe zu erkennen, die ihnen sehr genau sagen kann, ob ihr aktueller Kurs in Bezug auf das Kontinuum des Erdmagnetfeldes geeignet ist, sie gesund und zufrieden an ihr Ziel zu bringen. In diesem Sinne müssen sie lernen, ihre Kompassnadel richtig zu lesen und sie so als eine wertvolle Orientierungshilfe zu erkennen.

„Die Metapher hinkt“, werden auf technische Lösungen setzende Personen vielleicht denken, „heutzutage braucht man keinen Magnetkompass mehr! Wir Menschen haben längst andere Navigationsinstrumente erfunden. Funkwellen oder Satellitennavigation sind darüber hinaus auch noch viel genauer!“ Ja, das stimmt, aber unser Wohlbefinden und unsere Gesundheit sind Ausdrucksformen der Natur, die sich mit den Erfahrungen von Millionen Jahren in uns etabliert haben. Indessen ist die technokratisch orientierte Welt schon seit einiger Zeit dabei, unser Wohlbefinden und unsere Gesundheit zu manipulieren. Menschen haben Drogen entdeckt und pharmakologische und technische Produkte erfunden, um ihr Wohlbefinden zu verbessern und ihre Gesundheit zu erhalten oder wiederherzustellen.

Aber sind alle diese Entdeckungen und Produkte wirklich nachhaltig? Aktuell glauben Transhumanisten, dass sie die menschliche Konstitution mit technischer Hilfe verbessern können (Harari 2018, Schwab 2021), aber wird sich das auch langfristig bewähren? Ist es wirklich ratsam, menschliche Empfindungen pharmakologisch auszuschalten, wenn sie uns zur Last fallen, oder sollten wir besser lernen, sie bewusster wahrzunehmen und uns zu bemühen, ihre Botschaft zu verstehen?

Bei schizophrenen Patienten beispielsweise kann die pharmakologische Dämpfung von hypersensitiven, unterregulierten Emotionen durchaus helfen, die psychotische Realitätsverrückung so weit zu unterbinden, dass sie wieder alltagstauglich werden. Ein tieferes Verständnis für die zugrunde liegende, oft traumatisch bedingte emotionale Deviation könnte die Patienten jedoch sehr viel nachhaltiger in die Lage versetzen, die emotionale Kompetenz zu entwickeln, die sie brauchen, um wieder ein selbstbestimmtes Leben zu führen (Ruppert 2002). Eine auf die emotionale Kompetenz fokussierte Psychothera-

 © Frank & Timme Verlag für wissenschaftliche Literatur

pie kann also helfen, eine Persönlichkeitsentwicklung in Gang zu setzen, durch die auch wieder eine funktionstüchtigere Selbstregulation zustande kommt.

Oder was würde beispielsweise geschehen, wenn wir unsere sozialen Bedürfnisse nur noch in Cyberwelten befriedigen anstatt in echten Begegnungen, getragen von echter Verbundenheit und Anerkennung? Werden wir wirklich eines Tages die fein abgestimmte Arbeit unseres Immunsystems ersetzen, indem wir mit Hilfe elektronischer Sensoren biochemische Abwehrkräfte mit Hilfe von digital programmierten Algorithmen organisieren, die es besser machen als unsere stammesgeschichtlich bewährten Regulationssysteme – die Emotionen und das Immunsystem?

Ohne es genau wissen zu können, glaube ich an unsere noch lange Zeit anhaltende Zugehörigkeit zur Natur und das Prinzip der Nachhaltigkeit, also dass wir uns in ihr auf eine Weise bewegen sollten, die ihre Existenz nicht gefährdet. Wenn es unserem Verstand gelingt, sich konstruktiv mit unseren ureigenen Bedürfnissen und den Bedürfnissen aller anderen mit uns verbundenen Organismen zu verbinden, dann sind wir mit all unseren Gefühlen und Selbstregulationskräften perfekt an die Welt angepasst, aus der wir kommen! In Störungen und Krisen zeigt sich, wie fest wir immer noch mit ihr verbunden sind und wir sollten uns wirklich sehr genau überlegen, ob wir auf die Sprache des in uns angelegten Kontinuums freiwillig verzichten, wenn wir noch nicht wissen, wie gut unsere technischen Optimierungen uns auch wirklich leiten können.

In diesem Sinne besteht die Kunst der Therapie m. E. darin, herauszufinden, welche unserer emotionalen Reaktionen im Sinne des Kontinuums auf den aktuellen Kontext passen, also *adaptiv* sind, und welche durch spezielle Sensitivitäten übertrieben oder durch Missweisungen (Glaubenssätze) verzerrt und somit *maladaptiv* sind. Um das gegenwärtig Erlebte richtig verstehen zu können, müssen wir unterscheiden können, welche unserer Gefühle stammen von alten unverarbeiteten Verletzungen (geprägte Missweisungen) und welche sind adäquat, also auf den aktuellen Kontext bezogen sinnvoll (im Sinne des Kontinuums).

Was auf den Kontext bezogen lohnend ist und was nicht, ist jedoch sehr von der Interpretation der Situation abhängig und somit auch davon, ob es in Bezug auf die erlebte Situation bereits befriedigende Erfahrungen gab oder nicht.

Entscheidend dürfte sein, ob es gelingt, die Situation aus dem Blickwinkel einer gelungenen Bewältigung zu betrachten und nicht aus der Perspektive einer Niederlage. Also wenn ich mich in einer echten Gefahr befinde, ist es durchaus konstruktiv, Angst zu haben und ihr aus dem Weg zu gehen. Wenn ich jedoch dazu neige, Gefahren zu sehen, wo gar keine sind, weil ich mich immer noch im Bedrohungsmodus befinde, werde ich möglicherweise völlig übertrieben in Panik verfallen oder versuchen die Situation zu vermeiden und somit riskieren, dass ich die befriedigenden Handlungsmöglichkeiten vorüberziehen lasse.

Auf welche Weise ich in einer echten Gefahr reagiere, hängt also davon ab, mit welcher Seite meines Verstandes ich geneigt bin zu reagieren. Handelt es sich um eine überschaubare Gefahr, macht es keinen Sinn, alle Fluchtenergie zu mobilisieren, wie es ein auf Gefahren spezialisierter und programmierter Verstand vielleicht tun würde. In den allermeisten Fällen ist es sehr viel besser, besonnen zu bleiben, durchaus auch nach anderen Helfern Ausschau zu halten, jedoch das Erreichen des ursprünglichen Zieles nicht aus den Augen zu verlieren.

Eine typische Missweisung können wir in einem gefahrverheißenden Kontext z. B. daran erkennen, dass wir statt der Angst aggressive Gefühle verspüren, die uns gegen die Gefahrenquelle anstürmen lassen möchten, oder dass wir traurig werden oder resignieren, bevor wir alle Bewältigungsmöglichkeiten geprüft haben.

In einem gefährlichen Kontext sind weder Wut noch Trauer zielführend. Sie können jedoch aus Interpretationen entstehen, die wir in einem prägenden Kontext erlernt und derart verinnerlicht haben, dass sie automatisch aktiviert werden, ohne dass wir die aktuelle Situation ausreichend geprüft haben. Emotionale Reaktionen, die nicht angemessen (maladaptiv) sind, können wir oft erst im Nachhinein und nicht selten sogar erst in der Therapie erkennen.

Emotionale Missweisungen entstehen also durch automatisierte Bewertungen, die wir einst in Ermangelung besserer Alternativen gelernt und im Egoverstand gespeichert haben, der sie in allerkürzester Zeit reaktiviert und somit unsere Handlungsfreiheit außer Kraft setzt. *Hier verbirgt sich der eigentliche Grund für Krisen, Störungen und Krankheiten.* Prägende Lernerfahrungen, die wir im Zusammenhang mit Gefahren und Mangel machen mussten, haben in uns emotionale Schemata angelegt, die uns in der Gegenwart immer wieder zu

 © Frank & Timme Verlag für wissenschaftliche Literatur

inadäquaten Bewertungs- und Handlungsmustern verleiten, die dafür sorgen, dass wir uns sinnlos verausgaben oder ängstlich bremsen und deshalb keine adäquate Befriedigung erleben.

Vor diesem Hintergrund erscheint es hilfreicher, dass wir lernen, die Störungen als berechtigten Ausdruck einer Fehlentwicklung zu interpretieren, anstatt sie als eine lästige Fehlfunktion oder Stresserfahrung einfach nur ausschalten zu wollen. Demnach wären psychische Krisen wie Depressionen, Angsterkrankungen, aber auch viele körperliche Erkrankungen Ausdruck einer langanhaltenden emotionalen Missweisung und der damit verbundenen Kursabweichung vom Kontinuum, für die wir eine Kurskorrektur benötigen.

In der Psychotherapie gilt es nun, diesen Automatismus mit Hilfe unseres konstruktiven, gesunden Verstandes zu bemerken, zu stoppen, zu analysieren und auf geeignete Weise zu korrigieren. So kann mit der Zeit ein höheres Bewusstsein entstehen, welches fest mit allen unseren adaptiven und maladaptiven Gefühlen in einer wohlwollenden und verstehenden Weise verbunden ist und rechtzeitig auftretende Missweisungen erkennen und korrigieren kann.

Gelingende Psychotherapie ist demnach ein Prozess, in dem wir uns nach und nach von den emotionalen Missweisungen, die wir durch prägende Mangel- und Bedrohungserfahrungen unserer Kindheit verinnerlicht haben, befreien. Auf diese Weise werden wir eine emotionale Kompetenz entwickeln, die wir dann auch an unsere Kinder weitergeben können und so dazu beitragen, dass wir als Menschheit nach und nach aus unseren destruktiven Verhaltensmustern heraustreten und auf technische, genetische und pharmakologische Lösungen verzichten können. Auf diese Weise sollte es uns langfristig am besten gelingen, uns wieder im Einklang mit uns selbst und der uns umgebenden Natur zu bringen und so auch leistungsfähig und gesund zu bleiben und regelmäßig unsere Glücks- und Zufriedenheitsgefühle zu stimulieren.

Gesunde emotionale Kompetenz – Marshall Rosenberg, Leslie Greenberg

Die Entwicklung der emotionalen Kompetenz findet also zunächst erst einmal im Kindesalter statt und ist entscheidend von der Unterstützung der Bezugspersonen abhängig, die ihren Kindern helfen, ihre „inneren Zustände" als wertvolle Informationen kennenzulernen, auf die sie kompetent reagieren können. Einen unschätzbar wertvollen Beitrag zur Erkundung unserer Bedürfnisse hat der US-amerikanische Psychologe, Autor und Friedensaktivist Marshall Rosenberg geleistet. Er entwickelte eine Methode für Kinder, ihre Bedürfnisse mit Hilfe der „Giraffensprache" gewaltfrei zu kommunizieren. Mit der Giraffensprache erfand er „die Sprache des Herzens", von der er meinte, dass sie es Kindern gestatte, explizit auszusprechen, was sie wirklich brauchen (Rosenberg & Holler 2016). Rosenbergs *Gewaltfreie Kommunikation* (GfK) hat in den letzten Jahrzehnten eine enorme Verbreitung gefunden und kann für Eltern und Kinder als ein für die Entwicklung emotionaler Kompetenzen bestens geeignete Methode angesehen werden.

Mit „gewaltfrei kommunizieren" meinte Rosenberg wahrscheinlich etwas ganz Ähnliches wie das, was George Bach unter einer „konstruktiven Art und Weise" verstand, seine „berechtigten Interessen zu behaupten". Für die Behauptung eigener Interessen brauche es zwar „aggressive Energie", die sich aber eben auch ganz und gar konstruktiv darstellen lasse (Bach & Goldberg 1981). Welche Interessen berechtigt sind und welche nicht, unterliegt natürlich einer individuellen Interpretation und ist davon abhängig, dass sich die einschätzende Person vorstellen kann, dass das, was für sie gilt, auch in gleicher Weise für den anderen gelten sollte (kategorischer Imperativ). Das ist in der Praxis ganz und gar keine leichte Sache, sind doch die Bewertungen von Ereignissen, Leistungen und Dingen im Diskurs von individuell sehr unterschiedlichen Erfahrungen geprägt worden. Trotzdem gelang es Rosenberg, eine Form der Kommunikation zu entwickeln, in der die Beteiligten aufgefordert sind, ihren Standpunkt mit ihren „innersten Bedürfnissen" zu begründen und dabei Bewertungen und Interpretationen so weit wie möglich zu unterlassen. Wenn die kommunizierende Person im Diskurs zeigen kann, dass sie die ebenso berechtigten Bedürfnisse des Gegenübers bereit ist anzuerkennen, dann kann es oft erstaunlich gut gelingen, einen Kompromiss zu erzielen, der für alle Beteiligten akzeptabel ist.

Wenn es beispielsweise einer Person in einem Streitgespräch gelingt, ihren Ärger über das Verhalten einer anderen Person als Verletzung ihres Anerkennungsbedürfnisse durch den anderen zu begründen („Ich wünschte mir mehr

Anerkennung von dir für …"), fällt es dem anderen viel leichter, sein Verhalten noch einmal zu prüfen, als wenn der Verärgerte nur seinen Unmut äußert („Ich finde dein Verhalten einfach unmöglich!").

Da diese Art der Kommunikation unseren Alltagsgepflogenheiten kaum entspricht, muss sie erst erlernt werden. Kindern fällt es dabei oft besonders leicht, ihre Bedürfnisse zu benennen. Wahrscheinlich sind sie noch unmittelbarer mit ihnen verbunden, wenn sie bis dahin noch keine oder nur wenige frustrierende Erfahrungen mit ihnen machen mussten. Für Erwachsene ist diese Aufgabe jedoch oft besonders schwer zu bewerkstelligen, wenn sie nie gelernt haben, dass hinter ihren Gefühlen und Interessen Bedürfnisse stehen, die sie nie bewusst reflektiert haben, weil sie es in ihrer Kindheit nicht gelernt haben.

Leslie Greenberg beschrieb 4 Stufen, die wir im Umgang mit Emotionen beschreiten müssen, wenn wir ein bewusstes Verhältnis zu unseren Bedürfnissen und Gefühlen entwickeln wollen (Greenberg 2011). Die dafür notwendigen Skills können wir als universelle Bestandteile der „emotionalen Kompetenz" ansehen:

1. Das Wahrnehmen der Emotion
   Darunter verstehen wir das Wahrnehmen der sich im Körper spürbarmachenden Empfindungen (1) und Handlungsimpulse (2), sowie auch die selektive Ausrichtung der eigenen Gedanken im Kontext einer spezifischen Situation (3). Darüber hinaus sollte es uns möglich sein, diese drei Rezeptionen als funktionelle Einheit zu erkennen und diese Einheit mit einem Emotionsbegriff wie etwa „Groll, Freude, Zorn oder Zufriedenheit" zu versehen.
2. Das bedingungslose Wertschätzen der Emotion
   Die bedingungslose Wertschätzung aller unserer Emotionen setzt eine Haltung voraus, nach der wir anerkennen, dass alle unsere Emotionen eine Ursache in uns selbst haben, die wir nur selbst erkunden können und für die allein wir verantwortlich sind. Wertschätzung heißt jedoch nicht, dem Handlungsimpuls sofort zu folgen. Vielmehr bedarf es im nächsten Schritt erst einmal der richtigen Zuordnung, wann und wie wir der Emotion gerecht werden können.

3. Das richtige DEUTEN der Emotion
   Emotionen sind die Sprache unserer Bedürfnisse. Welche Bedürfnisse sich hinter der aktuell empfundenen Emotion verbergen, setzt eine Deutungskompetenz voraus, die wir oft erst in der Therapie erlernen müssen. Neben unseren Bedürfnissen werden jedoch immer wieder auch alte frustrierte Bedeutungen der aktuellen Situation aktiviert, die Einfluss auf die Qualität der Emotion ausüben. Dabei handelt es sich oft um Erinnerungen an ähnliche Kontexte von früher, die wir fälschlicherweise auf die Gegenwart übertragen haben. Diese Missweisung können wir zurücktransformieren, indem wir unser primäres/berechtigtes Bedürfnis *erfühlen* („Worauf kommt es mir eigentlich am meisten an?").
4. Das AUFLÖSEN des zugrunde liegenden Bedürfnisses
   Und schließlich geht es bei den Emotionen immer darum, eine befriedigende Handlung auszuführen oder eine erlösende Deutung zu finden, die dem Bedürfnis Genugtuung verschafft. Nicht immer kann dabei kurzfristig eine Befriedigung erreicht werden, so dass eine Zurückstellung des Bedürfnisses notwendig wird oder die Erkenntnis der Unrealisierbarkeit sogar eine vollständige Zurückweisung erzwingt. In beiden Fällen kann es jedoch zur Auflösung der Emotion kommen. Eine nicht aufgelöste Emotion bleibt stets als unerfülltes Bedürfnis gespeichert und wird sich von Zeit zu Zeit bei einem passenden Trigger wieder melden und so auf sich aufmerksam machen.

Ein *emotional kompetenter Mensch* kann also in seinen Empfindungen eine kommunizierbare emotionale Qualität erkennen, mit der er sich ganz bewusst auseinandersetzt, um rational zu erfassen, welche Bedürfnisse und welche Erinnerungen sich hier zeigen und welche Realisierungschancen aktuell möglich sind oder welche Korrekturen er an seiner spontanen Deutung vornehmen muss. Erst dann kann er auch feststellen, welche Strategie er für ihre Befriedigung einschlagen kann.

Emotionen sind demnach Zustände, die einen enormen Einfluss auf das Erleben, das Verhalten und die Gesundheit einer Person haben und einer ratio-

© Frank & Timme Verlag für wissenschaftliche Literatur

nalen Reflexion bedürfen, um ein auf die aktuelle Situation bezogenes befriedigendes Ergebnis erzielen zu können. Menschen, die gut mit ihren Emotionen verbunden sind *(Inner Bonding),* besitzen die besten Chancen, in der Breite ihrer Bedürfnisse echte Befriedigung zu erfahren.

Der Preis der Entfremdung

Die indigenen Menschen, die Jean Liedloff besucht hatte, waren nach ihrer Einschätzung ja deshalb so gesund und glücklich, weil sie einen außergewöhnlich authentischen Umgang mit ihren Gefühlen pflegten. Möglicherweise lag das daran, dass sie, ähnlich wie Kinder es zunächst oft auch sind, noch nicht von den Anpassungsnotwendigkeiten einer modernen Zivilisation beeinflusst waren, und eben dies ermöglichte ihnen einen intuitiveren Zugang zu ihren Bedürfnissen. So trugen sie ihre Kinder lange Zeit in Tragetüchern, verbrachten mit ihnen sehr viel mehr Zeit, ließen sie, ihren Neigungen und Fähigkeiten entsprechend, an ihrem Arbeitsalltag teilhaben oder in unbeaufsichtigten Freiräumen eigene Erfahrungen machen. Möglicherweise sind sie deshalb allgemein zufriedener, gesünder und solidarischer, kennen keine Ungleichbehandlung oder Ausbeutung, wie wir es für das Funktionieren einer modernen Gesellschaft offensichtlich für notwendig halten oder es zumindest dulden. Zugleich scheinen sie jedoch auch, aus ihrer Zufriedenheit heraus, weniger an technischen Neuerungen oder Veränderungen interessiert zu sein.

Technischer Fortschritt und gesellschaftliche Veränderungen erscheinen uns modernen Menschen unverzichtbar, jedoch allmählich werden uns die Grenzen einer mit dem Kontinuum nicht verbundenen Entwicklung bewusster. Wenn es uns modernen Menschen gelingen könnte, uns wieder mehr an unser autoregulatives Kontinuum heranzufühlen, dann sollten auch wir wieder klarer und unmissverständlicher spüren, was uns krank macht und unserer Umwelt schadet. Wir würden in unseren naturgegebenen Bedürfnissen und Gefühlen ureigene Freunde erkennen können, die uns helfen, im Einklang mit unserem sozialen und natürlichen Umfeld zu leben und darin gesund zu bleiben. Wir würden aber auch erkennen und fühlen, was anderen schadet, und mit unseren empathischen Fähigkeiten nicht mehr davon ausgehen, dass andere Menschen böse seien und sie es verdient hätten zu leiden. Wir würden uns bemühen zu verstehen, was ihnen fehlt und sie dazu bewegt, sich so zu verhalten, wie sie es tun. Möglicherweise würden wir dann der Überwindung von widrigen Entwicklungsbedingungen, die dafür verantwortlich sind, dass das Erfühlen und Wertschätzen von Bedürfnissen erschwert werden, allerhöchste Priorität zuordnen. Wir würden der Begleitung unserer Kinder auf der Entdeckungsreise ihrer Bedürfnisse und der Möglichkeiten, sie zum Ausdruck zu bringen, mehr Zeit und Wertschätzung entgegenbringen. Aus der in uns angelegten konstruktiven und kooperativen Neigung heraus wäre es für uns wahrscheinlich dann eine Selbstverständlichkeit, intuitiv in uns zu erfühlen:

- dass ungesundes Wachstum in uns ein ängstliches Unbehagen erzeugt, weil wir spüren, dass es uns und die Gesellschaft, in der wir leben, früher oder später krank machen muss;
- dass Profite und Ressourcen in den Händen weniger Menschen uns aggressiv machen und wir uns darum bemühen wollen, Ausgleich zu schaffen;
- dass Menschen, die uns fremd sind oder eine andere Meinung haben, uns neugierig machen, weil wir etwas Interessantes dazu lernen könnten;
- dass die Ausbeutung und Ungleichbehandlung von anderen Menschen oder Gruppen unser Mitgefühl ansprechen, wenn wir uns vorstellen, wie wir uns an ihrer Stelle fühlen würden;
- dass die Massentierhaltung und Schlachtung von Tieren, die wir nicht unbedingt für unsere Ernährung brauchen, Abscheu, Ekel und Schmerzen erzeugen;
- dass das Ausbeuten und Verunstalten unserer Umwelt uns beschämt und traurig oder wütend macht;
- dass Menschen, die uns weh tun wollen, unser Mitgefühl ansprechen (wenn sie uns nicht unmittelbar gefährlich werden), weil wir wissen, dass sie nicht aus Bosheit handeln, sondern aus fehlendem Vertrauen in sich, uns und ihre Welt;
- dass das Zur-Schau-Stellen von Reichtum und besonderen Fähigkeiten peinlich und beschämend ist;

© Frank & Timme Verlag für wissenschaftliche Literatur

- dass das Eingreifen mit invasiven Methoden und manipulierenden Substanzen in unsere Biochemie, unsere Gene oder unseren Geist Aversionen in uns auslöst, da auf diese Weise unsere Fähigkeit zur Selbstheilung ungünstig beeinflusst wird, weil die Natur sich und uns am besten helfen kann und uns nähersteht als die Technik.

In der Resonanz mit unseren Bedürfnissen könnten wir so vieles nicht nur unmittelbarer und wahrhaftiger fühlen, wir würden auch zielsicherer wissen, was wir zu tun hätten.

Das setzt jedoch erst einmal voraus, dass wir wieder mehr Vertrauen in uns und die natürlichen Selbstregulationsprozesse gewinnen! Vor dem Hintergrund unseres zunehmend auch wissenschaftlich reflektierten Bewusstseins und den damit verbundenen Einfluss- und Wachstumsmöglichkeiten müssten wir diese Selbstregulationsprozesse erst einmal begreifen, um dann zu erkennen, wann wir und wie wir mit unserem Verstand auf unser „Bedürfnisse anzeigendes System" Einfluss nehmen können. Wenn wir diese Prozesse nicht verstehen und wir dann aus falschen Überzeugungen heraus in diese Prozesse eingreifen, werden wir keine wirklich nachhaltigen Ergebnisse erzielen. Wir werden lediglich kurzfristige Linderung oder Ersatzbefriedigung erreichen und somit immer wieder neue Notsignale stimulieren.

All unser wissenschaftlicher und technischer Fortschritt und die vor uns liegenden gesellschaftlichen Veränderungen sollten uns deshalb niemals zu weit von der Natur und unserem emotional verankerten Wissen entfernen. Aller Voraussicht nach erzeugt das Ausscheren aus dem Strom des Kontinuums Gegenkräfte, die regulativ auf destruktive Entwicklungen wirken. Solange wir den Bogen nicht überspannen und wir unsere Autoregulationsgrundlage nicht zerstören, wird das, was zu viel ist, wieder weniger werden und das, was zu wenig ist, wird sich wieder vermehren. Überall jedoch, wo diese Selbstregulation nicht wirken kann, werden wir unsere gesunde Entwicklungsfähigkeit einbüßen, von Ersatzbefriedigungen abhängig werden oder sogar die Bühne des Lebens vorzeitig verlassen müssen.

Ein Modell der emotionalen Bedürfnisregulation

Wie wir bereits festgestellt haben, müssen sich selbst regulierende Systeme in der Lage sein, einen Soll-Zustand und einen Ist-Zustand zu unterscheiden (Kanfer et al. 2006). Weicht der Ist-Zustand vom Soll-Zustand zu weit ab, werden Aktivitäten eingeleitet, die ein Ergebnis in Richtung Soll-Zustand bewirken. Bedeutsame Abweichungen werden bei den meisten sozial lebenden Arten über Emotionen reguliert. Ist ein Verhaltensergebnis befriedigend, fühlt sich das Individuum anschließend besser. Emotionen zeigen also an, wann ein Bedürfnis befriedigt werden sollte bzw. wann die Aufrechterhaltung eines Ist-Zustandes bedroht ist. Sie erzeugen eine spezifische Anspannung, die darauf gerichtet ist, den bedrohten Ist-Zustand zu erhalten bzw. den Soll-Zustand wieder herzustellen, und erzeugen bei Erfolg ein Gefühl von Befriedigung. Welche Bedürfnisse existenziell für den Erhalt unserer Art sind, weil sie sich kontinuierlich in der Stammesgeschichte bewährt haben, wurde in jedem Menschen in Form von Erwartungen (Soll-Zustand) genetisch mitgegeben und verändern sich im Verlauf einer Biografie in Abhängigkeit von der jeweiligen Lebensphase. Sie werden noch einmal ausführlicher im zweiten Teil des Buches vorgestellt werden. Beispielsweise erwarten alle Kinder dieser Welt von Geburt an völlig zu Recht:

- dass sie getragen, versorgt, beschützt und getröstet werden;
- dass sie in all ihrer Bedürftigkeit als willkommen und wertvoll angesehen werden;
- dass sie die (nicht übertriebenen) Erwartungen der Eltern fühlen und erfüllen können;
- dass sie in ihrer Entwicklung gefördert, gefordert und wohlwollend angeleitet werden;
- dass sich Bezugspersonen in ihren Handlungen zuverlässig und verstehbar zeigen
- … und anderes mehr (Liedloff 1975).

Solange wir Menschen mit unseren Bedürfnissen im Einklang leben, befinden wir uns im Kontinuum der Stammesgeschichte. Je mehr wir uns jedoch von

 © Frank & Timme Verlag für wissenschaftliche Literatur

diesem Kontinuum entfernen, desto mehr entfremden wir uns von unseren Bedürfnissen, was die nächste Ebene der Selbstregulation aktiviert.

Selbstregulation ist ein genuines Merkmal allen Lebens und die Voraussetzung für jeglichen Reproduktionserfolg. So sind auch wir Menschen von Anfang an mit einem Repertoire von Anpassungs-, Regulations- und Selbstheilungskräften ausgestattet, das hochflexibel und leistungsfähig auf Veränderungen der inneren und äußeren Welt reagieren kann. Bevor wir Menschen zu selbstreflexiven und somit bewusstseinsfähigen Wesen wurden, sind diese Vorgänge, wie wir ja bereits festgestellt haben, autoregulativ, also ohne bewusste Einflussnahme gesteuert worden. Dabei wurden Informationen auf verschiedenen Ebenen für die Befriedigung der Bedürfnisse des Individuums verarbeitet.

Meldet sich ein Bedürfnis, regt es das emotionale System und die Bewertung der aktuellen Lage an. Das kognitive System verarbeitet dabei nicht nur Informationen über die Außenwelt, sondern auch der Innenwelt. Dabei greift es auf die prägenden Erfahrungen mit den eigenen Bedürfnissen, ihren damit verbundenen emotionalen Algorithmen und den Reaktionen der Außenwelt zurück. Beide, Bedürfnis und Bewertung, beeinflussen die emotionale Reaktion, was wiederum mit spezifischen Aktivierungen des Körpers einhergeht, die eine entsprechende Handlung vorbereiten und gegebenenfalls aktivieren. Darüber hinaus besteht die Aufgabe der Emotionen jedoch auch darin, die inneren Bedürfniszustände nach außen zu signalisieren und so die Interaktionspartner für eine Kooperation zu gewinnen oder sie über die eigene Entschlossenheit zur Selbstbehauptung zu informieren.

Ob eine Person beispielsweise Angst hat oder nicht, ist zum einen auf das aktuelle Sicherheits- oder Unversehrtheitsbedürfnis zurückzuführen, darüber hinaus jedoch auch auf die Einschätzung des Bedrohungsgrades (Bewertung) der aktuell erlebten Situation und ähnlicher Situationen aus der Vergangenheit. Kognitionen und Bedürfnisse sind gleichermaßen am Zustandekommen von Emotionen beteiligt, ohne deren Einfluss auf den Körper kein Verhalten möglich wäre. Ob ein Bedürfnis Befriedigung erfährt, hängt einerseits von den unmittelbaren Konsequenzen des Verhaltens ab, desgleichen aber davon, wie die Reaktion der Außenwelt von uns bewertet wird. Ist die Gefahr beseitigt, wird sich die Angst auflösen und der Körper wieder deaktiviert (entspannt).

Unsere Bedürfnisse sind also die Leitmotive für unser Denken, Fühlen und Verhalten (Abb. 2). Dabei sind die aktuellen psychischen Prozesse hochgradig von unseren Erfahrungen und deren Bewertung abhängig. Jedes Bedürfnis, das ein Verhalten erfordert, braucht also immer erst eine Bewertung der aktuellen inneren und äußeren Welt, bevor sich eine spezielle Emotion einstellen kann. Albert Ellis hat in seinem für die Verhaltenstherapie höchst bedeutsamen A-B-C-Modell postuliert, dass jeder Emotion „C" stets eine Interpretation „B" äußerer und innerer Stimuli „A" vorausgeht. Niemals kann eine Emotion nur durch einen äußeren Stimulus „A" ohne eine Bedeutungszuordnung entstehen (Ellis 1993).

Umgekehrt üben jedoch auch die Bedürfnisse und Emotionen einen selektiven Einfluss auf die Bewertung der inneren und äußeren Stimuli aus, indem sie Bewertungen stimulieren oder auch hemmen. Im Zustand der Angst wird eine Person deshalb wenig Aufmerksamkeit für spielerische Lösungen haben, sich dafür aber umso mehr mit etwaigen Fluchtmöglichkeiten auseinandersetzen. Bedürfnisse, Emotionen und Kognitionen sind demnach eng aufeinander bezogen und beeinflussen sich wechselseitig.

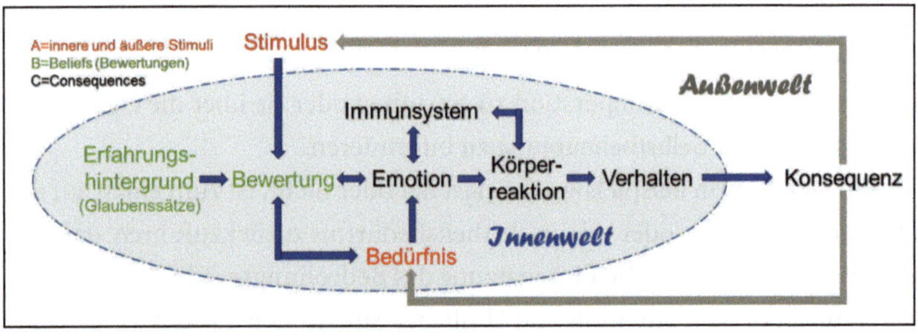

Abb. 2: Modell der emotionalen Bedürfnisregulation (angelehnt an A. Ellis' A-B-C-Modell)

Als wir Menschen im Verlauf der Evolution immer reflexionsfähiger wurden, entwickelte sich zunehmend ein Bewusstsein dafür, was unsere Gefühle und Bedürfnisse bedeuten, ob sie erwünscht sind oder möglicherweise etwas Unerwünschtes, Falsches oder gar Böses in uns vertreten. Auf diese Weise entwickelt

© Frank & Timme Verlag für wissenschaftliche Literatur

jede Person eine Identität, die sehr stark von der emotionalen Kompetenz, also der Fähigkeit, den eigenen Gefühlen und Bedürfnissen einen angemessenen Stellenwert zuzuordnen, abhängig ist. Befindet sich unser kognitives und emotionales System im Einklang, können wir regelmäßig für Befriedigung sorgen und uns so wohlfühlen. Befinden sie sich jedoch nicht im Einklang, werden die Emotionen sehr viel mehr Unwohlsein signalisieren, weil unser Selbstbewertungssystem verhindert, dass unsere primären Bedürfnisse die nötige Aufmerksamkeit bekommen. Deshalb kann sich auch nicht das Gefühl der Befriedigung einstellen! Erleben wir dabei immer wieder Gefühle in uns, die wir für „nicht gerechtfertigt" halten, festigen sich negative Glaubenssätze über uns selbst (z. B. „Ich bin kein liebenswerter Mensch!"), die auch einen entscheidenden Einfluss auf unser Selbstwertgefühl ausüben und möglicherweise auch unsere Identität negativ beeinflussen.

Bedingt durch die Fähigkeit, uns selbst und die Welt auf mehr oder weniger kompetente Weise zu beurteilen, nimmt unser bewertendes System, also unser Denken, immer mehr Einfluss auf unsere Bedürfnisregulation. Über das emotionale System, das ja direkt mit den energiebereitstellenden und ausführenden Organen und Muskeln verbunden ist, haben Bewertungen zudem indirekt Einfluss auf das Immunsystem, das wiederum mit seinen Aktivitäten Einfluss auf unsere Befindlichkeit und den gesamten Energiestoffwechsel nehmen kann. Auf diese Weise nimmt unsere Psyche permanent Einfluss auf alle Stoffwechselprozesse unseres Körpers (Schubert & Amberger 2016) und gleicht die innere Bedürftigkeit mit den Befriedigungschancen und Bedrohungen in der äußeren Welt ab.

Wenn wir beispielsweise in unserer Vorstellung annehmen, uns in einer Notlage zu befinden, dann werden in kürzester Zeit alle inneren Voraussetzungen dafür geschaffen, die notwendig sind, dieser Notlage zu entgehen. Alle immunologischen Aktivitäten und Stoffwechselprozesse haben sich dann dieser angenommenen Notwendigkeit unterzuordnen. So entsteht eine Hierarchie (Abb. 3), in der die verschiedenen Systeme sinnvoll miteinander verknüpft sind.

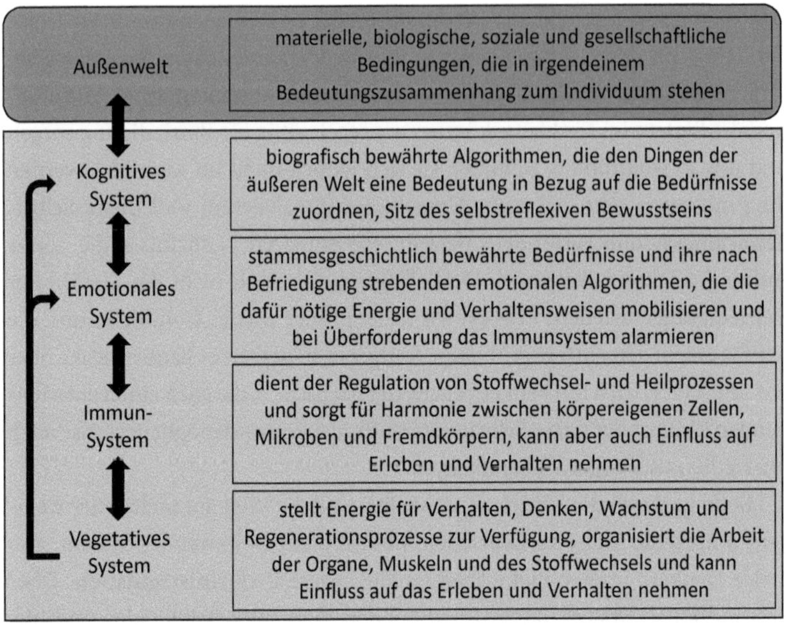

Abb. 3: Hierarchie der Regulationssysteme in der Innenwelt

Alle Regulationsprozesse dienen der Absicherung der Grundbedürfnisse des Organismus, in deren Mittelpunkt zwar die sie vermittelnden Emotionen stehen, den größten Einfluss hat jedoch das kognitive System, das mit seinen Wahrnehmungsorganen die Verbindung zur Außenwelt herstellt. Von seinen Bedeutungszuordnungen hängt es ab, wie zufrieden oder bedroht wir uns gerade fühlen dürfen, wann und in welchem Maße das Immunsystem arbeiten kann und auf welche Weise das vegetative System gerade moduliert wird.

Das Immunsystem und das vegetative System befinden sich in der Hierarchie im Normalfall unter dem emotionalen System, weil sie in allem, was sie zu tun haben, von den emotionalen Algorithmen abhängig sind. Emotionen nehmen Einfluss auf die Immuntätigkeit als auch auf die vegetativen Stoffwechselprozesse und sind somit die wesentlichen Kräfte, die alles in unserem Körper bewegen (Pert 1999). Eine direkte willkürliche Einflussnahme des kognitiven Systems auf das Immunsystem oder das Vegetativum gibt es zwar im Allgemeinen nicht, mit Hilfe unseres „sechsten Sinnes" (Schubert 2022) soll es

 © Frank & Timme Verlag für wissenschaftliche Literatur

jedoch durchaus möglich sein, die Prozesse in unserem Immunsystem sinnlich wahrzunehmen und sie als sinnvolle Ereignisse zu erkennen und über die Emotionen auch wieder auf sie zurückzuwirken. Diese Fähigkeit setzt jedoch ein hohes Einfühlungsvermögen, kritische Selbstreflexion und -erfahrung voraus, die nach meiner Einschätzung viel Übung und eine liebevolle Beziehung zu sich selbst erfordern.

Wenn das kognitive und das emotionale System nicht harmonisch miteinander agieren, weil die emotionalen Signale überhört, verdrängt oder nicht adäquat beantwortet wurden, kann auch das Immunsystem die Führung übernehmen. Diese Disharmonie bezeichnet Gabor Maté als „emotionalen Stress", durch den beispielsweise die Schmerzschwelle derart abgesenkt werden kann, dass sich eine verdrängte Angst nunmehr als Magenschmerz oder Darmbeschwerden (Reizdarm Syndrom – RDS) bemerkbar macht und so die Person daran hindert, einfach so weiterzumachen wie bisher. „Schmerzen im Darm", so Maté, „sind ein Signal, das der Körper nutzt, um uns Botschaften zu senden, die wir nur schwer ignorieren können." Diese Art von Körpersprache sei immer dort zu erwarten, wo sich eine Person schon als Kind mit seinem adäquaten emotionalen Ausdruck nicht bemerkbar machen konnte, die Eltern jedoch auf die körperlichen Symptome reagierten. Auf diese Weise wurde das Immunsystem konditioniert, die unbeachtete emotionale Sprache durch die körperliche zu ersetzen (Maté 2021).

Hier zeigt sich ein völlig neues Verständnis der Funktion des Immunsystems. Psychoneuroimmunologen wie Maté und Schubert vermuten, dass Autoimmunerkrankungen auf eine Dysregulation des Immunsystems zurückgeführt werden können, bei der das Immunsystem stressbedingt im quasi „verwirrten Zustand" gesunde körpereigene Zellen angreife, so „wie das psychische Selbst durch nach Innen gerichtete Vorwürfe und Wut angegriffen wird" (Maté 2021, S. 179). Nunmehr zeigt sich, dass das Immunsystem auch als eine Art „Exekutive" fungieren kann, die aktiv wird, wenn es den primär adäquaten Emotionen über längere Zeit nicht gelingen konnte, eine Befriedigung herzustellen. Dabei erzwingt es eine Umkehr oder einen Strategiewechsel, weg von den konditionierten Bewältigungsmustern, die immer wieder Aufschub oder lediglich Ersatzbefriedigung erzielen konnten.

Insofern ist Krankheit eine Botschaft des Körpers, die uns nicht einfach leiden lassen, sondern dazu bringen soll, für Abhilfe zu sorgen. Gelingt es dem kranken, emotional inkompetenten Menschen nicht, in dieser Körpersprache die damit zum Ausdruck gebrachte Not zu erkennen, werden sich möglicherweise mittel- oder langfristig irreversible Schäden einstellen, die auch auf einen vorzeitigen Tod hinauslaufen können.

Das Immunsystem ist also, ganz ähnlich wie unsere Gefühle und unser Verstand, an der Regulierung von Bedürfnissen beteiligt. Sind die Systeme harmonisch miteinander verbunden, dient das der Optimierung der Bedürfnisregulation. Sind sie es jedoch nicht, dann sollten wir zunächst erst einmal oben anfangen, nach den Ursachen zu suchen und nicht so sehr nach Anomalien im biologischen Stoffwechsel der unteren Ebenen suchen, wie es die biologisch orientierte Medizin immer noch tut. Krankheiten werden von ihr als Ergebnis genetisch geprägter Veranlagungen und des Einflusses von Noxen, also Stoffen oder Umständen, die eine schädigende Wirkung auf den Organismus haben, angesehen.

In unserer Perspektive sind die Bedürfnisse die Hauptantriebe für all unser Denken, Erleben und Verhalten und stehen im Mittelpunkt aller Selbstregulationsprozesse. Nur ihre Befriedigung ermöglicht es, das Leben zu erhalten und mit Sinn zu erfüllen. Wollen wir heilsame Veränderungen bewirken, sollten sie auch im Zentrum unserer Betrachtungen stehen! Störungen, Krisen oder Krankheiten aller Art haben demnach die Aufgabe, auf fehlende Befriedigung durch chronische Dysregulation aufmerksam zu machen. Sie nehmen Einfluss auf unseren Stoffwechsel, immunologische Prozesse, unsere Befindlichkeit und unser Denken und erzwingen (unbewusst) Veränderungen. Oder sie ermöglichen uns eine höhere Einsicht in unsere Bewältigungsschemata und unsere Persönlichkeit und verhelfen uns so zu einer Persönlichkeitsreifung, die immer mit einer verbesserten inneren Harmonie verbunden sind. Unseren Kognitionen und ihrem Verhältnis zu den Emotionen, also der Art und Weise, wie wir gelernt haben die Welt und uns selbst zu sehen, sollte deshalb die Hauptaufmerksamkeit im Prozess des Verstehens von Erkrankung und Heilung gewidmet werden.

© Frank & Timme Verlag für wissenschaftliche Literatur

Die Bedeutung von Narrativen für die Selbstregulation

Was uns Menschen jedoch von allen anderen Lebewesen unterscheidet, ist der Komplexitätsgrad unseres rationalen Verstandes, der in der Lage ist, aus Erfahrungen weitreichende Schlussfolgerungen zu ziehen oder sich Dinge vorzustellen, die es nie zuvor gab und die in der menschlichen Phantasie neu kombiniert werden können. Er kann mit ihnen spielen und planen, sie von verschiedenen Seiten betrachten und neu bewerten. Somit kann er all unseren Erfahrungen in Bezug auf ihr Befriedigungspotential eine ganz eigene Bedeutung geben.

So herausragend dieser Verstand auch sein mag, er ist auch äußerst anfällig für Fehlinterpretationen. Haben wir in der Kindheit erst einmal gelernt, den uns umgebenden Dingen eine bestimmte Bedeutung zuzuordnen, werden sie zu Glaubenssätzen, die unsere Erwartungen in der Gegenwart maßgeblich beeinflussen. Alle neu hinzukommenden Dinge werden dann auf die einst bewährte Weise beurteilt und so zu einem immer komplexeren Narrativ von der Welt verwoben. Früh geprägte Überzeugungen von der Welt sind demnach das Fundament aller folgenden Erfahrungen und somit fest im aktuellen Narrativ verankert. Sie später neu zu bewerten ist, das erleben wir in der Psychotherapie, sehr schwierig. Oft können wir sie nur aus einem Narrativ herauslösen, wenn wir dabei die Konsistenz des herrschenden Narrativs nicht gefährden. Das heißt, neue Erfahrungen können nur integriert werden, wenn sie nicht zu sehr mit den anderen Elementen des Narrativs in Widerspruch geraten.

Wenn z. B. eine Person A mit einer Person B nur schlechte Erfahrungen gemacht hatte (Person B grüßt nie, guckt immer grimmig, niemand mag Person B) und sie deshalb für unsympathisch befand (Narrativ von Person B) und plötzlich eine positive Erfahrung mit B macht, etwa weil sie ganz unerwartet grüßte, wird es Person A nicht so ohne weiteres gelingen, Sympathie für Person B zu entwickeln. Wahrscheinlich wird Person A erst einmal nach Erklärungen suchen, die mit dem bisherigen Narrativ kompatibel sind, wie etwa: „Person B braucht Hilfe und es gibt niemanden sonst, der helfen könnte“ oder „Person B hat im Lotto gewonnen!“ oder wird gar ihre Wahrnehmung umdeuten: „Person B hat heute besonders fies gegrinst.“

Das gesamte Narrativ zu ändern ist sehr viel schwieriger. Dafür müsste Person A den größten Teil seines verinnerlichten Bildes von B ändern, indem sie z. B. sämtliche alten Erfahrungen mit Person B neu bewertet: „Person B wurde nur deshalb von niemandem gemocht, weil sie von einem großen Kummer geplagt wurde, den sie allein nicht bewältigen konnte, und deshalb stets grimmig guckte und nicht grüßte. Nun aber hat sie eine entscheidende Entlastung erfahren und es lohnt sich, zu ihr freundlich zu sein!“ Dieser Vorgang ist nicht nur komplizierter und aufwendiger, sondern bräuchte auch hinreichend Prüfung und Bestätigung durch die Wirklichkeit. Unerwartete neue Erfahrungen führen deshalb sehr viel seltener zu Narrativänderungen. Deshalb werden sie irgendwie passend gemacht, um das bestehende Narrativ nicht zu sehr zu beschädigen, oder sie werden einfach ignoriert.

Narrative sind also höchst wichtige Orientierungshilfen, auf deren Konsistenz wir angewiesen sind. Die in ihnen vorkommenden „kognitiven Elemente“ müssen deshalb ein Mindestmaß an Stabilität und Widerspruchsfreiheit besitzen, anderenfalls erzeugen sie kognitive Dissonanzen, die mit beträchtlichem Unbehagen verbunden sein können (Festinger 1957). Dem zugrunde liegt das Bedürfnis nach Kontrolle bzw. Vorhersehbarkeit der Welt, in der wir ja die Befriedigung unserer Bedürfnisse realisieren wollen.

Passen unsere Narrative von der Welt jedoch so gar nicht zu den Realisierungschancen für unsere Bedürfnisse und wird dadurch unser Soll-Wert, wie sie zu befriedigen seien, dauerhaft unterschritten, muss sich das zunächst einmal in der Stimmung bemerkbar machen, die uns mobilisiert oder bremst, je nachdem, in welcher Richtung die Lösung erwartet wird. Wir sind dann leicht reizbar (aggressiv), vermeidend (ängstlich) oder antriebslos (resigniert) und nehmen dementsprechend nicht mehr die ganze Wirklichkeit wahr, sondern nur den durch die Stimmung und die kanalisierte Wahrnehmung emotional eingeengten Teil.

Bietet das Narrativ dauerhaft keine Lösung, werden wir entweder irgendwann depressiv (der Serotoninspiegel senkt sich signifikant) oder aber unser Immunsystem „kommt uns zu Hilfe“, in dem es wenig befriedigende oder für gefährlich gehaltene Aktivitäten ausbremst. Immunologische Prozesse wie etwa Entzündungen, Koliken, Erschöpfungszustände, neurologische Dysfunktionen oder auch Schmerzen können sehr hilfreich sein, wenn es darum geht, Tatsachen zu schaffen, die gegen das rational determinierte Narrativ wirksam sind. So können sie auf unbefriedigte Bedürfnisse aufmerksam machen, die auf

© Frank & Timme Verlag für wissenschaftliche Literatur

Grund fehlender narrativer Flexibilität und angemessener emotionaler Bedürfnisregulation unberücksichtigt geblieben sind. Mit dem damit verbundenen Stoffwechsel erzwingen sie erst einmal Ruhe und Stillstand und schließlich auch ein Umdenken und daraus resultierend ein neues, erfolgversprechenderes Verhalten, das in der Logik des alten Narrativ nicht zustande gekommen wäre.

Insbesondere die Depression, so scheint es, ist ein Vorgang, bei dem es neben der Antriebslosigkeit zu einer generalisierten Negativität in Bezug auf Selbst- und Zukunftsbewertung kommt. Diese depressive Trias kann sich erst wieder auflösen, wenn das Individuum bereit ist, neue Wege zu gehen!

Die Natur hat also in uns Menschen verschiedene Selbstregulations- und entwicklungsfördernde Algorithmen installiert, deren Sinn darin besteht, eine bessere Bedürfnisregulation zu gewährleisten und so das Leben in seiner bewährten Struktur zu fördern. Diese Algorithmen sind über Jahrmillionen entstanden und müssen nun durch den wachsenden Einfluss unseres Verstandes auf unser Verhalten auch wirklich verstanden werden. Das heißt, wir modernen Menschen müssen zunächst erst einmal die in uns angelegte Bedürfnissprache mit all ihren Empfindungen, physiologischen Reaktionen und Handlungsimpulsen kennenlernen, um dann auch angemessen auf sie reagieren zu können. Im Zusammenhang mit dem Thema „Inner Bonding" werden wir auf den Prozess des Kennenlernens der damit verbundenen „Körper- oder Empfindungssprache" (Sprache des Inneren Kindes) noch genauer eingehen.

Zunächst können wir jedoch davon ausgehen, dass diese Regulationsalgorithmen auch ganz ohne unser Verstehen weiterhin erhalten bleiben. Dabei werden sie der Hierarchie der Regulationssysteme entsprechend (Abb. 3) aktiviert und erst, wenn diese keine Befriedigung erreichen können, durch entsprechende Erfolgserfahrungen neu konditioniert.

Doch was, wenn auch diese Programme nicht die notwendigen Veränderungen bewirken können? Wann brauchen wir Hilfe von außen? Wann ist es notwendig, therapeutisch zu intervenieren? Und wie interveniert man therapeutisch am besten, so dass die Person sich wieder auf ihre Selbstregulationskompetenz verlassen kann?

Die Indikation für eine Psychotherapie

Wenn individuelle Entwicklungen in eine Sackgasse geraten, brauchen sie einen Rückwärtsgang, eine kreative Umstrukturierung, die es erlaubt, falsche Narrative, Verhaltensweisen oder gar ganze Charakterstrukturen, die immer wieder den Erfolg verhindern, aufzulösen. Dafür sollten sich Verhaltensweisen und Strukturen etablieren, die den ureigenen Bedürfnissen besser entsprechen! Das gilt für alle lebenden Systeme, Individuen, Gesellschaften oder auch Wirtschaftssysteme. Den damit verbundenen Zustand können wir als „Krise", „Depression", „Störung", „Krankheit" oder „Zusammenbruch" bezeichnen. In jedem Fall ist damit ein Regulationsprozess gemeint, der die Struktur und die Verhaltensweisen nachhaltig verändern kann. Dafür reicht es meistens nicht, eine Reihe von Erfolgserlebnissen oder eine Rückkehr auf das Vorkrisenniveau hinzubekommen. Vielmehr bedarf es einer Neuorientierung, eines neuen Narrativs und somit einer echten strukturellen Verbesserung des Systems, die sich auf einem bewussteren, höheren Niveau abspielt. Auf diese Weise können Krisen aller Art eine konstruktive Weiterentwicklung initiieren.

Kommt es im Restrukturierungsprozess zu keiner Weiterentwicklung, wird die auf dem Vorkrisenniveau wiederhergestellte Ordnung unter den vorherrschenden Bedingungen wahrscheinlich erneut kollabieren. Das Ganze wird sich dann so oft wiederholen, bis das System eine höherwertige strukturelle Lösung gefunden hat. In der Klinik sprechen wir in diesem Zusammenhang von rezidivierenden Störungen, wenn das System sich lediglich erholt, jedoch nicht auf einem höheren Niveau neu formiert hat.

Wenn wir diese Logik auf die menschliche Entwicklung und die Indikation für eine Psychotherapie anwenden wollen, müssen wir uns erst einmal darüber verständigen, was wir unter einem gesunden Menschen und einer gesunden Entwicklung verstehen wollen (Soll-Zustand) und ab wann der Ist-Zustand eine professionelle Intervention notwendig macht.

Die WHO hat Gesundheit als *„Zustand des vollständigen körperlichen, geistigen und sozialen Wohlbefindens"* definiert. Ein Zustand des „vollständigen Wohlbefindens" ist ja, wie wir das aus eigener Erfahrung leicht nachvollziehen können, eine äußerst subjektive und fragile Angelegenheit, die von verschiedenen äußeren Gegebenheiten und verinnerlichten Erwartungen abhängig ist.

 © Frank & Timme Verlag für wissenschaftliche Literatur

Die WHO-Definition beschreibt demzufolge nur einen Idealzustand, der für die externe Feststellung einer Psychotherapieindikation nicht geeignet ist.

Somit ist die Indikationsfeststellung in erster Linie auf das Reflexionsniveau einer Person angewiesen, die nur selbst feststellen kann, wann ihre Regulationskompetenzen in ihrem subjektiven Erleben nicht mehr ausreichen und sie mit Hilfe von außen etwas verbessern könnte. Somit setzt die Indikation für eine Psychotherapie ein gewisses Selbstreflexionsniveau voraus. Psychotherapie wäre in diesem Sinne indiziert, wenn eine Person bemerkt, dass sie Defizite bezüglich ihrer emotionalen Kompetenz hat und sich deshalb weiter entwickeln möchte.

Oft werde ich von meinen notleidenden Patienten gefragt, wie lange denn die Therapie dauert und oder wann sie aus meiner Sicht beendet werden kann. In der Regel antworte ich dann, dass ich das eigentlich nicht wissen kann, dass ich jedoch glaube, dass sie es selbst erspüren können, wann sie so weit sind. Es hängt davon ab, wann sie mit ihren dazugewonnenen Selbstregulationsmöglichkeiten wieder allein zurechtkommen und ob, wann und wie viel Hilfe sie vielleicht in ihrer zukünftigen Entwicklung noch brauchen werden.

Gesundheit beschreibt hier also einen Zustand nachhaltiger (nicht durch Suchtverhalten hergestellter) emotionaler Ausgeglichenheit, in dem das Individuum die Fähigkeit besitzt, sich aus eigener Kraft in seinem Entwicklungsprozess „mächtig" zu fühlen und nicht „Spielball innerer oder äußerer Mächte" zu sein. Ein „emotional gesunder Mensch" muss sich nicht immer wohlfühlen, aber er sollte zumindest wissen, warum er sich nicht wohlfühlt und was er in sinnvoller Weise tun kann, um sich wieder besser zu fühlen. Ein emotional gesunder Mensch sollte in der Lage sein, sich in den Widrigkeiten seines Lebens zurechtzufinden und kompetent auf Mangel und Bedrohung zu reagieren.

Die Indikation für eine auf die Heilung emotionaler Defizite orientierte Psychotherapie ergibt sich also immer erst aus der Erkenntnis und Bereitschaft einer Person, an seiner emotionalen Inkompetenz zu arbeiten. In den allermeisten Fällen kommen Patienten jedoch mit einer anderen Motivation in die Praxis. Die allermeisten Patienten haben ein psychisches oder physisches Leiden, für das sie keine oder nur eine unzureichende Erklärung haben und von dem sie hoffen, dass sie es mit professioneller Hilfe überwinden können. Eine echte Bereitschaft, sich mit problematischen Gefühlen auseinanderzusetzen, entsteht in der Regel jedoch erst nach einer Phase der Selbstreflexion, in der dem Patienten bewusstwird, dass es sich um Entwicklungsdefizite handelt, die er bereits seit seiner Kindheit in sich trägt. Die meisten Patienten sind sich dessen jedoch nicht bewusst und müssen erst – angeregt durch ihre Ratlosigkeit – erkennen, dass sie wenig über ihre Emotionen wissen und dass ihr psychisches und physisches Leid dort seine Ursachen hat!

Wie ist es nun zu erklären, dass so viele Menschen sich ihrer emotionalen Defizite gar nicht bewusst sind und dass sie oft erst verschiedene professionelle Anlaufstellen durchlaufen müssen, um etwas über die Wurzeln ihres Leidens zu erfahren?

Die Bedeutung des Leidens

Emotionale Verletzungen der Kindheit zu erkunden ist oft ein höchst schwieriger Prozess. Je ausgeprägter die Vernachlässigungen und bedeutsamer die Verletzungen, desto ausgeprägter ist in der Regel die Tendenz, die episodischen Erinnerungen zu verdrängen, umzudeuten oder in ihrer emotionalen Bedeutung zu bagatellisieren. Meistens sind die Versuche des Kindes, sie aus eigener Kraft zu bewältigen, gescheitert. Deshalb entstanden auch die oft bis in die Gegenwart praktizierten Vermeidungsschemata, die dafür sorgten, dass sich die Person nicht angemessen um die Befriedigung ihrer Bedürfnisse kümmerte.

Im Gegensatz zu der naiven Annahme, dass frühe Erfahrungen ja längst vergessen sein müssten, zeigt sich in der psychotherapeutischen Praxis: Je weiter eine das Kindeswohl bedrohende Erfahrung zurückliegt, desto mehr Einfluss hat sie auf das darauffolgende Erleben und Verhalten! Oft werden diese frühen Erfahrungen zum Fundament aller danach folgenden Erfahrungen und deshalb auch nur selten von später gemachten korrektiven Erfahrungen überschrieben. So lange die ursprüngliche Bedrohung oder der erlebte Mangel nicht in eigener Kompetenz abgestellt werden kann, so lange bleibt die ursprüngliche Verletzung in ihrer Bedeutung unverheilt oder anders formuliert „gespeichert“ und ist maßgeblich dafür verantwortlich, dass der Betroffene auch später noch durch seine gespeicherten Vermeidungsmuster emotionales und körperliches Leid erfährt.

 © Frank & Timme Verlag für wissenschaftliche Literatur

Die Krisen, Beschwerden und oft chronischen Erkrankungen der Gegenwart sind deshalb meistens das Ergebnis alter, unverheilter emotionaler Verletzungen, die ihren Schatten bis in die Gegenwart werfen, indem sie das Erleben und Verhalten immer noch maßgeblich mitbestimmen. Aus dieser Perspektive sind Leid, Krisen und Krankheiten keine „Bedrohungen der Menschheit", sondern Ausdruck unverheilter emotionaler Verletzungen und der damit verbundenen Fehlentwicklungen, die sich hier als immer wieder überhörte oder fehlgedeutete Alarmsignale zu Wort melden.

Diese Alarmsprache richtig zu verstehen ist für die Überwindung der Fehlentwicklungen von entscheidender Bedeutung. Ohne diese Alarmmeldungen unseres Organismus, die sich bei Nichtbeachtung in der Regel noch verstärken, gäbe es keinen Anlass, unsere einmal verinnerlichten Narrative von uns und der Welt zu überdenken. Oft jedoch befähigt uns erst das Leid, die Motivation zu entwickeln, die Veränderungen vorzunehmen, die notwendig sind, um angemessener unsere angeborenen Bedürfnisse zu befriedigen und uns nachhaltiger in unsere Welt zu integrieren.

Eine hohe „Leidensfähigkeit", die einen Menschen veranlasst, sein Leid tapfer auszuhalten, ist dabei eher hinderlich, weil sie die eigentliche Bedeutung des Signals verkennt! Da wir Menschen „Gewohnheitstiere" sind, neigen wir auch dazu, einst in der Not bewährte Vermeidungs- und Bewältigungsstrategien beizubehalten, obwohl sie in der aktuellen Situation überhaupt nicht sinnvoll sind. Erst der Leidensdruck, der den Leidenden manchmal bis zur Verzweiflung bringen muss, zwingt ihn, Motive zu überdenken und Veränderungen auszuprobieren.

Die meisten Menschen sind jedoch in Bezug auf ihre Leiden gar nicht richtig im Bild. In den allermeisten Fällen haben sie keine Idee, was ihre Symptomatik bedeutet und ihnen mitteilen möchte. Selbst wenn sie die Ursache kennen, haben sie doch die Erfahrung gemacht, dass sie mit den ihnen zur Verfügung stehenden Mitteln daran nichts ändern können, so dass sie zu Spezialisten geworden sind, ihr Leid mit allen möglichen Tricks, Ablenkungen oder dem Konsum von lindernden Substanzen erträglich zu machen.

Wenn der leidende Mensch ins medizinische System eintritt, werden ihm in der Regel bloß lindernde Maßnahmen vorgeschlagen. Da die eigentlichen Ursachen in der verborgenen Struktur seiner Persönlichkeit zu finden wären, kann man den Ärzten keinen Vorwurf machen. Wie sollten sie auch in der oft nur kurzen Zeit der Visite herausfinden, worum es eigentlich geht? Auch die üblichen Laborbefunde oder bildgebenden Verfahren sind kaum geeignet, tief verborgene emotionale Verletzungen sichtbar zu machen, so dass es meistens der Intuition des Arztes überlassen bleibt, eine Linderungsstrategie vorzuschlagen, die sich nicht selten in der Gabe nebenwirkungsreicher Medikamente, der Verordnung physiotherapeutischer Maßnahmen oder auch gut gemeinten Verhaltensempfehlungen erschöpft. Den Leidensdruck minimieren zu wollen, ist ethisch zwar verständlich, entfernt uns jedoch vom Ziel, verstehen zu können, was die Beschwerden des Patienten zum Ausdruck bringen. Wenn es nicht gelingt, den Entwicklung fordernden Sinn des Leids zu verstehen, wird es sich neue Ausdrucksmöglichkeiten suchen müssen, um die für die gesunde Entwicklung notwendigen Veränderungen zu bewirken.

Als Psychotherapeut habe ich gelernt, den Zusammenhang zwischen Denken, Fühlen, Handeln und dem subjektiv erlebten Leid systematisch zu beobachten. Nicht immer ist eine medikamentöse Linderung von Schmerzen, Depressionen oder Ängsten dabei sinnvoll, denn wie wollen wir unseren Patienten helfen, alternative Denk- und Verhaltensmuster in ihrer Wirkung realistisch einzuschätzen, wenn sie auf Grund der medikamentösen Wirkung gar nicht spüren, wie die Angst, die Resignation oder der Schmerz durch therapeutisch veranlasste alternative Denk- und Verhaltensweisen nachlassen. Auch können wir beobachten, dass Patienten in Krisen nach den ersten Erleichterungen, die sie durch die therapeutischen Gespräche erleben, ihre Veränderungsmotivation wieder aufgeben. Offensichtlich verlassen wir Menschen nur sehr ungern die uns vertraute Komfortzone. Oft sind Leidende schon zufrieden, wenn sie eine kleine Erleichterung verspüren und vermeiden erneut das herausfordernde, noch nicht einschätzbare Terrain der Veränderung.

Eine der wichtigsten Aufgaben der Therapie ist es deshalb, eine Haltung gegenüber dem persönlichen Leid zu entwickeln, die sich nicht darauf reduzieren lässt, dass wir das Leid schnellstmöglich hinter uns bringen. Unsere Gefühle, insbesondere die unangenehmen, verdienen es, beachtet und verstanden zu werden. Erst wenn wir in ihnen unsere „Freunde“ erkennen, die uns wichtige Botschaften vermitteln, können wir in den Einklang mit uns und unseren Be-

© Frank & Timme Verlag für wissenschaftliche Literatur

dürfnissen kommen. Die Einstellung zu unseren Gefühlen ist möglicherweise der Schlüssel dafür, ob und wie Therapie gelingen kann.

Wie wir das praktisch bewerkstelligen können, darüber soll in diesem Buch nun ausführlich berichtet werden.

II. Die Architektur der menschlichen Seele

Ein psychotherapeutisches Edukationsmodell

Im ersten Teil habe ich zu zeigen versucht, dass wir mit der symptomorientierten Sicht, die wir aus der biologischen Medizin kennen, nicht an die strukturellen psychischen Besonderheiten herankommen, die uns verständlich machen könnten, warum Personen immer wieder Verhaltensweisen praktizieren, die sich als der eigenen Zufriedenheit, Ausgewogenheit und Gesundheit nicht zuträglich erweisen. Erst wenn ihr Organismus mit Leid und Einschränkungen verbundene Symptome produziert, entsteht die Veränderungsbereitschaft, die sie befähigt, ihre einst unter Mangel und Bedrohung gelernten Verhaltensgewohnheiten aufzugeben und sie so zu verändern, dass ihre Bedürfnisse wieder adäquat befriedigt werden können.

Offensichtlich ist den meisten Personen nicht bewusst, welche Verantwortung sie für ihre Beschwerden haben, so dass sie eher Spezialisten im Vermeiden unangenehmer Gefühle geworden sind. Dabei bedienen sie sich diverser Ersatzbefriedigungen, die nicht selten mit der Zeit zu süchtigen Verhaltensweisen oder Vermeidungsstrategien werden, deren ausschließliches Ziel es ist, unangenehmen Gefühlen aus dem Weg zu gehen.

In diesem Teil wollen wir uns nun die Architektur und Funktionsweise des menschlichen Gehirnes genauer anschauen. Ziel ist es, ein Modell in die Hand zu bekommen, mit dem es uns gelingen kann, die in uns stattfindenden seelischen Vorgänge so zu verstehen, dass wir sie als sinnhaft und ursächlich für unser seelisches Leid wiedererkennen können. Das im Folgenden dargestellte Drei-Gehirne-Modell soll helfen, ein positiveres Verhältnis zu uns selbst zu entwickeln und uns befähigen, unsere Vorstellung von uns selbst so zu modulieren, dass wir unsere in der Kindheit gelernten strukturellen Defizite selbst erkennen und überwinden können. Mit Hilfe dieses Modells können wir das im Alltag und in der Therapie modifizierte Erleben immer wieder konstruktiv reflektieren und so den Heilungsprozess effektiv begleiten.

Die drei Gehirne des Menschen

Das menschliche Gehirn ist das Ergebnis von hundert Millionen Jahren Stammesgeschichte und somit in seiner Architektur perfekt an die Bedingungen seiner Entstehungsgeschichte angepasst. Einen rasanten Umbau der Lebensverhältnisse jedoch, wie wir ihn durch die technische Entwicklung in den letzten 200 Jahren erlebt haben, hat es so noch nie gegeben. Mit den modernen technischen Möglichkeiten ist unser Gehirn mit völlig neuen Herausforderungen konfrontiert, auf die es sich in der bisherigen Stammesgeschichte noch nicht einstellen konnte. Wird es mit diesen Herausforderungen überhaupt mithalten können?

Was sollen wir tun? Inzwischen wird die Steigerung der Leistungsfähigkeit unseres Gehirns durch Stimulanzien oder digitale Schnittstellen wissenschaftlich erkundet. Aber ist sie auch wünschenswert? Was passiert mit unserer Menschlichkeit, wenn wir unser Gehirn biochemisch und technisch nachrüsten und dabei auf die Fähigkeiten und Selbstheilungskräfte verzichten, die sich in der Stammesgeschichte bisher bewährt haben? Schaden wir uns damit langfristig nicht sehr viel mehr, als wir uns nützen? Vielleicht sollten wir besser unser Verhalten und unsere Umgebung so einrichten, dass wir die technischen Möglichkeiten in den Dienst einer nachhaltigen Bewusstseinsentwicklung stellen, ohne uns dabei vom Kontinuum unserer Stammesgeschichte zu entfremden? Wenn wir uns die Architektur unseres Gehirns einmal genauer anschauen, können wir feststellen, dass die Funktionsweise nicht nur perfekt in unsere bisherige Welt passte, sondern so gebaut ist, dass es auch für ungeplante Entwicklungen offen ist.

Zunächst erst einmal besteht unser Gehirn zum Zeitpunkt der Geburt aus verschiedensten funktionellen zellulären Einheiten, die lokal und überregional organisiert sind. Bereits vor der Geburt unterliegen sie in der Art, wie sie sich organisieren, biologischen und psychischen Einflüssen der Mutter. So gibt es beispielsweise funktionelle Einheiten, die sich dem Sprachverstehen oder der

 © Frank & Timme Verlag für wissenschaftliche Literatur

Sprachgenerierung zuordnen lassen, andere speichern optische Bilder und akustische Signale, verbinden sie mit vorhandenen Strukturen und weisen ihnen so Bedeutungen zu, wieder andere sind auf abstrakte Planungs- und Vorstellungsleistungen spezialisiert, prüfen die Erfüllbarkeit von Bedürfnissen oder koordinieren die Motorik. Immerzu sind diese Nervenzellverbände dabei, sich sinnvoll zu verknüpfen oder auch wieder zu lösen und repräsentieren somit Erfahrungen und ihre Bedeutungen. So werden sie nach und nach zur „Software" des Gehirns, mit deren Hilfe wir Signale, Kontexte und ihre Bedeutungen wiedererkennen und die einst befriedigenden und spannungsreduzierenden Reaktions- und Verhaltensweisen speichern, um sie als Bedürfnisbefriedigungs- und Konfliktbewältigungsstrategien für spätere Aufgaben zur Verfügung zu haben.

Den größten Einfluss auf den Lernprozess üben, wie wir annehmen, die frühen Erfahrungen aus. Dabei bilden die Erfahrungen, die das Kind zu Beginn seiner Lernkarriere macht, quasi das Fundament, auf denen spätere Erfahrungen aufbauen und sich so zunehmend zu prototypischen Erfahrungsmustern formieren. So entstehen zu allen möglichen Lebensbereichen und Bedürfnissen funktionelle Einheiten, die im zellulären System als prototypisch bedeutsame Bilder, Begriffe, Kontextmerkmale oder deren semantische Relationen gespeichert werden. Sie repräsentieren nach und nach alle relevanten Erfahrungen des heranwachsenden Kindes. Mit dem Erwerb der Sprache werden sie zu Glaubenssätzen verdichtet, die wir als Bedeutungszuordnungen und Handlungsanweisungen mal mehr und mal weniger bewusst zur Verfügung haben und fortan auf alle möglichen Lebenssituationen anwenden. Je nach Entstehungszeit sind sie mehr oder weniger verallgemeinert und wirken oft automatisch auf Erleben und Verhalten, ohne dass die Person sich dessen bewusst sein muss. Glaubenssätze sind oft tief im Unbewussten verborgen und deshalb dann schwer wiederzufinden. Unter bestimmten therapeutischen Umständen sind sie jedoch bewusstseinsfähig. Ob bewusst oder unbewusst, sie wirken auf Erinnerungen, Vorstellungen und Erwartungen, aber auch auf Gefühle und Handlungsimpulse und mischen sich so permanent in das aktuelle Erleben ein.

Der biografische Erfahrungen verarbeitende Teil unseres Gehirns dient also immer in irgendeiner Weise der Befriedigung von Bedürfnissen. Durch unsere Erfahrungen lernen wir, welche Bedeutung die Dinge in der uns umgebenden Welt haben. Wir lernen, welche Dinge befriedigend sein können und ob, wann und wie sie zur Verfügung stehen und was genau wir zu tun haben, um sie zu bekommen. Diese lernenden Teile des Gehirns bezeichnen wir auch als Ratio oder Vernunft. Dieser rationale Verstand hat überdies die Aufgabe, Bedürfniszustände von innen und Informationen von außen auf ihre Bedeutung zu prüfen und aus dem Repertoire von Möglichkeiten ein Verhalten auszuwählen, dass in irgendeiner Weise der Befriedigung eines Bedürfnisses dient. Er besteht im Wesentlichen aus zwei Teilen, einem sehr schnellen, auf Gefahren- und Mangelbeseitigung bezogenen Teil, den wir als *Ego-Verstand* bezeichnen wollen und einem langsameren, verschiedene Möglichkeiten konstruktiv abwägenden Verstand. In der Therapie sprechen wir in diesem Zusammenhang vom „gesunden Erwachsenenverstand" respektive dem konstruktiv-kooperativ agierenden *KoKo-Verstand*. Er reflektiert auch mittel- und langfristig notwendige Bedürfnisse und die Verfügbarkeit von Mittel zu ihrer Befriedigung und setzt dabei auf die Win-Win-Synergie der Kooperation.

Darunter befindet sich ein Teil unseres Gehirns, der stammesgeschichtlich noch älter ist und sein Wissen über viele Millionen Jahre entwickelt und in Algorithmen angelegt hat. Diesen Teil wollen wir als *emotionales Gehirn* bezeichnen. Er ist dem Betriebssystem eines Computers vergleichbar, nur dass sich das menschliche Betriebssystem nicht einfach updaten lässt. Das emotionale Gehirn verändert sich im Verlauf eines Lebens nicht oder nur wenig. In ihm sind unsere Bedürfnisse gespeichert und ihre Ausdrucksformen, die wir umgangssprachlich als Gefühle bezeichnen. Dieses emotionale Gehirn ist so etwas wie ein Klavier und der rationale Verstand ist der Klavierspieler. Von der Fähigkeit des Klavierspielers hängt ab, welche Tasten gespielt werden. Beherrscht der Verstand sein Handwerk, kommen befriedigende Melodien zustande, dann hört man ihm auch gern zu. Es gibt jedoch auch dumpfe Töne und Disharmonien, die zu einem Stück zwar schon mal dazugehören können, aber auf Dauer eher ein Zeichen dafür sind, dass der Klavierspieler sein Handwerk vielleicht noch nicht ausreichend beherrscht.

Emotionen haben allen unseren Vorfahren als zuverlässiger Verhaltenskompass gedient. Sie sind die Voraussetzung dafür, dass sich Leben erhalten

© Frank & Timme Verlag für wissenschaftliche Literatur

und entwickeln kann. Sie sind die Musik des Lebens, sie koordinieren den Stoffwechsel und initiieren verschiedenste Verhaltensweisen und sorgen dafür, dass die eigenen Bedürfnisse von der eigenen Ratio wahrgenommen werden und in der sozialen Bezugsgruppe Berücksichtigung finden.

Diese drei Gehirne – EMOTIONAL, EGO, KOKO – sind in ihren Funktionen relativ selbständige Einheiten, die jedoch Einfluss aufeinander ausüben. Von ihrem harmonischen Miteinander hängt ab, ob eine Person physisch und psychisch gesund ist. Ob wir Menschen unsere Zukunft meistern werden, hängt wohl in erster Linie davon ab, ob unser konstruktiv-kooperativer Verstand sich gegenüber den anderen Teilen als kluge und verlässliche Führungskraft behaupten kann. Von seinen Fähigkeiten hängt ab, ob unsere Vorstellung von der Zukunft richtig ist und es uns gelingt, in der Gegenwart für die Zukunft notwendige Entscheidungen zu treffen. Dieses Wissen müssen wir jedoch von Generation zu Generation immer wieder neu generieren, prüfen und weiterentwickeln.

Sein antagonistischer Gegenspieler, der Ego-Verstand, hat ebenso überlebenswichtige Funktionen. Er ist für unseren Selbstschutz verantwortlich und soll uns rechtzeitig vor vernichtenden Gefahren, bedrohlicher Konkurrenz und Mangel warnen. Wenn er uns jedoch beherrscht, weil wir früh lernen mussten, dass die Welt für uns ein bedrohlicher Ort voller Gefahr und Heimtücke ist, wird er nicht nur unser Gefühlsleben dominieren, sondern auch unseren Koko-Verstand zurückdrängen, etwa so wie ein Rettungsfahrzeug, das mit seinem Alarmsignal allen anderen Verkehr zwingt, am Straßenrand zu warten.

Um dieses konzertierte Zusammenspiel geht es in der Psychotherapie! Ziel der Therapie ist es, den Koko-Verstand auszubilden, dem Ego-Verstand, dort wo es notwendig ist, Einhalt zu gebieten und den emotionalen Impulsgeber kennen und als zuverlässigen Kompass schätzen zu lernen.

Das emotionale Gehirn

Das emotionale Gehirn ist der stammesgeschichtlich älteste Teil unseres Gehirns. Einige Eigenschaften des emotionalen Gehirns teilen wir bis heute mit Vögeln und Säugetieren. Die in ihm strukturell angelegten Algorithmen sind als Erfolgsrezept der Phylogenese bis in die Gegenwart beibehalten worden. Somit gehören sie auch zum Betriebssystem unseres Gehirns. Emotionen sind der Ausdruck des Kontinuums, der sich für die Bedürfnisregulation sozial lebender Organismen als unentbehrliche Orientierungshilfe erwiesen hat.

Emotionen dienen der Befriedigung von Bedürfnissen. Sie stellen praktisch die Energie für die Befriedigung der dafür dienlichen Motive zur Verfügung und bestimmen auch die Richtung und die Qualität dieser Energie. Dabei sind die Erfahrungen, die wir auf dem Weg zur Menschwerdung gemacht haben, in uns als allgemeine Antriebsmotive gespeichert, die sich erst im Verlauf der individuellen Entwicklung in verfügbare konkrete Motive übersetzen lassen. Allgemeine Motive richten sich auf materielle, kooperative, soziale, reproduktive, regenerative oder sinnsuchende Ziele und machen sich von Zeit zu Zeit in uns bemerkbar, um auf Befriedigung zu drängen. Wird ein Bedürfnis lange Zeit nicht realisiert und steht subjektiv auch keine zeitnahe Realisierung in Aussicht, entsteht in uns ein Bedürfnisdruck, der sich in unseren Gefühlen oder auch unserer Stimmung bemerkbar machen kann und unsere Aufmerksamkeit und unser Denken in die Richtung der Realisierungschancen ausrichtet. So werden unsere Psyche und unser Körper energetisch vorbereitet und im Bereitschaftsmodus gehalten, um im geeigneten Moment das Verhalten zu aktivieren, das uns die Befriedigung verschafft.

Diese Vorgänge bestimmen unser Erleben und Verhalten, entscheiden über Wohl- und Unwohlsein. Werden die dabei erzielten Ergebnisse als befriedigend erlebt, kann sich das ursprüngliche Motiv wieder auflösen. Wird ein Ergebnis jedoch als unbefriedigend erlebt, kann sich die emotionale Qualität unseres Befindens in Abhängigkeit von der kognitiven Verarbeitung des Misserfolgs noch einmal verändern und somit einen neuen Versuch folgen lassen. Zum Beispiel könnte ein ursprünglich mit aggressiver Energie anvisiertes Ziel nicht erreicht worden sein, weil andere Gruppenmitglieder andere Ziele verfolgten und die Mithilfe verweigerten. In der Nachbereitung könnte die Person diese Gefahr eines erneuten Scheiterns erkennen und darauf mit Angst reagieren. Mit Hilfe dieser Angst wiederum könnte sie nun viel vorsichtiger agieren und möglicherweise besser zum Ziel gelangen als mit der ursprünglich aggressiven Energie.

© Frank & Timme Verlag für wissenschaftliche Literatur

Emotionen vermitteln uns also einerseits, wann ein Bedürfnis befriedigt werden sollte und reagieren andererseits auf das kognitive Bewertungssystem (Ratio), welches uns anzeigt, ob aktuell eine Realisierungschance erwartet werden kann. Erscheint die Situation günstig oder dringlich, wird der Organismus auf das entsprechende Verhalten vorbereitet, das uns Befriedigung verschaffen soll. Dabei werden Stoffwechselprozesse, Kreislauf, Muskulatur, Mimik, Gestik, Stimme und Motorik aktiviert oder gehemmt (inhibiert) und zeigen unseren Artgenossen, welche Bedürfnisse in uns gerade vorherrschen und mit welchem Verhalten sie bei uns rechnen können. Emotionaler Ausdruck vermittelt Zufriedenheit, Kampfbereitschaft, Kooperationsinteresse, Abneigung, Wohlwollen, Gefahren oder Entwarnungen. Fehlt es beispielsweise an Energie, wird sich Hunger einstellen und uns zur Nahrungssuche anregen, ist es zu kalt, suchen wir Wärme, fehlt es an Bindungssignalen, treibt es uns vielleicht an, etwas zu tun, um mehr Zustimmung zu erhalten.

Emotionen sind demnach für alle Stoffwechselvorgänge in unserem Körper von Bedeutung, da sie ja das notwendige Verhalten dafür vorbereiten müssen. Sie bestimmen das Ziel und die Art und Weise unseres Wollens und sorgen maßgeblich dafür, dass wir uns so verhalten, wie es der Befriedigung unserer Bedürfnisse dient und sorgen somit für den Erhalt unseres Lebens.

Haben wir ein lohnenswertes Ziel vor Augen oder in unserer Vorstellung, werden durch Ausschüttungen entsprechender Botenstoffe die entsprechenden Effektoren stimuliert. Bei Zielerreichung werden dann an den entsprechenden Belohnungsrezeptoren entspannende, befriedigende, lustvolle oder sogar euphorisierende Empfindungen stimuliert. Verfehlen wir unser Ziel oder werden wir bei unserem Tun behindert, verspüren wir ein frustrierendes Unbehagen, welches uns je nach erlernter Frustrationstoleranz demotiviert oder in Abhängigkeit von unserer rationalen Beurteilung im Anspannungszustand verharren lässt oder zu neuen Anstrengungen mobilisiert. Ob ein Ziel erreicht ist oder nicht, ist wiederum auch von unserer rationalen Beurteilung abhängig, die einen entscheidenden Einfluss auf die Qualität und Quantität unserer Emotionen ausübt (vgl. Abb. 2, S. 84).

Alle diese emotionalen Vorgänge sind hochkomplex und natürlich auch automatisiert, d. h. ihre Koordination kann ohne Bewusstsein ablaufen. Da sie jedoch beobachtbar und somit auch interpretierbar sind, können wir sie durch bewusstes Nachdenken beeinflussen. Wir erkennen sie an den spezifischen Empfindungen und Stimmungen, an ihren Handlungsimpulsen und an den in uns angeregten Gedanken. Wenn es uns gelingt, sie mit ihren zugrunde liegenden Motiven in Verbindung zu bringen, dann erkennen wir möglicherweise, in welchem Maße sie im gegenwärtigen Kontext tatsächlich der Befriedigung eines spezifischen Bedürfnisses dienen. Auf diese Weise können wir bewusst Einfluss auf unsere Emotionen nehmen! Damit es uns gelingt, gut zu leben, sollten wir im Verlaufe unseres Lebens ein Bewusstsein dafür entwickeln, welche Bedürfnisse wir Menschen im Allgemeinen zu realisieren haben. Ist ein Grundbedürfnis nicht bewusst, dann ist es ganz und gar der Autoregulation überlassen und wir können keinen reflektierten Einfluss auf seine Realisierungschance nehmen.

Die menschlichen Grundbedürfnisse

Bedürfnisse sind die Motive der Emotionen und somit die stammesgeschichtlichen Antriebe, die der Lebens- und Arterhaltung dienen. Menschen besitzen eine Vielzahl von Bedürfnissen, die alle darauf warten, zu geeigneter Zeit befriedigt zu werden. Dabei kann es durchaus Bedürfniskonflikte geben, wenn z. B. mehrere Bedürfnisse gleichzeitig drängen, dabei jedoch auf ganz unterschiedliche Strategien angewiesen sind. So können beispielsweise das Bedürfnis nach Sicherheit und das Bedürfnis nach Exploration nicht gleichzeitig befriedigt werden. In Abhängigkeit von der Situationsbewertung halten sich möglicherweise Angst und Neugierde wechselseitig in Schach, so dass es vorübergehend zu einem Stillstand kommen kann, bis sich schließlich ein Bedürfnis durchgesetzt hat oder ein geeigneter Kompromiss für die Befriedigung beider Bedürfnisse gefunden wurde.

Obwohl alle Menschen von Geburt an die gleichen Bedürfnisse haben und sie die Hauptantriebskraft für unser Verhalten sind und ihre Befriedigung hauptverantwortlich für unsere Befindlichkeit ist, sprechen wir doch erstaunlich wenig über sie oder verwechseln sie gar mit Wünschen oder Ersatzbefriedigungsmotiven. Dafür, dass sie die im Kontinuum gewachsenen

 © Frank & Timme Verlag für wissenschaftliche Literatur

unabdingbaren Antriebskräfte für menschliches Verhalten sind, wurden sie auch in der psychologischen Fachliteratur wenig beachtet.

Sigmund Freud erkannte seinerzeit zwei Haupttriebkräfte: „Eros“ und „Thanatos“, den Liebes- und den Todestrieb. Alle menschlichen Regungen seien auf dieses Spannungsfeld zurückzuführen. Andere Autoren sprechen im Kontext von Psychotherapie von unterschiedlichen Bedürfnissen. Der deutsche Psychotherapieforscher Klaus Grawe beschrieb einst vier Grundbedürfnisse, Rainer Sachse dagegen acht, die beiden US-amerikanischen Psychotherapieschulengründer Jeffrey Young und Albert Pesso jeweils vier und sieben und benutzten dabei auch sehr unterschiedliche Bedürfnisbegriffe. Obgleich ihnen klar war, dass Bedürfnissen eine zentrale Bedeutung für unser Erleben und Handeln zukommt, taten sie sich schwer, ihre Auswahl zu begründen. Dabei hatte Abraham Maslow in „A theory of human motivation“ (1943) sich schon lange vor ihnen darum bemüht, eine Antriebstheorie für menschliches Verhalten zu formulieren. Er postulierte, dass Bedürfnisse hierarchisch wie in einer Pyramide organisiert seien. Demnach könnten, vom Grad des Bewusstseins abhängig, höherwertig eingeschätzte Bedürfnisse erst handlungsleitend werden, wenn darunter liegende, näher an der Basis der Pyramide befindliche Bedürfnisse befriedigt worden seien. Obwohl sich diese Kategorien und ihre Hierarchie nie so richtig empirisch bestätigen ließen, wird Maslow im Zusammenhang mit Bedürfnissen bis heute gern zitiert.

Dass die menschlichen Bedürfnisse in der Literatur bis heute so wenig Aufmerksamkeit auf sich gezogen haben, liegt möglicherweise auch daran, dass es sich ja um unsichtbare Antriebe handelt, die auf unsere Aufmerksamkeit und unsere Interpretation angewiesen sind. Dementsprechend viele und unterschiedliche Begriffe kann es für sie geben. Ihre genaue Zahl ist also gar nicht definierbar, da diese sich ja auch in Abhängigkeit von der jeweiligen Sprache ganz unterschiedlich beschreiben lassen. Trotzdem soll hier der Versuch unternommen werden, Gruppen von Bedürfnissen zu benennen, in denen die Antriebe sich dann mit entsprechenden Begriffen konkretisieren lassen.

1. Physiologische Bedürfnisse: Hier handelt es sich um all jene Antriebe, die dafür sorgen, dass die physiologischen Lebensvoraussetzungen erhalten bleiben. Dazu gehören: Nahrung, Luft, Raum, Bewegungsfreiheit, die richti-

ge Temperatur, körperliche Unversehrtheit, Schlaf, Regeneration oder auch hinreichende Kontrolle über diese Ressourcen. Sie sorgen dafür, dass wir wachsen, Stoffwechsel betreiben und uns regenerieren können. Ihr Fehlen könnte schon in sehr kurzer Zeit tödliche Folgen haben, so dass wir großen Teil unserer Energie und Aufmerksamkeit der Befriedigung dieser Bedürfnisse widmen müssen. Empfindungen wie Atemnot, Hunger, Durst, Frieren oder Schwitzen, Müdigkeit, Erschöpfung oder Angst können uns anzeigen, dass ein entsprechendes Bedürfnis nach Befriedigung strebt, damit der Organismus nicht gefährdet wird. In der Maslow'schen Pyramide sind sie das Fundament.

2. Soziale Bedürfnisse: Soziale Bedürfnisse regulieren das Zusammenleben der Individuen einer Art. Sie sorgen auch bei uns Menschen dafür, dass wir keine Einzelgänger sind, sondern in kooperativen Gemeinschaften miteinander leben. Damit das gelingen kann, braucht es ein fein abgestimmtes Repertoire von Kräften, die den Zusammenhalt herstellen und regeln (Bindung), aber auch solche, die die Unverwechselbarkeit des Individuums sicherstellen (Autonomie).

*Bindungs*bedürfnisse sind von Anfang an unverzichtbar. Die erste und höchst bedeutsame Erfahrung eines Neugeborenen ist die Anbindung an den Körper der Mutter, ohne die es sich hilflos und verlassen fühlen würde. Dazu gehören neben der körperlichen Nähe Bedürfnisse nach Verlässlichkeit, Geborgenheit, aber auch das Bestreben, für jemanden wichtig und nicht austauschbar zu sein. Insbesondere Kinder brauchen es, dass ihre Bedürfnisse wahrgenommen werden (gesehen werden) und ihr emotionaler Ausdruck richtig verstanden wird (Validierung). Später kommen dann entwicklungsspezifische Themen wie Anerkennung für das selbst Geleistete, Unterstützung, Solidarität, Zugehörigkeit und Gerechtigkeit, noch etwas später kommen Selbstwerterhöhung, Status und schließlich auch Sexualität hinzu.

Bedürfnisse nach *Autonomie* beschreiben dagegen Antriebe, eine eigene Unverwechselbarkeit zu besitzen und somit etwas für die Variabilität der Möglichkeiten der Gemeinschaft beizutragen. Damit eine Gemeinschaft gut funktionieren kann, braucht es unterschiedliche Charaktere, die unterschiedliche Stärken haben. Mit seinen individuellen Kompetenzen und Vorlieben

 © Frank & Timme Verlag für wissenschaftliche Literatur

kann jedes Gruppenmitglied etwas anderes zum Gemeinwohl beitragen, so dass am Ende alle von der Pluralität profitieren können. Dazu bedarf es Persönlichkeiten, die ihren ganz eigenen Impulsen folgen, um sich von anderen zu unterscheiden. In ihrer Entwicklung brauchen sie deshalb auch erst einmal Inspiration für eigene Räume, die sie nach ihren eigenen Vorstellungen gestalten können. Sie brauchen Grenzen, die sie vor Vereinnahmung oder Übergriffen schützen, aber auch hilfreiche Begrenzungen der eigenen Impulse gegenüber den Grenzen anderer, damit sie sich in der sie umgebenden sozialen Welt orientieren können. Und schließlich brauchen Menschen eine eigene Identität oder besser Identitäten, die sie als zugehöriges, wertschöpfendes, kreativ gestaltendes und denkendes oder auch sexuelles Wesen definieren.

Die meisten unserer Emotionen sind darauf gerichtet, unsere sozialen Bedürfnisse zu signalisieren, zu verhandeln und auszubalancieren. So empfinden wir Zugehörigkeit, Liebe, Freude, Begeisterung, Überraschung, Einsamkeit, Schuld, Scham, Ängste vor Verlassenheit, Ausgrenzung, Herabwürdigung oder Ungerechtigkeit, desgleichen Ärger, Wut und Hass, Verzweiflung, Trauer, Neid oder Hilflosigkeit immer in Beziehungskonstellationen. Diese Gefühle helfen uns zusammenzuhalten, aber auch einzigartig, unverwechselbar und verlässlich zu sein und gebraucht zu werden. Mit ihrer Hilfe wurde eine hocheffiziente Art und Weise des Kooperierens ermöglicht, die unsere Art nicht nur sehr gut überleben ließ, sondern sie auch zur mit großem Abstand leistungsfähigsten unseres Planten machte.

3. Reproduktion: Das Bedürfnis nach Reproduktion sorgt nicht nur für das eigene Überleben, sondern auch dafür, dass Nachwuchs geboren und dessen Existenz und Entwicklung abgesichert wird. Gäbe es dieses Bedürfnis nicht, wäre unsere Art längst ausgestorben. In der Regel manifestiert sich dieses Bedürfnis in einem Kinderwunsch, einer innigen Liebe zu den Kindern, als auch der Freude am Gedeihen und den Erfolgen des Nachwuchses. Es gibt zudem eine Reihe anderer Antriebe, die sich nicht direkt auf das Wohl der Kinder beziehen, dafür jedoch darauf, etwas zu schaffen, was der Gruppe oder Gesellschaft als ganzer dient und nach Möglichkeit auch die eigene Existenz überdauert. Dazu gehören zum Beispiel Bestrebungen, mit der eigenen Arbeit

etwas zu schaffen, dass nicht nur dem eigenen Wohl dient, sondern auch für andere einen nachhaltigen Wert besitzt.

4. Erfahrungserweiterung: Unter Erfahrungserweiterung sollen all jene Antriebe zusammengefasst werden, die geeignet sind, den eigenen Erfahrungsraum zu vergrößern. Sie ermöglichen uns, unsere Komfortzone zu verlassen und Neues zu erkunden und es in seiner Nützlichkeit für Zukünftiges zu prüfen. Hier können wir jeglichen Spieltrieb, die Lust am Neuen, am Lernen, am noch Unbekannten einordnen. In uns erleben wir eine Neugierde, einen Forschergeist oder auch ein Streben nach Sinn und Kohärenz (harmonischer Stimmigkeit), die uns antreiben etwas zu suchen, von dem wir vielleicht noch nicht einmal wissen, wozu es irgendwann nützlich sein könnte. Ohne solche Antriebe würden wir wohl den uns bekannten Raum nicht verlassen und könnten wir somit auch nicht herausfinden, was sich hinter dem Horizont befindet. Wir wären einer sich verändernden Umwelt und den damit verbundenen Herausforderungen nicht gewachsen.

Und schließlich können wir auch unser Suchen nach einem höheren Sinn unserer Existenz (Transzendenz) als ein menschliches Bedürfnis ansehen. Der Glaube an einen uns alle verbindenden Zweck kann uns nicht nur in ausweglos erscheinenden Situationen neuen Mut verschaffen, sondern uns auch helfen, uns mit unserer eigenen Endlichkeit zu arrangieren.

Diese hier von mir in vier Bereiche eingeteilten Antriebe sind nach meiner therapeutischen Erfahrung zusammengestellt worden. Gewiss ließen sich die Klassifikationen auch anders bilden. Wichtig war mir klarzustellen, dass diese Grundbedürfnisse sinnvoll in uns angelegt sind und sicherlich von jedem Menschen erst als lustspendende Antriebe entdeckt werden müssen. Für uns als Therapeuten ist es jedoch sehr wichtig, dass wir diese Grundbedürfnisse nicht mit den Interessen und Wünschen unserer Patienten verwechseln. Patienten beschreiben nämlich sehr oft Dinge als ihre Bedürfnisse, die bei genauerer Betrachtung lediglich eine individuelle Interpretation eines Grundbedürfnisses darstellen. Etwas ganz Bestimmtes besitzen zu wollen ist m. E. kein Grundbedürfnis, sondern Ausdruck einer spezifischen Erfahrung, deren sich der Betroffene gar nicht bewusst sein muss. Auch das Ausüben von Macht oder Kontrolle oder die exzessive Suche nach Anerkennung, Bestätigung oder

 © Frank & Timme Verlag für wissenschaftliche Literatur

Sex sind oft nur suchtartige Verhaltensweisen, die der Kompensationen von angemessener Befriedigung ganz anderer Grundbedürfnisse dienen. Oftmals werden sie als Ausgleich oder Ersatz für nicht erreichbare oder für ursprünglich zwar legitime, jedoch von den Bezugspersonen abgelehnte Bedürfnisse missbraucht. In Zeiten des Mangels wurden sie als spannungslindernd empfunden und wurden so konditioniert. Oft können sie erst im Verlauf einer Therapie in ihrer ursprünglichen Funktion verstanden und als erreichbar oder legitim integriert werden.

Typen von Emotionen

Im emotionalen Gehirn befindet sich also das stammesgeschichtliche Wissen über unsere Grundbedürfnisse, aber auch der emotionale Algorithmus, der diese Grundbedürfnisse reguliert. Welche Arten von Emotionen können wir nun unterscheiden und welche Funktionen haben sie? Wie wir bereits festgestellt haben, werden wir Menschen von Lust- und Unlustgefühlen maßgeblich gesteuert. Lust ist eine emotionale Energie, die uns mit Hilfe von Dopamin aktiviert, uns auf ein lohnendes Ziel zuzubewegen. Ist dieses Ziel erreicht, werden Endorphine ausgeschüttet und dafür vorgesehene Rezeptoren stimuliert, was wir als Wohlbehagen und Belohnung empfinden. Eine gelungene Zielerreichung wird also mit dem durch Endorphin ausgelösten Befriedigungsgefühl verstärkt und regt das Verhalten zur Wiederholung an (Bauer 2015). So festigen wir die erfolgreichen Strategien und speichern sie als Erfolgsrezept. Was sich nicht lohnt, werden wir wahrscheinlich nicht wiederholen wollen und es deshalb auch schneller vergessen oder als wertlos speichern.

Auch unsere Neigung, einmal entstandene Unlust wieder loszuwerden, ist eine enorme Antriebskraft, ohne die wir in einer unbefriedigenden oder gefährlichen Umwelt Schaden erleiden würden. Die erste Gruppe unlustvoller Emotionen beschreiben Energien im *Rückwärtsgang*. Dabei handelt es sich um Flucht- oder Vermeidungsreaktionen *(Flight)*, deren Aufgabe es ist, dem Objekt, welches als vermeintliche Gefahr erkannt wurde, zu entkommen, bzw. ihm gar nicht erst zu begegnen. Sie dienen unserem Bedürfnis nach

Schutz- und Unversehrtheit. Verbunden sind sie mit Angst- oder Ekelgefühlen, die reflektorisch den Organismus auf Entkommen einstellen, indem sie den Energiehaushalt schnellstmöglich auf maximale Fluchtleistung vorbereiten: Flucht- und Schutzmuskeln werden angespannt, Kreislauf, Atmung und Schweißsekretion beschleunigt, Blutzucker (Energie) und Blutgerinnung (Verletzungsschutz) erhöht, aktuell weniger wichtige Energieverbraucher, wie Verdauung, Immunsystem und Sexualität, werden dagegen unverzüglich abgestellt.

Die zweite Gruppe emotionaler Reaktionen beschreibt Kräfte im *Vorwärtsgang*, im Allgemeinen als Aggressionen *(Fight)* bezeichnet. Sie dienen der Interessenbehauptung gegenüber Artgenossen und sind, wie schon erwähnt, auf einer Skala zwischen „konstruktiv" und „destruktiv" abbildbar, also zwischen der Kraft, andere zu überzeugen, und der Kraft, andere im Kampf zu besiegen. Konstruktive Aggressionen sind mithin dazu geeignet, Kooperationspartner zu gewinnen oder aber destruktive Konkurrenten auszuschalten.

Für diesen Vorwärtsgang können wir uns jedoch nur entscheiden, wenn der Gegner nicht zu stark ist, anderenfalls sollten wir besser unser Heil in der Flucht oder der energiesparenden Resignation oder Gelassenheit suchen. Dazu gehören verschiedene aggressive Gefühle, wie Ärger, Wut und Hass, deren Heftigkeit sich abstufen lässt. Auch Missgunst und Neid sind wichtige Emotionen, die sich zwischen konstruktiv und destruktiv abspielen und in einem entsprechenden Kontext ihre Berechtigung haben. Als Folge von Resignation besitzen sie lediglich Anteile aggressiver Energien, und diese partielle Aggressivität ist dazu geeignet, uns erneut zu mobilisieren, nachdem wir es bisher vergeblich versucht haben. Aber auch sie kann destruktive Wirkungen entfalten, indem sie die Interessen anderer unberücksichtigt lässt und zulässt, dass anderen Schaden zugefügt wird, welcher wiederum jene dazu motiviert, auch uns Schaden zuzufügen.

Wenn die Gefahr zu groß ist und uns keine Überzeugungskraft, kein Kampf und selbst die Flucht nicht gelingen können, dann sind wir ganz und gar ohne Macht und es bleibt uns nur, unsere Energien im *Leerlauf* zu parken *(Freeze)* und unser Schicksal zu ertragen, uns zu unterwerfen oder zu hoffen, dass bald wieder bessere Zeiten kommen. Diese Resignation oder Depression ist meist mit demotivierenden Gedanken über uns selbst und unsere Zukunft verbun-

© Frank & Timme Verlag für wissenschaftliche Literatur

den. Es kann aber auch eine innere Leere und Antriebslosigkeit entstehen, verbunden mit Gefühlen von Ohnmacht, Hilflosigkeit, Trauer. Sie helfen uns Energie zu sparen, aber auch, uns von einer Wiederholung des Erlebten zu bewahren bzw. an der Richtigkeit unserer Strategie zweifeln zu lassen und uns für Alternativen zu öffnen.

In den Tabellen 3 und 4 sind die wichtigsten Emotionen und ihre stammesgeschichtliche Funktion aufgeführt.

Empfindung	allgemeine Funktion	Emotion
meistens positiv erlebt	Ansporn	Lust, Begeisterung, Neugier, Verlangen, Sehnsucht, Verliebtheit, Überraschung, Tatendrang
	Belohnung	Triumph, Freude, Glück, Stolz, Erleichterung, Zufriedenheit
	Erholung	Gelassenheit, Entspannung, Genugtuung, Freude
meistens aversiv erlebt	Entkommen (*Flight*)	Angst, Furcht, Scham, Eifersucht, Minderwertigkeit, Schuld, Ekel
	Durchsetzen (*Fight*)	Aggression, Ärger, Wut, Jähzorn, Hass, Verachtung, Neid
	Erdulden (*Freeze*)	Trauer, Resignation, Hilflosigkeit, Ohnmacht, Lustlosigkeit, Leere, Apathie

Tab. 3: Typen von Emotionen

Die richtige Interpretation ihrer bewussten und unbewussten Ausdrucksformen ist für die Entwicklung eines reflektierten Bewusstseins und somit für das Gelingen einer Psychotherapie von hervorragender Bedeutung. Gelingt es uns, die Emotionen in ihrer ganzen Differenziertheit wahrzunehmen und richtig zu deuten, können wir auf die dahinterstehenden Bedürfnisse schließen, ihre aktuelle Realisierbarkeit einschätzen und das Verhalten bewusst auf die Bedürfnisbefriedigung neu ausrichten. Diese Fähigkeit zu schulen ist ein zentrales Anliegen von Psychotherapie und wird uns im Zusammenhang mit dem emotionalen Heilprozess noch intensiv beschäftigen.

Emotion	spezifische Funktion
Stolz, Selbst-zufriedenheit	Selbstwertsteigerung, Vertrauen in zukünftige Aufgaben und die eigene Führungsqualität
Freude	Stärkung eines Erfolgsrezeptes
Romantische Verliebtheit	Bildung einer Reproduktions- oder Kooperationsgemeinschaft, Erfüllung bisher unerfüllter Bedürfnisse
Begeisterung	Gleichschaltung der Gruppe, gemeinsamen Aufbruch vorbereiten
Angst	Schutz vor/Vermeidung von: Gefahren, Mangel oder Kontrollverlust
Ekel	Körperliche Unversehrtheit
Scham, Minder-wertigkeit	Aktivitätsreduktion, Abgabe von Führungsansprüchen, Vermeidung von Übergriffen und Ausgrenzung
Schuld	Gruppenzugehörigkeit erhalten, Abwendung/Abmilderung von Vergeltung
Ärger	Berücksichtigung meiner Interessen
Wut	Durchsetzung meiner Interessen, Abwendung von Übergriffen/Bedrohung
Jähzorn	Übernahme des Kommandos
Verachtung	Interaktionspartner zu anderem Verhalten bewegen, Schonung eigener Ressourcen
Neid	Stimulation der Aufmerksamkeit für unerfüllte Bedürfnisse, Steigerung der eigenen Anstrengung
Trauer	Trost = Wertschätzung des Verlorenen, Transformation der Befriedigungsquellen, Neuorientierung vorbereiten

Tab. 4: Emotionen und ihre spezifische stammesgeschichtliche Funktion

Emotionale Bedürfnisregulation

Wie Menschen Gefühle physiologisch ausdrücken, ist überall auf der Welt ziemlich gleich. Der Klang von Freude in der Stimme, der Ausdruck von Angst in den Augen, das Verziehen des Gesichts bei Ekel – solche Expressionen der Emotion, zumal der mimische Ausdruck, lassen sich über Generationen hin-

© Frank & Timme Verlag für wissenschaftliche Literatur

weg kulturübergreifend wiedererkennen (Ekman 2003). Offensichtlich handelt es sich dabei um die bereits erwähnten stammesgeschichtlich bewährten Algorithmen des Lebens. Allen Emotionen ist gemeinsam, dass sie eine spezifische Funktion in der sozialen und biologischen Lebenswirklichkeit der Menschen besitzen. Sie sind in bestimmten Kontexten als adäquat anzusehen und verlieren durch die dazugehörige Befriedigung oder Entwarnung ihre Energie wieder.

Emotionen haben also einen Anschalter (Initiierung) und einen Ausschalter (Befriedigung oder Entwarnung). Die Initiierung setzt ein Bedürfnis voraus (interner Stimulus) und einen äußeren Anlass, der dieses Bedürfnis befriedigen oder bedrohen könnte (äußerer Stimulus), die nun beide eine Interpretation unseres rationalen Verstandes erfahren, aus der dann die dazu gehörige Emotion folgt (vgl. „Modell der Emotionsregulation", Abb. 2).

Wie schon gesagt, ist unser rationaler Verstand jedoch früh in seiner Interpretationslogik geprägt und automatisiert worden, wobei wir den Interpretationsvorgang oft gar nicht bewusst bemerken. Auch in der Selbstbeobachtung wird dieser Umstand von vielen Menschen zunächst nicht registriert, selbst dann nicht, wenn es sich dabei um Menschen handelt, die ihre Emotionen wahrnehmen und benennen können. Wenn sie nicht ausreichend in der reflektierten Selbstbeobachtung geübt sind, scheint es ihnen oft so, als ob den eigenen Gefühlen lediglich ein äußerer Stimulus vorausgegangen sei, ohne dass sie bemerkten, dass ihre Bedürfniszustände und Interpretationsgewohnheiten maßgeblich für ihre emotionale Reaktion sind. Dabei halten sie fälschlicherweise den äußeren Anlass für die Ursache ihres Erlebens, der jedoch lediglich der Auslöser ist. Die eigentliche Ursache jedoch ist die verinnerlichte Bedeutung der Dinge, die sich als Missweisung auf den Kompass – die primären Emotionen – gelegt hat!

Zusammenfassend wollen wir festhalten:

- Emotionen sind die eigentlichen Antriebskräfte all unseres Strebens, die die Weisheit unserer stammesgeschichtlichen Erfahrungen verkörpern und mit Hilfe der biografischen Erfahrungen und dem Bedeutung zuordnenden System – unserer Ratio – unser Erleben und Handeln steuern.

- Alle Emotionen haben spezifische Funktionen, die sich im Zusammenleben über Jahrmillionen als sinnvoll erwiesen haben und sich bis heute als in uns angelegte Algorithmen aktivieren lassen.
- Sie sind Reaktionen auf aktuelle Grundbedürfnisse und spezifische äußere Trigger (Anschalter) in spezifischen Kontexten (Motiv). Sie sind auf spezifische Entwarnung gebende Signale (Abschalter) angewiesen, die sich als Konsequenz auf die emotionale Reaktion einstellen.

In der Tabelle 5 ist dieser Zusammenhang am Beispiel von Trauer, Ärger, Angst und Schuld dargestellt.

Grundbedürfnis	**Kontext (Motiv)**	**Emotion anschaltende Bedeutung**	**Emotion**	**Emotionale Reaktion**	**Emotion ausschaltende Bedeutung**
Bindung	Bestätigung meiner Zugehörigkeit	„Sie wollen mich nicht dabeihaben!“	Traurigkeit	Weinen	„Sie trösten und unterstützen mich!“
Anerkennung	Leistung eines Gruppenbeitrags	„Sie erkennen meine Leistung nicht an!“	Ärger	Bedürfnis klarstellen – Schimpfen	„Sie erkennen jetzt, dass ich recht habe!“
Unversehrtheit	Überwinden eines Hindernisses	„Das ist sehr gefährlich für mich!“	Angst/ Unsicherheit	Vorsichtiges Verhalten	„Ich habe es geschafft/bin in Sicherheit!“
Gruppenzugehörigkeit	Stabilität einer Beziehung	„Die anderen mögen, was ich tue, gar nicht!“	Schuld	Unterwerfungsgeste/ Wiedergutmachungsangebot	„Sie vergeben mir und lassen mich wieder mitmachen!“

Tab. 5: Zusammenhänge zwischen Bedürfnissen, Emotionen und an- und ausschaltenden Kognitionen

Die in diesen Beispielen beschriebene, auf die emotionale Reaktion folgende Konsequenz sorgt dafür, dass die Emotion sich wieder auflösen (entspannen) kann, nachdem sie durch eine spezifische Bedeutungszuordnung initiiert wurde. Somit ist ihre Botschaft gelesen, verstanden und realisiert worden. In der Regel wird in diesem Zusammenhang das Belohnungssystem stimuliert und es stellt sich ein Befriedigungsgefühl ein. Hier sind also innere Bedürftigkeit und äußere Welt wieder im Einklang.

Wie wir später noch sehen werden, kann eine Emotion in ihrem spezifischen Kontext so lange immer wieder aktiviert werden, bis eine nachhaltige Lösung für das unbefriedigte Bedürfnis oder die zugrunde liegende Bedeutung gefunden wurde, die dem System auch für zukünftige Ereignisse Entwarnung bzw. Befriedigung ermöglicht.

Das Ego-Gehirn – der dichotome Verstand

Nicht weit entfernt vom emotionalen Gehirn, ausgestattet mit einer sehr schnellen neuronalen Verarbeitungsgeschwindigkeit, befindet sich unser Ego-Gehirn. Es dient der schnellstmöglichen Wiedererkennung und der Auswahl eines Bewältigungsverhaltens von Frustrations-, Verlust- und Gefahrensituationen. In der Stammesgeschichte mussten sich alle Lebewesen darauf einstellen, schnellstmöglich auf bedrohliche Situationen zu reagieren, um ihr grundlegendes Bedürfnis nach Selbsterhalt und Interessendurchsetzung zu befriedigen. Somit ist das Ego-Gehirn der Spezialist für die Abwendung von Mangel und Gefahr, der blitzschnell entscheidet, wer Freund und wer Feind ist, was richtig und was falsch ist, was bedrohlich und was harmlos. Es ist der Teil des Gehirns, der darüber entscheidet, ob eine alarmierende Situation vorliegt und ob die Flucht-, Kampf- oder Totstellfunktion aktiviert wird oder nicht.

Der Ego-Verstand kennt keine differenzierten Lösungen, er entscheidet *Entweder-Oder*. Er ist nicht an einen spezifischen Ort im Gehirn gebunden, vielmehr handelt es sich dabei um eine funktionelle Einheit, die für das Wiedererkennen und die dazugehörigen Schlussfolgerungen über Abwehrmaßnahmen im Gehirn organisiert ist. Wahrscheinlich sind große Teile des präfrontalen Cortex daran beteiligt, die über den Tractus präfrontalis (neuronale Verbindung zum limbischen System), die Alarmanlage im limbischen System aktivieren: den Nucleus caudatus und die Amygdala. Ist erst einmal ein bestimmtes Wahrnehmungsmuster mit der Bedeutung „Gefährlich!" versehen und einem Bewältigungsmodus „Flucht!", „Kampf!" oder „Totstellen!" verbunden, werden Alarmanlage und Bewältigungsmodus in vergleichbaren Situationen immer wieder aktiviert werden und zwar so lange und so oft, bis die ursprüngliche Bedeutung entschärft oder transformiert ist.

Der problematische Einfluss des Ego-Verstandes

Der Ego-Verstand ist also ein spezieller, für den Selbsterhalt und das Durchsetzungsvermögen eines Individuums notwendiger Teil. Er ist der Spezialist für schlechte Zeiten, der erlebte Gefahren und Mangelsituationen blitzschnell wiedererkennt und darüber entscheidet, was zu tun ist. Somit ist er Bedeutungsgeber und Verhaltensinitiator. Diese Aufgabe kann er in extrem kurzer Zeit bewältigen. Quasi in Sekundenbruchteilen kann er ein abgespeichertes Bedrohungsmuster wiedererkennen. Evolutionsgeschichtlich war das zweckdienlich: Wer, wenn es darauf ankam, sich schnellstmöglich an seine schlechten Erfahrungen erinnerte und daran, wie er sie einst bewältigte, hatte einen Vorteil! Diese Fähigkeit hat sich im Ego-Verstand bis heute erhalten. Er ist vergleichbar mit einem Bewegungsmelder, der beispielsweise das Annähern einer für gefährlich erachteten Person signalisiert und ab einer bestimmten Entfernung ein Alarmsignal auslöst. Ist erst einmal Alarm ausgelöst, müssen alle alternativen Bedürfnisse zurückgestellt werden. Ist der Bewegungssensor besonders scharf geschaltet, wird er möglicherweise schon von einer vorbeilaufenden Maus oder einem vorbeifliegenden Schmetterling ausgelöst. Ist er zu unscharf justiert, könnte sich jemand nähern, ohne dass die mit ihr verbundene Gefahr bemerkt wird. Im Ernstfall ist es wohl besser, den Fehler in Kauf zu nehmen, sich einmal mehr geirrt zu haben als einmal zu wenig. Häufiger Fehlalarm ist jedoch sehr kräftezehrend und führt auf Dauer durch die Frustration der zurückgestellten Bedürfnisse zu unerwünschten Kollateralschäden.

Der Ego-Verstand hat also eine ganz spezifische reduktionistische Art, die Dinge zu sehen. Hat er erst einmal eine ehemalige Gefahrensituation wieder-

 © Frank & Timme Verlag für wissenschaftliche Literatur

erkannt und als gefährlich eingestuft, kann er die Welt nur noch schwarz-weiß sehen. Dabei neigt er dazu, alles auf polarisierte Gegensätze zu reduzieren: Krieg – Frieden, richtig – falsch, gut – böse, Freund – Feind, Recht – Unrecht, krank – gesund, schön – hässlich, perfekt – ungenügend usw. Dadurch kann er in kürzester Zeit entscheiden, was zu tun ist. Im Wesentlichen stehen uns, wie allen Lebewesen, die drei archaischen Bewältigungsmuster „Flucht", „Kampf" oder „Totstellen" zur Verfügung. Das sind die bereits im 1. Teil beschriebenen Bewegungsrichtungen. Wird die Bedrohung jedoch in einer Gruppe erlebt, neigen Tiere wie Menschen oft auch dazu, sich ungeprüft der Bewegung der Gruppe anzuschließen, also dem Mainstream zu folgen.

Gibt es vom Koko-Verstand kein Veto in Form eines Signals erfolgversprechender Alternativen, werden vom Ego-Gehirn die physischen Kräfte initiiert, die für den Kampf oder die Flucht benötigt werden. Puls und Atmung werden beschleunigt, die Flucht-, Kampf-, Abwehr- und spezifische Gesichtsmuskulatur wird angespannt, Blutgerinnungsfaktor, Schweißsekretion und Blutzucker steigen an, „unnötige" Energieverbraucher werden abgestellt.

Hat der Ego-Verstand noch keine Niederlage gespeichert, werden sich wahrscheinlich erst einmal Gefühle des Aufbegehrens melden, die wir je nach empfundener Dringlichkeit auch als Ärger oder Wut erleben können. Sollten wir jedoch im Modus des Aufbegehrens Signale empfangen, die unser Ego-Verstand als Hinweis auf ein mögliches Scheitern erkennt, kann aus einer Kampfbereitschaft auch ganz plötzlich eine Angst oder sogar Panik werden, so dass wir umschwenken und den Rückzug antreten, um uns vor einer Niederlage zu schützen. Sollte der Ego-Verstand den Widersacher oder die Bedrohung sogar als so übermächtig ansehen, dass auch eine Flucht uns nicht mehr helfen könnte, dann werden wir wahrscheinlich besser schnellstmöglich resignieren! Wir geben auf, erstarren oder frieren unsere Aktivitäten ein, bis eine glaubwürdige Entwarnung uns gestattet, unseren Aktivitäten wieder nachzugehen. In diesem Fall haben wir alle drei Bewegungsrichtungen nacheinander erlebt. Waren wir anfangs noch im Kampfmodus, wechselten wir anschließend in den Fluchtmodus und am Ende sogar in den Resignationsmodus.

Allerhöchst bedrohliche Ereignisse bezeichnen wir, wie wir das schon beschrieben haben, als Traumata. Traumata kommen unter günstigen Lebensbedingungen gar nicht oder nur im Ausnahmefall vor. Bestehende Traumata können den „Gefahrensensor“ auf das Äußerste sensibilisieren, so dass er schon auf geringfügigste Hinweise mit einem Wiedererleben früherer Schrecken reagiert. In diesem Fall sprechen wir dann von einer Retraumatisierung.

Infolge von Kriegen, schweren Hungersnöten oder Epidemien können ganze Generationen traumatisiert werden. Für entsprechende Kontexte entstehen dann eine Hypersensitivität und damit verbundene Vermeidungsmuster, die kollektiv immer wieder bestätigt werden und so über lange Zeit erhalten bleiben können. So kann es passieren, dass Emotionen des Aufbegehrens, manchmal sogar über Generationen hinweg, eingefroren bleiben, damit sie nicht erneut die Gefahr heraufbeschwören.

In meiner psychotherapeutischen Entwicklung musste ich erst lernen zu verstehen, warum Patienten geneigt sind, so heftig auf bestimmte Trigger zu reagieren. Oft zeigte sich erst im Verlauf der Therapie, dass sich hinter ihren problematischen Gedanken und dem Vermeidungsverhalten noch verdrängte traumatische Erfahrungen befanden oder sie durch ihre Vorfahren für bestimmte Bedrohungen sensibilisiert worden waren, ohne dass es ihnen selbst je bewusst geworden wäre. Dabei hat sich ihr Ego-Verstand mit seinen missweisenden Glaubenssätzen derart etabliert, dass sie einen wesentlichen Teil ihrer Persönlichkeit darauf aufgebaut haben.

Die durch ein Trauma entstandene Hypersensitivität kann jedoch erst dann desensibilisiert werden, wenn eine tragfähige Lösung für derartige Situationen vorstellbar ist. Wie wir den Einfluss des Ego-Verstandes eindämmen können und wie wir damit die Bedrohungssensibilität wieder reduzieren, Einfrierungen auftauen und so die emotionale Verletzung vollständig ausheilen, wollen wir im folgenden dritten Teil dieses Buches ausführlich darstellen.

Doch dafür brauchen wir zunächst erst einmal noch eine rationale Instanz, die anders funktioniert als es unser Ego-Verstand vermag:

Das Konstruktiv-Kooperative Gehirn (der gesunde Verstand)

Der gesunde Menschenverstand oder auch Konstruktiv-Kooperative-Verstand (Koko) ist die stammesgeschichtlich neueste und großartigste Erfindung der

 © Frank & Timme Verlag für wissenschaftliche Literatur

Natur. Er ist weit weniger schnell und zudem viel energieaufwändiger als der Ego-Verstand. Dieser zum Zeitpunkt der Geburt noch am wenigsten spezialisierte Zellverband befindet sich vor allem im präfrontalen Cortex, wo er angeregt durch konstruktive Erfolgserlebnisse eine Vorstellungskraft entwickelt, mit der er sich an erfolgreiche, befriedigende Erfahrungen erinnert und mit deren Hilfe er neue, noch nicht erlebte Handlungsziele kreieren kann. Diese Vorstellungen dienen der Umsetzung von Handlungen, die vor allem kooperative, synergetische Effekte zu erzielen vermögen.

Er ist der *Sowohl-als-Auch-Verstand,* wird umgangssprachlich auch als „Vernunft" bezeichnet und im therapeutischen Kontext gern als „Gesunder Innerer Erwachsener". Im Allgemeinen ist er sich der Begrenzungen seiner Handlungsspielräume durchaus bewusst, so dass er stets bemüht ist, eine konstruktive Lösung zu suchen, die den eigenen, aber auch den Bedürfnissen anderer zugutekommt. Dieser Verstand ist nicht nur auf die Wiedererkennung alter Erfahrungen spezialisiert, sondern erweitert den Lösungsraum konstruktiv. Ein solcher Vorgang ist zeit- und energieaufwendiger als der schnelle Zugriff auf die bedrohlichen Erfahrungen des Ego-Verstandes. Wenn er nicht von Anfang an gut ausgebildet wird, hinkt er dem Ego-Verstand hinterher und wird deshalb auch seltener verhaltenswirksam.

Der Koko-Verstand braucht gute Vorbilder, die ihm zeigen, nach welchen Prinzipien er sich wann und wie um kooperative Synergien kümmern sollte. So lernt er, wie er effizient zur Befriedigung seiner Primärbedürfnisse gelangen kann. Darüber hinaus lernt er aber auch, dass andere ebenfalls berechtigte Interessen haben und dass es möglich ist, mit ihnen gemeinsam zu einem besseren, langfristig anhaltenden Ergebnis zu kommen, dass man allein nicht hätte erreichen können. Er weiß überdies, dass es sich lohnt, Anstrengungen auszuhalten, damit auch große, schwer realisierbare Ziele erreicht werden können. Unser Koko-Verstand ist der Teil unseres Gehirns, der uns persönlich, aber auch als Menschheit in einem sinnvollen Zusammenhang mit dem Weltgeschehen einordnen kann. Er ist von der Kraft der Liebe geformt und somit vom grundsätzlich Guten im Menschen überzeugt, wenn er es denn von seinen Eltern erfahren konnte.

Im Idealfall sind es unsere Eltern, die uns die Fähigkeiten vermitteln, uns eine friedliche, gerechte und ideale Welt vorzustellen, in der es sicherlich viele Herausforderungen gibt, die man jedoch gemeinsam am besten meistern kann. Wer das einmal erlebt hat, weiß um die Kraft der Liebe und die Synergie kooperativen Handelns und wird sich später wieder daran erinnern können.

Der Neurowissenschaftler, Arzt und Psychotherapeut Joachim Bauer beschreibt in seinem Buch „Prinzip Menschlichkeit“, dass nichts unser Gehirn so sehr positiv stimuliere wie ein Kooperationserfolg, weil dabei der eigene Nutzen stets auch an den Nutzen der anderen gekoppelt sei. Kein Ausstechen eines anderen könne so viele Belohnungsreaktionen im Gehirn erzeugen wie ein Kooperationserfolg. Offensichtlich, so schlussfolgert Bauer, ist die Architektur des menschlichen Gehirns auf Kooperation angelegt (Bauer 2006).

Neben der Fähigkeit zur konstruktiven Kooperation hat sich jedoch für den Fall von Mangel und Bedrohung die Fähigkeit zum vom EGO gesteuerten Selbstschutz in uns erhalten. Welche der beiden Fähigkeiten sich stärker entwickelt, ist wiederum eine Frage der frühen prägenden Erfahrungen. Wenn wir vor allem Erfahrungen mit Menschen machen mussten, die selbst vor allem von ihrem Ego-Verstand gesteuert wurden, weil auch sie sich schon in einer Welt des Mangels und der Bedrohung behaupten mussten, dann wird sich möglicherweise das Ego-Gehirn stärker entwickeln, als es gut für eine gedeihliche kooperationsorientierte Welt ist. Sind wir jedoch von liebenden Eltern empfangen und geprägt worden, werden wir für die allermeisten Situationen, die uns das Leben als Herausforderung stellen kann, eine konstruktive und kooperationsorientierte Lösung finden. Das entscheidende Merkmal für eine gute Entwicklung unseres Koko-Verstandes ist demnach die Liebesfähigkeit und emotionale Kompetenz unserer Eltern, weil nur sie die notwendige Geduld und das Bewusstsein haben, was wir als Kinder brauchen, um diesen Teil unseres Gehirns auszubilden. Sie bringen uns bei, was die Dinge bedeuten, und sie zeigen uns, wie wir die Herausforderung der Befriedigung unserer Bedürfnisse am besten meistern. Fehlt ihr Vorbild, finden wir vielleicht Ersatzvorbilder, die uns erleben lassen, wie es besser geht. Fehlen auch diese, bleibt es eine Aufgabe des Erwachsenen, kooperative Fähigkeiten noch zu entwickeln. Somit ist die Reifung unserer Persönlichkeit oft ein lebenslanger Prozess, der uns durch Krisen, Störungen und nicht selten Krankheiten immer mal wieder in Erinnerung gerufen wird. Entscheidend dafür ist, dass wir diese Krisen auch

 © Frank & Timme Verlag für wissenschaftliche Literatur

als Alarmsignal unserer Seele verstehen und nicht nur als Konstruktionsfehler, der unsere Unvollkommenheit und Fehlerhaftigkeit beschreibt und den wir deshalb nur technisch korrigieren können.

Das Drei-Gehirne-Modell

Der Entwicklung des Koko-Gehirns kommt also eine ganz besondere Rolle zu. Als „Chef der Seele" (Abb. 4) hat es verschiedene Aufgaben zu erfüllen, damit es dem Menschen gut gehen kann. Das Koko-Gehirn (blauer Kreis) hat zu lernen, sich mit dem Ego-Gehirn (roter Kreis) zu verständigen und die aktuellen Gefahren realistisch einzuschätzen. Es darf sich nicht von den schnelleren und alarmistisch orientierten Egoanteilen, in denen ja die schlechten Erfahrungen und der Umgang mit ihnen archiviert wurden, dominieren lassen.

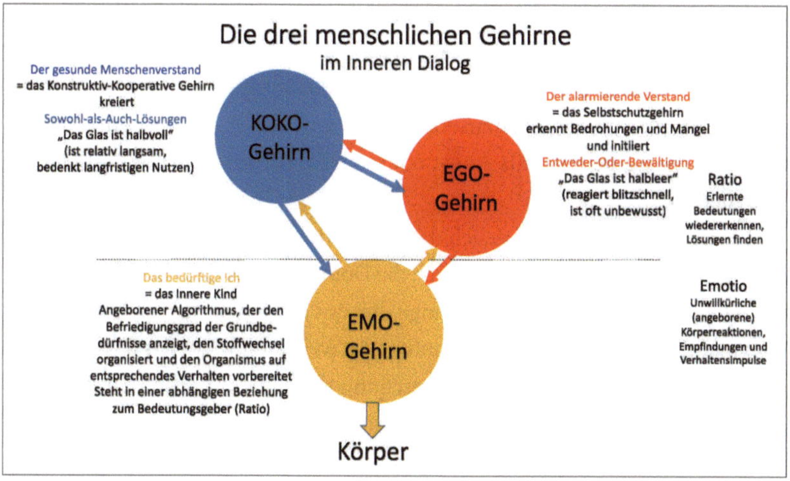

Abb. 4: Das Drei-Gehirne-Modell

In der Abbildung deuten die Pfeile an, dass es einen Informationsaustausch zwischen den verschiedenen Gehirnen gibt, der bewusst wahrnehmbar ist, sich aber auch im Hintergrund unserer Aufmerksamkeit abspielen kann. Auf der rationalen Ebene, oberhalb der gestrichelten Linie, findet dieser Austausch in

Form von inneren Dialogen statt (horizontaler Dialog). Dabei können ganz verschiedene Gedanken in Form von inneren Stimmen wahrnehmbar sein, die aufeinander bezogen oder auch sehr unkoordiniert wirken. Viele Menschen erleben diesen inneren Dialog als Schlagabtausch, als ein Hin und Her von Argumenten, auf das sie gar keinen echten Einfluss haben. Aber genau hier entwickelt sich unser Bewusstsein. Unser Bewusstsein ist ja gerade der Teil, den wir willentlich vorantreiben können. Wir können neue Gedanken und konstruktive Lösungen generieren und so auf die destruktiv geprägten Algorithmen des Egos Einfluss nehmen, die sich ja nur deshalb etablieren konnten, weil sie bisher nicht von konstruktiveren Lösungen abgelöst wurden.

Das emotionale Gehirn oder im psychoedukativen Sinn „Bedürftige-Ich" (gelber Kreis) ist dagegen wie ein Kind, ganz und gar darauf angewiesen, wie der rationale Verstand die Welt sieht. Es reagiert mit seiner Befindlichkeit auf die Bedeutungen, die sich aus dem Dialog zwischen Koko- und Ego-Gehirn ergeben. Je nachdem, wer dort das Sagen hat, so wird sich das Bedürftige-Ich (Emo) in uns fühlen, was sich auch auf der Ebene des Körpers mit seinen Bereitstellungsaktivitäten erspüren lässt. Dominiert das Ego mit seinen Alarmierungen und Bewältigungsanweisungen, weil KoKo ihm argumentativ nichts entgegenzusetzen hat, kann die Person diesen Zustand möglicherweise bewusst als Angst oder auch als diffusen Erregungszustand wahrnehmen.

In der Therapie bezeichne ich das Bedürftige-Ich auch als „Inneres Kind", das sich, wie in diesem Beispiel, durch die Dominanz des Egos im Stresszustand befindet und leidet. Es leidet so lange, bis es vom KoKo durch Entwarnung oder glaubwürdige bessere Argumente erlöst wird. Erst wenn das Koko-Gehirn seine Verantwortung für die Überwachung des Egos und die Befindlichkeit des Inneren Kindes erkannt hat, kann sich ein Bewusstsein entwickeln, das langsam aus dem „Schlaf seiner Unerfahrenheit" erwacht!

Stammesgeschichtlich gesehen, sind wir als Menschheit jetzt möglicherweise an dem Punkt angelangt, wo wir die Veranlagung für konstruktiv-kooperative Lösungen zwar schon besitzen, wir sie jedoch biografisch immer wieder neu ausfüllen und gegen die Neigungen unseres auf den Selbstschutz spezialisierten Ego-Gehirns behaupten müssen. Dazu gehört auch ein Bewusstsein dafür, dass sich psychisches Leid als Folge emotionaler Missweisungen einstellen kann, wenn wir es versäumen, unsere alten unverheilten, also noch nicht ausgeschalteten emotionalen Verletzungen als basale Ursache unseres aktuellen Leids zu erkennen. Für diesen Heilprozess bleiben wir als Erwachsene immer selbst verantwortlich. Auch wenn wir diesen Prozess allein nicht bewerkstelligen können, ist es doch an uns, zu erkennen, dass sich hinter unserem Leiden unverheilte Verletzungen befinden, die wir mit Hilfe bewusster Selbstreflektion und persönlicher Weiterentwicklung oder auch mit therapeutischer Hilfe aufarbeiten können.

In Zeiten, in denen konstruktiv-kooperative Fähigkeiten nur unzureichend von einer Elterngeneration auf die Kindergeneration weitergereicht werden können, kommt es ganz besonders darauf an, dass diese Defizite von einer Gesellschaft aufgefangen werden, die das nötige Bewusstsein dafür besitzt, dass alte emotionale Verletzungen im Verlauf eines Lebens sich nicht von allein auswachsen. Also braucht es auch ein gesellschaftliches Bewusstsein dafür, dass wir, um dieses Leiden zu lindern, Institutionen und Hilfsangebote zur Verfügung stellen sollten, die diesen Entwicklungsprozess unterstützen.

Abbildung 5 zeigt links ein unterentwickeltes Selbst, wo das Ego-Gehirn (roter Kreis) mit seinen dominierenden negativen Erfahrungen übermächtig über dem Bedürftigen-Ich bzw. Inneren Kind (gelber Kreis) thront und mit seinen Deutungen von der Welt das Innere Kind dominiert. Das KoKo-Gehirn (blauer Kreis) ist hier deutlich unterentwickelt und weit entfernt davon, konstruktiv Einfluss auf das Erleben des Inneren Kindes zu nehmen. Ein Mensch, der sich in diesem Modus befindet, wird sich wahrscheinlich permanent bedroht oder im Mangel fühlen und wird sich wahrscheinlich aus dieser Haltung heraus vor allem mit negativen Emotionen konfrontiert sehen. Solange sie von einem übermächtigen Ego dominiert werden, das sich lediglich mit Ersatzbefriedigungen auskennt und wenig zur echten Befriedigung beitragen kann, wird das Innere Kind seine empfundene Not signalisieren, bis der „Gesunde Erwachsene" (KoKo) mit dem Inneren Kind in Kontakt tritt und sich in einem bewussten Inneren Dialog liebevoll um es kümmert (vertikaler Dialog).

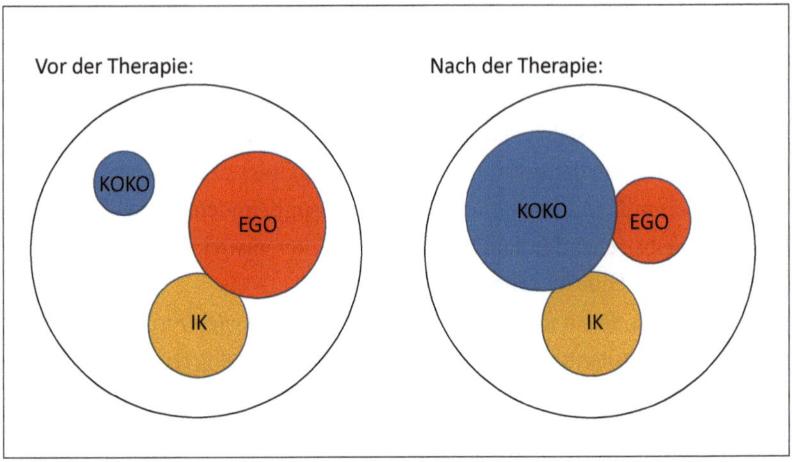

Abb. 5: Unterentwickelte Persönlichkeit mit wenig Selbstbewusstsein und gereifte Persönlichkeit mit positivem Selbstbewusstsein

Rechts sehen wir eine entwickelte, selbstbewusste Persönlichkeit. Hier wird der Koko-Verstand seiner Rolle als „guter Chef" gerecht. Es ist nahe am Ego und kann es auf diese Weise gut kontrollieren und dafür sorgen, dass die Informationen des Egos erst inspiziert werden und somit keine emotional wirksame Macht bekommen, wo sie nicht erforderlich ist. Der KoKo-Verstand ist aber auch nahe am Inneren Kind und kann es so gut beobachten und für es sorgen. Dafür benötigt der KoKo-Verstand Bewusstsein für die Bedürfnisse des Inneren Kindes und seine emotionalen Signale. Wenn das Innere Kind erlebt, wie auf seine Bedürfnisse liebevoll und fürsorglich reagiert wird, stellt sich als Antwort mit der Zeit Selbstvertrauen ein. Ein positives Selbstbewusstsein auf der rationalen Ebene bedingt so ein positives Selbstvertrauen auf der emotionalen Ebene.

Die Funktion der menschlichen Liebe

Wie ist es nun zu erklären, dass sich unsere Kooperationsneigung und Liebesfähigkeit als urmenschliches Prinzip in der Stammesgeschichte derart etablie-

 © Frank & Timme Verlag für wissenschaftliche Literatur

ren konnten, dass all unser Wohlbefinden und auch unsere Gesundheit von ihnen abhängen?

Zunächst erst einmal ist die Liebe keine ausschließlich menschliche Fähigkeit. Überall im Tierreich können wir beobachten, wie sich soziale Gemeinschaften zum wechselseitigen Vorteil gebildet haben, die sich hingebungsvoll um ihren Nachwuchs kümmern. Manchmal bleiben die Eltern ein Leben lang miteinander verbunden, manchmal nur, bis der Nachwuchs selbständig genug ist und die Eltern nicht mehr braucht.

Auch wir Menschen besitzen die Fähigkeit zu lieben. Sie wird in unserer frühesten Kindheit geprägt und bestimmt unsere Friedfertigkeit und kooperative Neigung maßgeblich (Fromm 2017). Zusammen mit den verbesserten kommunikativen und kognitiven Fähigkeiten sind es vor allem der Zusammenhalt und die Kooperationsfähigkeit, die unsere Vorfahren in die Lage versetzten, Synergien herzustellen und dadurch exponentielle kulturelle und technische Fortschritte zu machen. Dadurch konnten wir Herausforderungen meistern, die ein einzelner Mensch oder eine kleine Gruppe niemals hätte bestehen können.

Es fällt auf, dass Menschenkinder, mehr als jeder andere Nachwuchs von Säugetieren, auf den zuverlässigen Zusammenhalt und die Solidarität einer größeren Gruppe über viele Jahre hinweg angewiesen sind. So immobil, nackt, hilflos und noch dazu lautstark fordernd ist kein anderes Wesen auf der Welt. Wenigstens zwei Jahre bis zur halbwegs eigenständigen Mobilität, mindestens noch einmal so viele Jahre bis zur Fähigkeit, sich an der Nahrungsbeschaffung zu beteiligen, und sogar rund zwanzig Jahre bis zur vollständigen Ausreifung des Gehirns sind gewaltige Herausforderungen, die uns die Natur hier scheinbar aufgebürdet hat. Ohne den besonderen Zusammenhalt der konstruktiv und kooperativ miteinander verbundenen Gruppe wäre diese Herausforderung nicht zu bewältigen gewesen.

Als Grund dafür wird im Allgemeinen die mit dem Übergang zum aufrechten Gang verknüpfte Verengung des Geburtskanals angesehen, die uns im physiologischen Sinne zu Frühgeburten werden ließ. Das heißt, wir mussten geboren werden, bevor unser Zweibeiner-Gehirn die Reife besitzt, die wir als Vierbeiner gebraucht haben, um gegenüber anderen nahrungssuchenden Rivalen bestehen zu können. Anderenfalls hätte das Neugeborene nicht mehr durch den Weg aus dem weiblichen Becken gepasst (Warkentin 1991). Alle anderen Säugetiere kommen mit einem ausgereifteren Gehirn und einem fortbewegungsfähigeren Körper auf die Welt, so dass sie oft schon nach wenigen Stunden so selbständig sind, dass sie ihren Eltern folgen oder sich an ihnen festhalten können und sie ihren Eltern bei der Nahrungssuche oder Revierverteidigung nicht zu sehr zur Last fallen.

Auch die Tatsache, dass Menschenkinder bei Zuwendungsmangel mit ihrem Geschrei jeden hungrigen Fleischfresser herbeirufen konnten, könnte die Liebe zu den Kindern und den Zusammenhalt der Gruppe zu einer absoluten Notwendigkeit gemacht haben, ohne die der Nachwuchs wahrscheinlich frühzeitig als leichte Beute auszumachen gewesen wäre.

Menschenkinder sind also über viele Jahre auf elterliche Liebe und den Schutz der Gruppe angewiesene Wesen und dabei höchst anspruchsvoll. Werden ihre Erwartungen nicht richtig gedeutet und befriedigt, geben sie lautstark ihren Protest zum Ausdruck, so dass sie ihren Eltern eine außerordentliche Deutungskompetenz für die kindlichen Bedürfnisse abverlangen.

Möglicherweise war ja diese evolutionsbiologische Herausforderung der initiale Anlass für unsere Liebesfähigkeit und die kooperative Orientierung? Mit der postnatalen Prägung des noch unreifen Gehirns wurde einem beträchtlichen Teil der Nervenzellen im präfrontalen Cortex die Möglichkeit gegeben, sich erst nach der Geburt entsprechend den vorgefundenen Bedingungen zu verknüpfen. Damit vergrößerte sich die biografisch relevante Lernkapazität und die neuronale Flexibilität in Bezug auf die jeweiligen Umweltbedingungen. So wurden unsere Vorfahren befähigt, sich das notwendige Wissen erst dann anzueignen, wenn feststand, in welche Welt das Kind hineingeboren wurde. Das erforderte einen größeren Zusammenhalt der Gruppe und eine bessere Konzertierung der Bedürfnisse ihrer Mitglieder, die die dafür notwendigen Maßnahmen zuverlässiger abstimmen mussten.

Somit erforderte das anspruchsvolle Kindeswohl besonders zuverlässige Anziehungskräfte und Abstimmungsfähigkeiten der erwachsenen Gruppenmitglieder, die dafür zu sorgen hatten, dass die durch ihr Geschrei jederzeit alle möglichen Fressfeinde anlockenden Kleinkinder überlebten. So könnte sich die angeborene Hilflosigkeit der Menschenkinder im Verlauf der Evolution als ein entscheidender Vorteil für die Spezies erwiesen haben. Die „Liebeskraft“

 © Frank & Timme Verlag für wissenschaftliche Literatur

einer Primatengruppe wurde also möglicherweise zum Selektionskriterium für den sich evolutionär entwickelnden Homo Sapiens – dem liebevoll-fürsorglichen und weisen Menschen.

Eine so lange anhaltende, aufwendige und nachhaltige Nachwuchspflege, wie wir Menschen sie brauchen, gibt es im Tierreich nicht noch einmal. Auch unsere emotionale Sensibilität gegenüber Bedrohung und Mangel, also unsere Neigung auf Liebesentzug und Ausgrenzung mit heftiger Angst zu reagieren, zeugt davon, dass wir in allererster Linie soziale, auf liebenden Zusammenhalt angewiesene Wesen sind.

Bekommen wir als Kinder nicht genug Liebe, werden wir „Ego-Spezialisten", das heißt Menschen, die gelernt haben, sich mit Bedrohung und Mangel zu arrangieren. Zu wenig geliebte Kinder sind ängstlicher und anderen Menschen gegenüber misstrauischer als andere und werden sich an stärkere Menschen anhängen, sich ihnen unterwerfen oder werden ihrerseits nur ihren eigenen Vorteil im Fokus haben. Manchmal werden sie auch zu asozialen Trittbrettfahrern, ohne Empathie und Verantwortungsbewusstsein. Wenn Menschen davon ausgehen, dass Bedrohung und Mangel in der Welt vorherrschen, dann ist es verständlich, dass sie sehr viel eher geneigt sein werden, zu ihrem eigenen Vorteil zu agieren. Oft nehmen sie von anderen an, dass auch die ja erst einmal an sich und erst dann an das Wohl anderer denken. Mir ist wichtig, an dieser Stelle noch einmal zu betonen, dass es sich dabei nicht um „böse" oder „schlechte" Menschen handelt, sondern um Menschen, die bisher nicht lernen konnten, dass sie auf Grund ihrer unverheilten emotionalen Verletzungen keinen vollständigen Zugang zu ihrer wahren Natur finden konnten. Vom Ego initiiertes Verhalten ist jedoch für Menschen langfristig sehr viel weniger befriedigend, obendrein energieaufwändiger und zudem von anderen nicht gern gesehen, so dass sie mit Vergeltung oder Ausgrenzung rechnen müssen. Dabei entfallen jedoch die Synergieeffekte der Kooperation, die uns in unserer bisherigen Entwicklung so stark gemacht haben.

Nun ist die Menschheitsgeschichte jedoch auch voll von Beispielen, in denen von ihrem Ego gesteuerte Menschen es geschafft haben, ihre Mitmenschen geschickt zu täuschen und sich auf diese Weise zu bereichern und sich in Führungspositionen zu bringen. Dabei kann es sich durchaus um Menschen handeln, die zwar eine gute Intelligenz besitzen, jedoch wenig echte Liebe erfahren konnten und deshalb auch Liebe für sich und andere Menschen nicht in dem Maße empfinden können, wie es gut wäre. Wenn sie in einer lieblosen oder bedrohlichen Umgebung aufwachsen mussten, sind sie oft darauf konditioniert, ihre wahren Motive vor anderen zu verbergen und ihre Interessen rücksichtslos vor die anderer Menschen zu stellen. Das liegt vor allem daran, dass sie quasi einen Deckel auf ihre unbeachteten oder als unerwünscht erlebten Bedürfnisse legen mussten, der ihnen nun hilft, diese scheinbar unerfüllbaren Bedürfnisse und Gefühle nicht mehr spüren zu müssen.

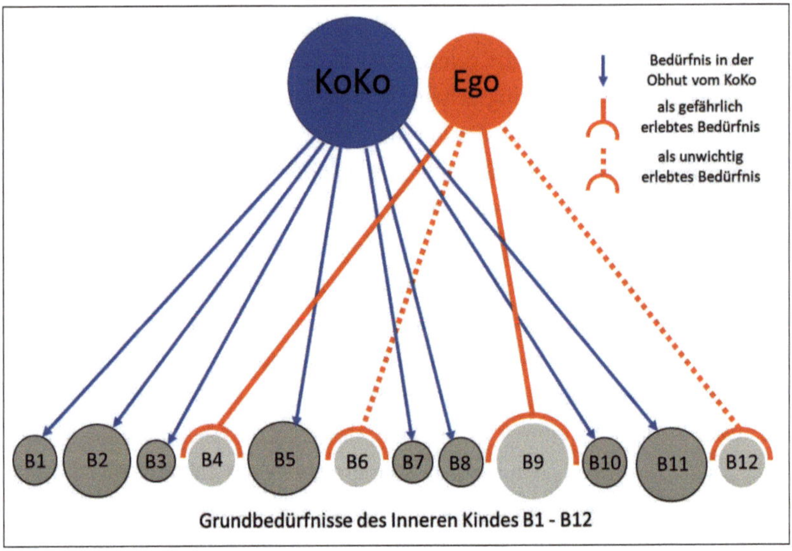

Abb. 6: Teilweise vom EGO durch aversive Erfahrungen verdeckte Grundbedürfnisse

In Abbildung 6 sehen wir die mehr oder weniger bedeutsamen (Durchmesser des Kreises) Grundbedürfnisse B1–B12 einer Person, die für acht ihrer Bedürfnisse ein fürsorgliches Bewusstsein (KoKo) entwickelt hat. Die Bedürfnisse B4, B6, B9 und B12 konnten von ihr jedoch nicht evaluiert werden und werden deshalb vom Ego-Verstand als unwichtig oder sogar unerwünscht zurückgewiesen. Sie sind der Grund dafür, warum diese Person keinen Zugang zu diesen Bedürfnissen hat und deshalb nach Ersatzbefriedigungen sucht oder sich sogar ermächtigt fühlt, die Bedürfnisse anderer ebenso zu missachten. Auf

 © Frank & Timme Verlag für wissenschaftliche Literatur

Grund dieser fehlenden Empathie haben sie wenig oder keine Bedenken, sich gegenüber anderen durchzusetzen.

Und obwohl von ihrem Ego angetriebene Personen mitunter sehr erfolgreich sein können, hat doch die überwiegende Mehrheit der Menschen ein mehr oder weniger ausgeprägtes Gerechtigkeitsempfinden, das danach strebt, egoistisches Verhalten zu sanktionieren. Egogesteuerte Menschen haben oft auch weniger Interesse an der Erziehung von Kindern, so dass ihre Ego-Prägungen sich in der Regel weniger gut weitergeben lassen. Kinder von liebenden Eltern können besser mitfühlen und sind sozialer und kooperativer orientiert und auf Dauer auch erfolgreicher und vermögen so sehr viel mehr für den Fortbestand der Menschheit zu leisten. Eine zukunftsfähige Gesellschaft ist immer darauf angewiesen, dass ihre konstruktiv und kooperativ denkenden Mitglieder den Ton angeben und sich nicht von emotional inkompetenten Täuschern dominieren lassen. Aktuell ist es vielleicht die größte Herausforderung für alle Gesellschaften, eine Ordnung herzustellen, die egoistisch motiviertes Verhalten nicht begünstigt und überall dort, wo Liebe fehlt, solidarisch Ausgleich schafft und Heilungsangebote zur Verfügung stellt, die es den Menschen ermöglichen, ihr noch unentwickeltes Bewusstsein zu erweitern.

Die Fortschritte der Moderne, die sich ja durch einen durchaus weit verbreiteten Wohlstand, eine vergleichsweise geringe Kindersterblichkeit und eine zunehmende Lebenserwartung auszeichnen, wären wohl niemals möglich gewesen ohne gesunde, liebesfähige und kooperationsorientierte Menschen, die sich wechselseitig unterstützt haben und sich aufeinander verlassen konnten. Und trotzdem gibt es immer noch genug Lieblosigkeit und vom Ego inszenierte Ungerechtigkeit auf der Welt, so dass immer noch ein erheblicher Teil der Menschheit in prekären Verhältnissen leben muss und die liebevolle Entwicklung von Kindern beeinträchtigt ist. Unsere Empathie- und Liebesfähigkeit zu pflegen und weiterzuentwickeln bleibt also eine entscheidende Herausforderung der Menschheit und ist darauf angewiesen, dass wir verstehen, wie wichtig der bewusste und liebevolle Umgang mit allen unseren Gefühlen ist.

Das Ego ist, wie wir wissen, das Ergebnis von Mangel- und Bedrohungserfahrungen, die sich in der Regel schon sehr früh eingeprägt haben. Die damit verbundenen unverheilten emotionalen Verletzungen, die nicht von einem konstruktiv-kooperativem Verstand aufgelöst werden konnten, sind die Ursache für Egoismen wie Machtstreben, Anhäufung von Reichtum, Ausbeutung von Natur und Menschen, für die Angst vor und die Verachtung von anderen Menschen und für alle möglichen Grausamkeiten, die Menschen in der Lage sind, sich und anderen zuzufügen. Das Ego ist immer dann mächtig, wenn es durch die noch unverheilte Neigung angetrieben wird, Mangel und Gefahren zu sehen, wo keine sind.

Dabei kann die Neigung unseres Egos zum Selbstzweifel im Fall anhaltender Bedürfnis-Deprivation durchaus auch eine sehr wichtige Triebkraft für unsere Persönlichkeitsentwicklung sein. Vom Ego gesteuerte Menschen werden auf diese Weise immer mal wieder in eine Krise geraten und so Gelegenheit erhalten, ihre Struktur zu hinterfragen und nach neuen Lösungen zu suchen.

Solange sich jedoch nicht der Koko-Verstand gegenüber dem Ego-Verstand in unseren Köpfen durchsetzen kann, vererben wir dieses Prinzip und damit diese Bedrohung immer wieder neu. Hierbei kommt es in allererster Linie auf die Prägung unserer Kinder an. Gelingt es uns, den Koko-Verstand in unseren Kindern frühzeitig auszubilden, ist die Wahrscheinlichkeit hoch, dass aus ihnen gesunde, liebesfähige und kooperationsorientierte Menschen werden. Die Voraussetzung dafür ist jedoch, dass wir uns im Kontinuum bewegen, d. h. dass wir uns mental in Resonanz mit unserem emotionalen Gehirn, dem „Bedürftigen-Ich“, unserem „Inneren Kind“ befinden. Das wiederum setzt voraus, dass wir uns von den Missweisungen unserer Emotionen befreien, die einst durch emotionale Verletzungen, also Missachtungen unserer Bedürfnisse entstanden sind.

Mit der Entmachtung unserer Ego-Anteile kann sich unser erwachendes Bewusstsein wieder mit den Bedürfnissen des Inneren Kindes verbinden und so dafür sorgen, dass wir uns wieder im Kontinuum unserer Natur bewegen. Dafür brauchen wir weder Medikamente, Technik oder eine Reparatur. Was wir brauchen, ist die Inspiration, wo ich nach meinen verborgenen Ego-Anteilen suchen sollte, und ein Schutzraum, in dem ich das unbedingte Vertrauen entwickeln kann, dass wir alle Zutaten für unsere Heilung und ein gutes Leben bereits in uns tragen und nur wir selbst dazu aufgerufen sind, das zu erkennen.

Sicherlich ist es gut, wenn uns jemand dabei ermutigt oder uns den Spiegel vor die Nase hält, um uns wachzurütteln. Aber die eigentliche Heilung kann nur aus uns selbst kommen – nur wir selbst können uns ganz in der Manier

 © Frank & Timme Verlag für wissenschaftliche Literatur

des Barons von Münchhausen am eigenen Schopf, samt dem Gaul auf dem wir sitzen, aus dem Sumpf unseres Ego-Verstandes ziehen!

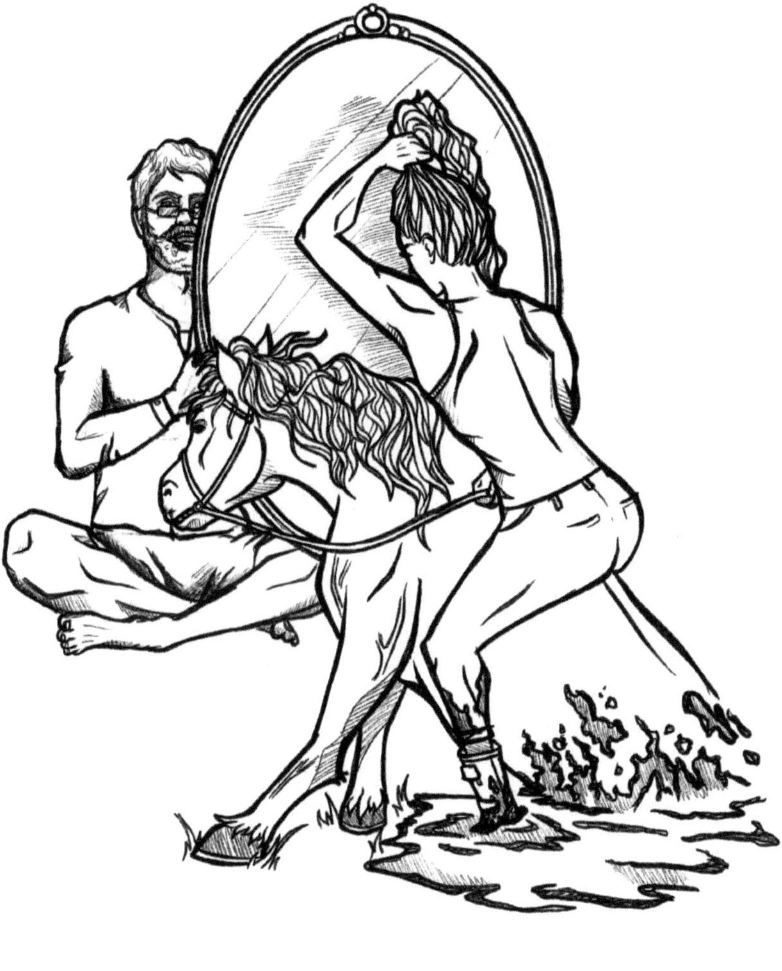

III. Emotional heilsame Psychotherapie

Psychotherapie und Gesellschaft

Im nun Folgenden wollen wir versuchen, sichtbar werden zu lassen, wie sich die Heilung alter emotionaler Verletzungen in der Psychotherapie praktisch realisieren lässt. Dabei gehen wir davon aus, dass Krisen und Erkrankungen notwendige Signale sind, die uns mit dem Kontinuum unserer Stammesgeschichte verbinden. Diese Herangehensweise beinhaltet eine ganze Reihe von Unterschieden zu den im allopathischen Sinne Reparaturvorgängen der Biomedizin oder symptomorientierten Psychotherapie. Dazu gehört, dass wir Heilung als einen auf unsere Emotionen gerichteten Rehabilitations- und Integrationsprozess ansehen. In diesem Sinne können wir Psychotherapie auch als einen ganzheitlichen Entwicklungsprozess verstehen, der das Ziel verfolgt, das menschliche Bewusstsein hinsichtlich der Verantwortlichkeit für einen nachhaltigen Umgang mit unseren psychischen, physischen und sozialen Ressourcen, aber auch den Ressourcen unserer Umwelt – unseres erweiterten Körpers, der Natur – zu entwickeln. Psychotherapie ist demnach immer auch Persönlichkeitsentwicklung und zielt somit auf eine Veränderung der Persönlichkeitsstruktur und nicht primär auf die Beeinflussung von Symptomen.

Zu den zentralen Voraussetzungen für eine bewusstseinsfördernde psychotherapeutische Haltung gehört die Annahme, dass der Mensch *im Grunde gut* ist (Bregman 2020), oder besser, gut sein kann, wenn sein KoKo-Verstand weit genug ausgebildet ist. Wenn ein Mensch einen anderen Menschen davon überzeugen will, dann ist es zunächst erst einmal notwendig, dass er selbst „das grundsätzlich Gute" in sich und anderen sehen kann und nicht wie z. B. der englische Biologe Richard Dawkins in seinem Bestseller „The selfish gene" davon ausgeht, alles in der Natur werde von egoistischen Motiven (Genen) gesteuert (Dawkins 2010). Bregman gelingt es mit seinem Vertrauen in das Gute im Menschen nachzuweisen, dass unser Handeln im höchsten Maße davon bestimmt ist, wie wir über uns und unsere Natur denken! Ob wir in den Krieg ziehen, „Feinde" töten, Grausames tun, unsolidarisch mit unseren Mitmenschen umgehen, hängt maßgeblich davon ab, was wir erwarten, wie sich andere verhalten. Das egoistische Menschenbild eines tierischen und ausschließlich auf den eigenen Vorteil bedachten Wesens stattet uns mit Erwartungen an andere aus, die uns letztendlich auch als Begründung für unser eigenes egoistisches Handeln dienen.

Nun kommen unsere zentralen Glaubenssätze über uns und die Welt nicht von ungefähr, sondern docken an prägende Erfahrungen an. Und in der jüngeren Vergangenheit können wir auf kaum eine Gesellschaft zurückblicken, in der nicht solche egoistischen Narrative von uns Menschen kultiviert wurden. Ohne ein tieferes Verständnis der menschlichen Natur als einer Spezies, die auf Konstruktivität und Kooperationsbereitschaft angewiesen ist, sind psychotherapeutische Bemühungen reduziert auf eine mehr oder weniger normorientierte Konditionierung im Sinne eines an die herrschenden Machtverhältnisse angepassten und funktionierenden Individuums, wie sie zurecht von den beiden Kritikerinnen der Psychotherapie Eva Illouz (2011) oder Angelika Grubner (2017) angeprangert wurden.

Wenn wir jedoch davon ausgehen, dass wir Menschen mit unserem neuronalen Erbe die idealen Voraussetzungen dafür haben, in anderen Menschen nicht nur Konkurrenten oder sogar Feinde in einem ewigen Wettbewerb zu sehen, sondern potentielle Kooperationspartner, dann können wir aus unseren Erfahrungen in den meisten Fällen auch etwas dieses Vertrauen Stärkendes mitnehmen! Bregman kommt in seinem Buch zu der Schlussfolgerung, dass, wenn es uns gelingt, auf das grundsätzlich Gute in uns Menschen zu vertrauen, selbst dann, wenn uns einmal übel mitgespielt wird, dass wir dann mit sehr viel höherer Wahrscheinlichkeit auch unser Gegenüber für einen kooperativen Austausch gewinnen können. Das Gelingen solcher Beziehungen setzt jedoch ein konstruktives Verstehen der eigenen unangenehmen Gefühle voraus, ohne das ein stabiles, gesundes Urvertrauen in die eigene Liebenswertigkeit nicht möglich ist.

Wenn Menschen dieses Vertrauen nicht besitzen, weil sie von ihrem Ego-Verstand dominiert werden und sich deshalb auf die Vermeidung ihrer frustrierenden Emotionen spezialisiert haben, werden sie in den meisten Fällen davon ausgehen, dass auch andere Menschen überwiegend von egoistischen Motiven angetrieben werden. Alles, was sie dann an Verhaltensweisen bei an-

 © Frank & Timme Verlag für wissenschaftliche Literatur

deren beobachten, werden sie wahrscheinlich auch in diesem Sinne interpretieren und als Bestätigung ihrer Einstellung ansehen. Wenn Menschen ihre Emotionen nicht als berechtigte Signale ihrer Bedürfnisse erkennen können, frustrieren sie sich ja bezüglich ihrer Grundbedürfnisse immer wieder selbst und entwickeln deshalb auch zunehmend Ängste vor ihren eigenen alarmierenden, zerstörerischen oder resignierenden Emotionen. Weil diese Menschen in der Regel davon ausgehen, dass auch andere Menschen so denken und fühlen wie sie, erscheint Misstrauen als geradezu notwendig. Mit ihrem Verhalten stoßen sie dann bei anderen vermehrt auf Ablehnung und bestätigen so immer wieder ihre eigenen destruktiven Erwartungen und halten deshalb sich selbst, wie auch den Rest der Welt, für nicht liebenswert.

Letztlich liegt es jedoch in der Verantwortung eines jeden Menschen selbst, seine emotionalen Kompetenzen weiterzuentwickeln und zu erkennen, dass hier die Wurzel allen Misstrauens zwischen Menschen liegt. Dafür müssen wir uns jedoch zunächst unseres eigenen Beitrages zu unseren Beschwerden und Krisen bewusstwerden und bereit sein, nachsichtig und einfühlsam mit unseren eigenen und den Defiziten unserer Mitmenschen umzugehen.

Das gilt natürlich erst recht für die Zunft der Psychotherapeuten. Von der grundsätzlich positiven Haltung gegenüber uns selbst und dem Leben im Allgemeinen hängt es ab, ob es überhaupt gelingen kann, einen Menschen mit fehlendem Urvertrauen dazu zu bewegen, sich in der therapeutischen Beziehung zu öffnen, um am Modell des Therapeuten eine neue und vielleicht auch korrektive Erfahrung machen zu wollen.

In den einschlägigen Wirksamkeitsstudien der Therapieforschung wurde immer wieder hervorgehoben, dass die Persönlichkeit des Therapeuten und seine Fähigkeit zu einer konstruktiven therapeutischen Beziehung für das Ergebnis der Therapie an erster Stelle steht und das unabhängig von der Therapiemethode. Therapeuten, die als warmherzig, authentisch, erfahren und glaubwürdig eingeschätzt wurden, erzielten stets die besten Ergebnisse (Grawe et al. 1994). Ich möchte ergänzen: Therapeuten, die eine auf Selbstresonanz orientierte Grundhaltung besitzen, also gut mit sich selbst verbunden sind, können mit ihren Patienten und vor allem auch deren unbefriedigten Bedürfnissen leichter in Resonanz treten und ihnen helfen, die bisher unentwickelten Eigenschaften des KoKo-Verstandes bewusst zu machen und nachträglich auszubilden. Der *Fokus der Psychotherapie* sollte deshalb immer auch auf die Verbesserung der Selbstresonanz und somit der *Selbstliebe* gerichtet sein.

Bedingt durch die generationsübergreifende Weitergabe emotionaler Missweisungen ist das Vertrauen in unsere Emotionen über lange Zeit erheblich beschädigt worden. Wenn es uns als Menschheit gelingen sollte, eine Gesellschaft zu gestalten, die darauf gerichtet ist, die Entwicklung von Egostrukturen einzudämmen, indem sie dafür sorgt, dass die Grundbedürfnisse eines jeden Menschen eine Chance auf angemessene Berücksichtigung finden, dann sollte es m. E. auch möglich werden, diese Verletzungen wieder zu heilen. Gesellschaften, in denen Gewalt, Ausbeutung, strukturelle Ungleichheit oder gar staatliche Überwachung und Restriktionen gegen Minderheiten oder Andersdenkende geduldet werden, stimulieren egoistisches Verhalten immer wieder aufs Neue und werden somit auch den individuellen emotionalen Heilungsprozess behindern.

Dass die auf Wohlstand orientierten Industriegesellschaften ihre unreflektierte Wachstums- und Konsumorientierung, wie wir sie bis heute erleben, nicht beibehalten können, wird spätestens seit Robert Havemanns Abriss „Die Industriegesellschaft am Scheideweg“ von 1980 diskutiert. Unklar ist m. E. die Art und Weise der Veränderung. Vieles deutet aktuell darauf hin, dass sich die Technokraten durchsetzen könnten (Harari 2018). Das würde jedoch bedeuten, dass wir Menschen uns erneut von unserem Kontinuum entfernen, anstatt zu lernen, mit uns selbst in Resonanz zu treten. Aus meiner Sicht müsste eine Gesellschaft, in der wir uns zunehmend bemühen, alle Möglichkeiten der Persönlichkeitsentwicklung auszuschöpfen, um die in uns angelegten Potentiale zu entfalten und nicht auf technische Optimierung zu setzen, eine „Therapeutische Gesellschaft“ sein. Eine technokratische Lösung der Menschheitsprobleme, insbesondere die aktuell unter dem Begriff „Human Enhancement“ und „Transhumanismus“ verborgenen Bemühungen, mit Hilfe von Bio-, Gen- und Digitaltechnologien einen „Neuen Menschen“ zu schaffen, werden unsere emotionalen und gesundheitlichen Probleme nicht lösen. Statt technokratischer Eliten brauchen wir ganzheitlich denkende und fühlende, mit sich und der Natur verbundene erwachsene Menschen, die für ihre und die Zukunft der Kinder reife Persönlichkeiten werden wollen.

Diesem Gedanken liegt die Annahme zugrunde, dass eine Gesellschaft immer nur so gut sein kann, wie es das Bewusstsein der überwiegenden Mehrheit

 © Frank & Timme Verlag für wissenschaftliche Literatur

ihrer Mitglieder ermöglicht. Psychotherapie kann also auch für die Entwicklung des gesellschaftlichen Bewusstseins durchaus einen wichtigen Beitrag leisten. Menschen, die im Kontakt mit sich selbst sind, sorgen in der Regel gut für sich selbst. Ihr gesunder Verstand (KoKo) steht in Resonanz mit seinen emotionalen Algorithmen, ihr Ego-Verstand kann auf echte Bedrohungen reduziert werden und unterdrückt sie deshalb nicht in ihrer Bedürftigkeit. Sie sind dann am glücklichsten, wenn ihr Glück nicht mit dem Glück der anderen im Widerspruch steht. Zufriedenheit, Glücksgefühle oder Freude, die wir zusammen mit anderen teilen, stimulieren das in uns angelegte Belohnungssystem, dass sich in der Evolution bewährt hat, am nachhaltigsten! Ersatzbefriedigungen und Süchte, die wir in der Not entwickelten und die dabei konditioniert wurden, stimulieren dieses System zwar auch, können uns jedoch nur zweitklassig befriedigen. In Ermangelung von primärer Zufriedenheit ist das Belohnungsgefühl langfristig minderwertiger als die in uns evolutionär angelegten sozial geteilten Glücksgefühle.

Es wird Zeit, dass wir verstehen, dass es DAS BÖSE, von dem wir glauben, dass es im egoistisch handelnden Menschen angelegt sei, nicht gibt! Das Böse ist vielmehr der Ausdruck von struktureller Ohnmacht und dem, was durch anhaltendes Unverständnis und Nichtintegration unserer Bedürfnisse in uns erzeugt wurde. Und wenn es uns dann nicht gelingt, die damit verbundenen Gefühle angemessen zu bewältigen, halten wir uns eben deshalb oft für nicht liebenswert! Eine echte Überzeugung von menschlicher Liebenswertigkeit zu entwickeln, ist m. E. die vielleicht wichtigste und anspruchsvollste Herausforderung für die aktuell so notwendige emotionale Entwicklung der Menschheit.

Psychotherapie kann, initiiert durch persönliche Krisen, dabei oft einen initialen Beitrag leisten, dass Menschen in Selbstliebe erzeugende Selbstresonanz wie auch in Resonanzen mit anderen Menschen treten und so sehr viel mehr Verantwortungsbewusstsein für ihre Gesundheit und die Gesundheit ihrer Kinder und Mitmenschen entwickeln.

Neben psychotherapeutisch initiierter Heilung können natürlich auch in anderen gesellschaftlichen Bereichen heilsame Entwicklungen stattfinden. Dazu gehören z. B. die bedürfnisgerechte Kinderfrühbetreuung, die bewusstseinsfördernde Bildung von Heranwachsenden und Erwachsenen, die selbstreflexiven Kräfte von Kunst und Kultur, aber auch soziale, gesellschaftliche und wissenschaftliche Diskurse und Krisen mit ihrem Veränderungspotential. Darüber hinaus können spirituelle und schamanische Rituale enorme heilsame Kräfte entfalten, von denen wir Psychotherapeuten noch viel lernen können.

Im nun Folgenden sollen Techniken und eine allgemeine Choreografie emotionaler Heilungsprozesse beschrieben werden. Sie sind eng mit dem individuellen Bewusstwerdungsprozess verbunden, wie er typischerweise in der Psychotherapie angestrebt wird.

Das Vier-Quadranten-Modell

Psychotherapie, die auf die Heilung prägender emotionaler Verletzungen gerichtet ist, ist weniger auf die Symptomebene bezogen als auf die Struktur der Persönlichkeit. Dabei wollen wir die Persönlichkeit eines Menschen als Summe seiner biologischen und sozialen Lernerfahrungen betrachten. Hier interessieren uns vor allem die prägenden Umstände, also die Entwicklungsbedingungen des Kindes, angefangen bei Zeugung, Schwangerschaft und Geburt. Bedeutsam sind sodann der emotionale Reifegrad der Eltern, die Atmosphäre der Familie, in die das Kind hineingeboren wird, und die Lernerfahrungen, die das Kind in Bezug auf seine Grundbedürfnisse am Modell der Eltern und anderer wichtiger Bezugspersonen durch Konditionierungen machen konnte.

Wie wir ja schon feststellen konnten, sind die ersten Erfahrungen mit den Grundbedürfnissen immer die wichtigsten. Sie bilden das Fundament, auf dem sich alle weiteren Erfahrungen abbilden lassen. Damit wir nun in Bezug auf die Persönlichkeitsstruktur des Patienten Fortschritte erzielen, brauchen wir zunächst erst einmal eine biografische Perspektive auf die Lern- und Entwicklungsgeschichte seiner Grundbedürfnisse.

In der Regel kommen Patienten nur dann zu uns, wenn sie unter einem Leidensdruck stehen, den sie mit den ihnen zur Verfügung stehenden Ressourcen nicht lindern können. Die allermeisten Patienten sind dabei darauf orientiert, möglichst schnell eine Lösung für ihre aktuelle Problematik zu finden und wollen deshalb wissen, was sie in der Gegenwart verändern sollten, um weniger zu leiden. Diese Sichtweise entspricht dem allopathischen Verständnis von Störung, das wir auch in der Psychotherapie bis heute noch nicht immer überwunden haben.

 © Frank & Timme Verlag für wissenschaftliche Literatur

Wenn wir jedoch eine ganzheitliche Perspektive einnehmen, sollten wir immer erst einmal versuchen, die gegenwärtige Leidenserfahrung aus der Lerngeschichte des Patienten zu erschließen. Dabei gehen wir davon aus, dass es immer einen Zusammenhang des aktuellen Leidens mit Bedrohungen und Mangelerfahrungen der prägenden Vergangenheit gibt. Dafür brauchen wir u. a. auch die Informationen darüber, inwiefern die Grundbedürfnisse des Patienten in seiner Kindheit Berücksichtigung gefunden haben und in welchem Maße die biografischen Umstände auch schon von Bedrohungs- und Mangelerfahrungen geprägt wurden.

Diese biografische Perspektive wurde in der klassischen Verhaltenstherapie lange Zeit für nicht so wichtig gehalten. Im Vordergrund der Verhaltenstherapie standen immer Techniken der klassischen und operanten Konditionierung, die darauf ausgerichtet waren, neue Lernerfahrungen zu ermöglichen, die dem problematischen Verhalten entgegenstehen. In den letzten Jahrzehnten hat sich zwar die Verhaltenstherapie enorm weiterentwickelt. Doch obwohl sie die frühe Lerngeschichte stärker gewichtet und den dort liegenden Ursprung von Persönlichkeitsstörungen erkannt hat, konzentriert sich die verhaltenstherapeutische Intervention unverändert auf die dysfunktionalen Denk- und Verhaltensmuster der Gegenwart und auf spezielle Trainingstechniken, die diese Defizite verbessern können.

In den tiefenpsychologischen Therapien war die biografische Perspektive dagegen schon immer von zentraler Bedeutung. Bereits Sigmund Freud sah in der aktuellen Psychopathologie das Ergebnis eines Übertragungsprozesses, der seine Entstehungsgeschichte stets in den frühen Erfahrungen des Patienten hat. Therapeuten haben daher insbesondere die Erfahrungen des Kindes mit seinen Eltern zu analysieren und in Bezug zum gegenwärtigen Erleben zu stellen. Erlebens- und Verhaltensmuster, die in den Beziehungen der Gegenwart erlebt werden, stammen aus den Erwartungen des Über-Ichs, das in großen Teilen dem Ego-Verstand entspricht, und bewirken eine Reaktivierung des einst ungelösten Konfliktes. In der Therapie bemühen sich nun tiefenpsychologisch orientierte Therapeuten, ihren Patienten zu vermitteln, dass diese Übertragung nur irrtümlich erfolgte und sich in den Beziehungen der Gegenwart nicht bewähren kann. Dabei wird auf die Einsichtsfähigkeit des Patienten gesetzt, der in einem oft sehr langwierigen Umwertungsprozess immer wieder erleben soll, dass seine

Befürchtungen von damals ja eigentlich nicht mehr gelten und sich die Übertragungsmuster deshalb als falsch erweisen und aufgelöst werden können.

Eine für mich seinerzeit neue und mein ursprünglich verhaltenstherapeutisch orientiertes Methodenrepertoire deutlich erweiternde Perspektive gewann ich durch Albert Pesso (1929–2016). Pesso hatte als ehemaliger professioneller Tänzer eine gruppentherapeutische Methode entwickelt, der den Protagonisten einen emotionalen Zugang zu den in der Kindheit erlebten Mängeln ermöglicht (Reinszenierung) und die einst vernachlässigten Bedürfnisse legitimiert. Anschließend wird mit Hilfe einer symbolischen Lösung (Antidote) eine neue Erfahrung erfühlbar gemacht, wobei die Protagonisten in den allermeisten Fällen eine sehr eindrucksvolle Erlösung spüren können. Mit den dabei neu entstehenden neuronalen Verschaltungen ist es oft auch möglich, das neue Lösungsschema auf die Probleme der Gegenwart zu übertragen und jetzt auch Lösungen zu kreieren, die bis dahin nicht möglich erschienen.

Pesso stellte diesen Prozess in einem Vier-Quadranten-Modell dar. In diesen vier Quadranten sind Gegenwart und prägende Vergangenheit mit einer Problem- und einer Lösungsperspektive kombiniert.

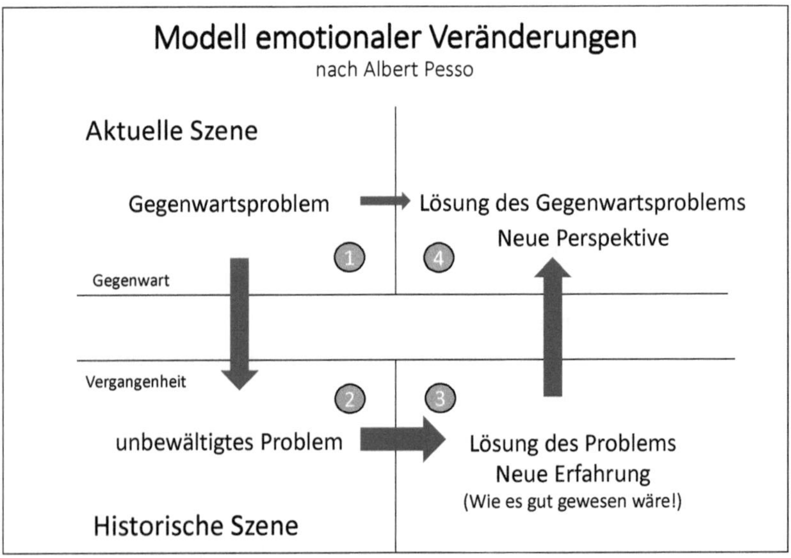

Abb. 7: Modell nach Albert Pesso (Pesso & Perquin 2007)

© Frank & Timme Verlag für wissenschaftliche Literatur

In die Darstellung der Abbildung 6 lassen sich m. E. verschiedene therapeutische Ansätze gut einordnen. Demnach spielt sich die klassische Verhaltenstherapie vor allem zwischen dem 1. und 4. Quadranten ab und bemüht sich um eine bessere Lösung der Gegenwartsproblematik. Tiefenpsychologische Therapie spielt sich dagegen zwischen dem 1. und 2. Quadranten ab und versucht, die Gegenwartsproblematik auf eine historische Vorlage zurückzuführen und setzt dabei auf die Einsicht des Klienten, dass seine Übertragung falsch ist.

Neu für mich war die Bedeutung, die Pesso der Lösung des historischen Problems im 3. Quadranten beimaß. Zu meiner Zeit fand eine typische Pesso-Arbeit in einer Gruppe von etwa zehn Teilnehmern statt. Zunächst berichtete der Protagonist von einem ungelösten Gegenwartsproblem. Anschließend wurden die Bedingungen seiner frühen Entwicklung symbolisch von den Gruppenmitgliedern noch einmal nachgestellt. In dieser Aufstellung sollte er dann die prägenden Defizite noch einmal erleben, was in aller Regel mit heftigen kathartischen Erinnerungen und Gefühlen einhergeht (Katharsis I). Anschließend wird an der Lösung des Mangels gearbeitet, wobei sich der Protagonist mit Hilfe der Gruppe eine ideale Lösung kreieren darf, so lange, bis sie ihn voll und ganz befriedigt. Auch dieser Vorgang ist in der Regel mit heftigsten Gefühlen verbunden (Katharsis II), da wir Menschen offensichtlich ein implizites Wissen haben, was für uns richtig gewesen wäre. Bewusst aber wird uns dieses Richtige vielfach erst in dem Moment, in dem uns unsere unbeachteten Bedürfnisse erlaubt sind und sich symbolisch für uns erfüllen dürfen. Oft spürt man in einem solchen Moment erstmalig auch den Unterschied zu dem, was seit der Kindheit nicht mehr gespürt werden konnte. Für die meisten Teilnehmer findet in solchen „Strukturen“, wie Pesso seine Sitzungen nannte, ein tiefgreifender emotionaler Wandel statt, in dem offensichtlich tief verborgene und eingefrorene Emotionen aufgetaut werden können; Emotionen, die seit dem Einfrieren in der frühen Kindheit, in der keine Rücksicht auf die Bedürfnisse des Kindes genommen wurde, nicht mehr spürbar waren. Anders als in der Psychoanalyse, die ja oft über Hunderte von Sitzungen dauert und ganz auf die Einsicht setzt, dass der Patient anerkennt, dass seine Gefühle in der Gegenwart eigentlich aus der Vergangenheit stammen und auf den aktuellen Kontext bezogen nicht nützlich sind, wird in einer Pesso-Arbeit der Erlebnisraum in sehr viel weniger Zeit deutlich erweitert. Durch die emotionsaktivierende Vorgehensweise kommt der Patient relativ schnell in die erste Katharsis, wird jedoch im 3. Quadranten angehalten, sein implizites biologisch gespeichertes Wissen zu aktivieren und in seinen unterdrückten Wünschen die Lösung für sein einstiges Dilemma zu erspüren. Erst durch diese zweite Katharsis, also das Wiedererleben der unterdrückten Bedürfnisse, kann nun das verinnerlichte Eis schmelzen.

Es darf also die Lösung nicht nur rational erkannt, sondern sie muss auch erlebt werden. Die Kreation einer idealen Lösung im 3. Quadranten und die positive Bekräftigung der erlösenden Gefühle rehabilitieren den Verzicht und das empfundene Leid des Kindes und helfen, das Prinzip der Lösung zu verinnerlichen und nun auch auf die Gegenwart anzuwenden. Im Unterschied zur Psychoanalyse oder Verhaltenstherapie wird in einer Pesso-Arbeit weniger auf Lösungen in der Gegenwart zugearbeitet als vielmehr auf eine Lösung in dem Kontext, in dem die ursprünglichen Bedürfnisse einst eingefroren werden mussten. Weil es in der Erinnerung an die frustrierenden Gefühle der Vergangenheit keine Einträge für eine Lösung gibt, kann auch in der Gegenwart keine Lösung vorgestellt werden. Wenn jedoch das einst unbeschriebene Blatt der bedürfnisfrustrierenden Erinnerungen jetzt eine emotional glaubwürdige Lösung erfährt, wird diese Lösung erstaunlich selbstverständlich auch in die gegenwärtig bisher problematischen Kontexte übertragbar. Die Lösung der Probleme in der Gegenwart, so scheint es, ist nunmehr deshalb möglich, weil der Eintrag ihrer Unlösbarkeit emotional glaubwürdig gelöscht werden konnte! Im nun folgenden Beispiel soll der Vorgang eines solchen emotionalen Auftauens beschrieben werden.

Beispiel für eine Pesso-Arbeit

Die 55-jährige Gesine berichtet in einem Pesso-Seminar von tiefen Einsamkeits- und Verlassenheitsgefühlen, die sie schon ihr „Leben lang" plagen. Insbesondere nach der Trennung von ihrem Mann vor fünf Jahren sei sie nach einer mehrjährigen Trauer jetzt wieder verstärkt mit Einsamkeitsgefühlen konfrontiert, die darüber hinaus mit der Angst einhergingen, dass sie nun für den Rest ihres Lebens allein sein müsse.

 © Frank & Timme Verlag für wissenschaftliche Literatur

Als sie über ihre Kindheit berichtet, erzählt sie auch von der Trennung ihrer Eltern, als sie vier Jahre alt war. Sie habe wenig Erinnerung daran, habe jedoch dieses Thema in einer Gesprächstherapie ausführlich aufgearbeitet. Dabei seien auch intensive Gefühle der Trauer aufgetaucht, die sie mit Hilfe der Therapeutin ausführlich besprochen habe und nach einiger Zeit integrieren konnte.
Nun schlägt der Gruppenleiter (GL) vor, die Szene der Trennung mit Hilfe zweier Teilnehmer symbolisch noch einmal nachzustellen. Er bittet die Protagonistin wiederzugeben, wie sie sich vorstelle, mit welchen Botschaften sich ihre Eltern damals voneinander getrennt hatten. Anschließend lässt er von Gesine aus dem Kreis der Teilnehmer zwei „Rollenspieler" auswählen, die stellvertretend für ihre Mutter und ihren Vater im Raum positioniert werden. Sie selbst setzt sich auf einen Kinderstuhl gegenüber den Stellvertretereltern und bekommt die Aufgabe, diese Botschaften noch einmal achtsam mit den Ohren des vierjährigen Kindes auf sich wirken zu lassen. Dann sagt auf Gesines Anweisung die Stellvertretermutter zum Stellvertretervater: „Du bist für mich eine einzige Enttäuschung, ich hasse dich dafür, was du mir angetan hast!" Der Vater spricht: „Du hast mir keine Chance gelassen und bist selbst schuld, dass ich dich nicht mehr liebe!" Gesine beobachtet diese Szene bewegt. Aufgefordert, ihre jetzigen Gefühle zu schildern, kann sie ein Unbehagen beschreiben, das sich nach einiger Zeit in einen Impuls zu schreien verwandelt. Befragt, was sie denn am liebsten herausschreien würde, sagt sie leise und beschämt: „Ich hasse euch dafür! Ihr habt mich einfach im Stich gelassen!" Ermutigt durch den GL, kann sie nun ihrer Stimme Gehör verschaffen: „Ich hasse Euch dafür!" wiederholt sie wieder und wieder, bevor sie bitterlich zu weinen anfängt. Nachdem sie sich etwas beruhigt hat, befragt sie der GL erneut: „Was hätte die vierjährige Gesine damals gebraucht?" Gesine antwortet, etwas erstaunt über sich selbst: „Ich hätte gewollt, dass sich meine Eltern bei mir entschuldigen, dass sie sehen, wie ich leide und was sie mir mit ihrer Unversöhnlichkeit angetan haben! Ich möchte, dass es ihnen leidtut!" Nun fordert der GL die Stellvertretereltern auf, gemeinsam zu sprechen: „Es tut uns leid, wir haben nicht gesehen, wie sehr du darunter gelitten hast!"

Gesine, die Erwachsene, befindet sich, wie es scheint, noch einmal ganz und gar in ihrer Erinnerung, weint und schluchzt. Was sie sich jetzt wünsche, fragt der GL. Sie wolle, „dass sich die Eltern zu ihr nach unten begeben und sie in den Arm nehmen!" Die Stellvertreter setzen sich hinter sie, umarmen sie von hinten und sprechen noch einmal gemeinsam die neue Botschaft: „Es tut uns leid, wir haben nicht gesehen, wie sehr du darunter gelitten hast!" Allmählich kann sich Gesine beruhigen. „Wie geht es der vierjährigen Gesine jetzt?" fragt der GL. Gesine antwortet, es gehe ihr jetzt „besser". GL: „Was wünscht sich die vierjährige Gesine jetzt?" „Ich möchte, dass ihr hierbleibt und mir sagt, dass ihr mich liebhabt und ihr euch wechselseitig keine Vorwürfe mehr macht!" Beide antworten im Chor: „Wir bleiben bei dir, solange du uns brauchst und wir werden uns keine Vorwürfe mehr machen!" Gesine seufzt erleichtert: „Ja, das muss aufhören, mit diesen ewigen Vorwürfen!" Allmählich taucht sie aus ihrem Kind-Ich wieder auf: „Ja, das wäre richtig gewesen! Ich habe nie gewagt, meine Wünsche auszusprechen, dabei wollte ich doch nur gesehen werden!" Der GL fordert sie auf, das den nunmehr Idealen Eltern direkt zu sagen. „Ich wollte doch nur von euch gesehen werden!". Ihre Eltern antworten ihr: „Ja, als deine Idealen Eltern hätten wir dich gesehen!" Gesines Seufzer verrät, dass sie sich nun im Tiefsten ihres Inneren gesehen fühlt. Schließlich fragt der GL sie: „Kannst du einen Zusammenhang zu deiner Trennung von deinem Mann erkennen?" Gesine wirkt jetzt sehr viel gefasster: „Ja, bis heute mach ich meinem Ex-Mann Vorwürfe, dabei habe ich ihm nie gesagt, was ich eigentlich fühle und brauche. Ich habe mich aus Angst, ihn zu überfordern, selbst oft verleugnet. Nach der Trennung hatte er mir einmal vorgeworfen, dass er seine Liebe zu mir verloren habe, weil ich ihm ständig Vorwürfe machte. Und ich dachte später, er hat recht, ich finde mich selbst auch ganz und gar nicht liebenswert, wenn ich so leer und vorwurfsvoll bin! Genauso habe ich mich damals auch als Kind gefühlt, wenn die Eltern so gestritten haben." Was sie denn jetzt ihrem ehemaligen Mann gern sagen würde, fragt der GL. Gesine: „Ich sehe jetzt, wie sehr ich die Achtung vor mir selbst verloren habe. Es wäre schön gewesen, du hättest mich so ertragen, wie ich bin! Doch noch schöner wäre es gewesen, wir wären ohne Vorwürfe ausgekommen! Ich will jetzt

 © Frank & Timme Verlag für wissenschaftliche Literatur

erst einmal versuchen, für mich selbst da zu sein und mir selbst keine Vorwürfe mehr machen!" Sie weint noch ein wenig, schmiegt sich jedoch dabei in die haltenden Arme der nun verständnisvollen Eltern, von denen sie sich jetzt gesehen und getröstet fühlt und kann diesen Trost endlich für sich annehmen.

Nach der Auflösung der Szene teilen die anderen Gruppenmitglieder mit, was sie als Beobachter erlebt haben. Die meisten sind selbst sehr berührt, betonen ihr Mitgefühl und ihre Hochachtung für ihre kritische Selbsterkenntnis; manche, die während der Szenen ebenfalls geweint haben, erkennen ähnliche Anteile in sich selbst wieder.

Pesso selbst war im Rahmen seiner Selbsterfahrungsseminare kein Freund langer Nachbereitungen. Er gab damit seinen Protagonisten die Möglichkeit, das Erlebte nachwirken zu lassen und selbst zu integrieren. Ich habe jedoch die Erfahrung machen können, dass eine Nachbereitung im Rahmen einer anschließenden Therapie sehr nützliche Erkenntnisse bringen kann. Sie können dem tieferen Verständnis der Gefühle und der Korrektur ablehnender Einstellungen gegenüber den nicht befriedigten Bedürfnissen dienen.

Offensichtlich war die vierjährige Gesine im Trennungsstrudel der Eltern mit ihren Gefühlen und Bedürfnissen wenig beachtet worden. Und die Eltern erwiesen sich als unreif und unfähig, ihre Konflikte miteinander konstruktiv zu lösen bzw. auf das Ende ihrer Liebe würdig und mit gegenseitiger Achtung zu reagieren. Der Vater zog von einem auf den anderen Tag aus und war nur noch selten für Gesine da. Sie sprachen nie wieder darüber. Er gründete eine neue Familie, in der sich Gesine nie zu Hause gefühlt hat. Sie selbst blieb bei der Mutter. Auf Grund der langanhaltenden Trauer der Mutter wagte sie es seinerzeit nicht, sich mit ihren Gefühlen an sie zu wenden. Dabei half die Mutter dem Kind nicht, dessen eigene Hass- und Trauergefühle als angemessen und notwendig zu entdecken. So blieb Gesine auch auf ihrem Bedürfnis nach Evaluierung ihrer Gefühle und einem für sie konstruktiven Verhältnis der Eltern sitzen, ohne dass sie sie je als berechtigt anerkennen konnte. Schließlich entwickelte sie eine Neigung, derartige Gefühle zu vermeiden.

An ihre einstige Verzweiflung kann sie sich jetzt wieder sehr gut erinnern, erinnert sich aber auch, dass sie damals anfing, an sich und ihren Gefühlen zu zweifeln. Um nicht länger damit konfrontiert zu sein, musste sie diese Gefühle schließlich als „nicht willkommen und unbrauchbar“ einfrieren. In der Gruppensitzung tauten alle diese einst verdrängten Gefühle und Bedürfnisse wieder auf. Jetzt waren sie erlaubt und wurden von Gesine selbst, auch mit Unterstützung der Gruppe, als berechtigt und angemessen anerkannt. Gesine begriff, dass sie sich in ihrer berechtigten Bedürftigkeit selbst nicht ernstgenommen hatte. Erst ihre innere Bereitschaft und die als hilfreich empfundene Gruppensituation haben ihr geholfen, diese Gefühle in sich wahrzunehmen und die dazugehörigen Bedürfnisse zu erkennen: „Ich will mit all meinen Gefühlen geliebt werden und für Beziehungskonflikte in meinen Eltern ein hilfreiches Vorbild erleben, um später damit angemessen umgehen zu können!“ All das blieben ihr die Eltern schuldig. Auch wenn sie nach so langer Zeit die Eltern nicht mehr dafür zur Rechenschaft zu ziehen braucht, so liegt es doch nun an ihr, sich das, was ihr schon die Eltern schuldig blieben, selbst zu geben – einen wohlwollenden, verständnisvollen Umgang mit ihren völlig berechtigten Bedürfnissen.

Wenn es darum ging, sich für ihre Bedürfnisse einzusetzen, blieb sie auch in ihrer eigenen Paarbeziehung oft stumm, unterdrückte ihre berechtigten Wut- und Trauergefühle und blieb in ihren Lösungsideen, wie man eine Partnerschaft ohne Vorwürfe konstruktiv gestalten kann, hinter ihren Möglichkeiten zurück. In der Therapie galt es nun, das alles zu erkennen, den Eltern und schließlich sich selbst zu verzeihen und sich der Kompetenzen bewusst zu werden, die sie in einer Beziehung braucht. Das Auftauen der Gefühle machte sichtbar, was fehlte, wofür sie auf Grund fehlender Erfahrungen keine Erinnerungen hatte: ein liebevolles Verhältnis zu dem verzweifelten und wütenden vierjährigen Kind in ihr, das doch mit seinen Bedürfnissen und Gefühlen genau richtig lag, sich dessen jedoch nie bewusstwerden konnte.

Gesines emotionale Heilung war also zunächst erst einmal mit dem Auftauen von Gefühlen verbunden, die einst eingefroren wurden, damit sie nicht länger mit ihren Bedürfnissen ins Leere lief oder sogar eine Eskalation des Konfliktes der Eltern heraufbeschwor. Die Pesso-Technik, der Emotionsaktivierung in einem erlebnisnahen Gruppensetting, erweist sich oft als her-

 © Frank & Timme Verlag für wissenschaftliche Literatur

vorragend geeignet, verdrängte Emotionen in dem Kontext wieder spürbar zu machen, in welchem sie einst berechtigt waren, jedoch keine Auflösung erfuhren.

Neben dieser Pesso-Technik gibt es auch noch andere heilsame Emotionen stimulierende Techniken, von denen ich einige noch vorstellen möchte, mit denen ich selbst Erfahrungen machen konnte. Sie sollen an geeigneter Stelle dargestellt werden.

Wenn berechtigte Emotionen einst eingefroren werden mussten, dann stehen sie ja für die Bedürfniswahrnehmung und ihre Kommunikation im inneren Dialog oder mit den Bezugspersonen nicht mehr zur Verfügung. Es entsteht eine emotionale Inkompetenz oder Missweisung, wie bei Gesine, die auf die Kommunikation verschiedener Bedürfnisse verzichten musste, weil sie ihre Wutgefühle zur Verarbeitung von Beziehungskonflikten nicht spüren konnte und nicht wusste, wie sie angemessen mit ihrer Trauer hätte umgehen können. Stattdessen neigte sie zu Ängsten und Resignationsgefühlen, die sie jedoch einer Lösung auch nicht näherbringen konnten und deshalb als unangenehme, von ihr selbst als krankmachende Gefühle wahrgenommen wurden, denen sie mit ihren Bewältigungs(in)kompetenzen nichts entgegensetzen konnte. Einst hatten sich dazu in ihrem Kopf Glaubenssätze wie „Du bist unwichtig!“ oder „Halte dich mit deinen Gefühlen zurück, sie machen alles nur noch schlimmer!“ etabliert, die ihr halfen, die Schuld bei sich zu sehen und so die Kontrolle über das innere Geschehen zu behalten.

Im Folgenden möchte ich nun ein Modell emotionaler Heilung vorstellen, welches auf dem Vier-Quadranten-Modell von Pesso aufbaut, zudem auf traumatherapeutischen Erkenntnissen, wie sie in der Modus-Arbeit der Schematherapie von Eckehard Roediger (2010) oder der IRRT (Imaginary Rescripting and Reprocessing Therapy) von Mervyn Schmucker (2018) publiziert wurden. In diesem Modell wollen wir davon ausgehen, dass Heilung kein langwieriger, stetiger Vorgang sein muss, sondern ein Vorgang, der mit Erkenntnissprüngen einhergeht und dabei stets mit emotional kathartischen Aktivierungen verbunden ist, die dem Erkennenden ein neues Bewusstsein vermitteln. Dieses Bewusstsein bezieht sich auf „Wahrheiten“, die sich schon immer in uns befanden und die zu erkennen keine Selbstverständlichkeit, sondern das Ergebnis einer neu geschaffenen Verbindung unseres Verstandes mit dem sich in uns befindenden Kontinuum darstellt. Am Ende eines Heilprozesses befinden wir uns dann in einem Zustand höheren Bewusstseins (5. Quadrant), wo alle unsere Gefühle integriert sind und uns wieder als ideale Orientierungshilfe dienen können.

Eine Choreografie der Heilung im Fünf-Quadranten-Modell

Das Fünf-Quadranten-Modell ist eng an das Pesso-Modell angelehnt, wird aber um einen weiteren Quadranten ergänzt, der zeigen soll, dass es sich dabei um eine Entwicklung handelt, die auf eine höhere Bewusstseinsebene führt, die ein neues Verantwortungsbewusstsein ermöglicht.

Darüber hinaus werden unterschiedliche kathartische (emotionale Wiedererkennungseffekte hervorrufende) und emotional heilsame Momente beschrieben, in denen die adäquaten und zielführenden Emotionen wiedererlebt werden können. Sie sind die Voraussetzungen dafür, dass sich die alarmierenden Gefühle nunmehr in beruhigte Gefühle verwandeln können, die anschließend auch den biologischen Heilprozess in Gang setzen. Dabei können die einstmals installierten kognitiven Bedeutungszuordnungen des Erlebten als falsch oder nicht mehr zutreffend und als Ursache für die emotionale Missweisung erkannt werden. Erst die Entwarnung und Abschaltung der einst durch das Mangel- und Gefahrerleben installierten Alarm- und Abwehrbereitschaft vermag den Stoffwechsel wieder zu normalisieren, der oft über Jahrzehnte von der unaufgelösten Alarmbereitschaft so verändert wurde, dass er bei entsprechender Triggerung immer wieder die volle Flucht- oder Kampfenergie zur Verfügung stellte, obwohl keine akute Gefahr mehr da war. Wenn ein traumatisierter Mensch im Anschluss an das traumatische Erleben keine nachhaltige Lösung für die erlebte Bedrohung finden kann, entwickelt er in der Regel eine posttraumatische Amnesie oder eine anhaltende Angst vor der Erinnerung an die „Ohnmacht" (Gefühlsphobie), die ihn fortan daran hindert, sich noch einmal mit der Bedrohung oder der Mangelsituation auseinanderzusetzen. Somit bleibt die Möglichkeit, nach dem Trauma eine tragfähige Lösung für die Zukunft zu finden, ungenutzt und die Alarmanlage angeschaltet. Oft gewöh-

 © Frank & Timme Verlag für wissenschaftliche Literatur

nen sich emotional Verletzte oder Traumatisierte lieber an diesen Zustand, als sich noch einmal zu erinnern und die Alarmeintragung zu überprüfen. So merken sie deshalb auch gar nicht, dass die Bedrohung oder der Mangel längst nicht mehr der Fall sind und die Alarmbereitschaft deshalb gelöscht werden könnte.

Stattdessen erleben sie ihre viel zu leicht auslösbare Alarmbereitschaft als psychischen oder körperlichen Stress, der sich für sie in Form einer erhöhten Sympathikus-Aktivität früher oder später auch in Form von diversen Beschwerden spürbar macht. Mit diesen Beschwerden gehen die Betroffenen dann meistens erst einmal zu einem Arzt, der, fest im Narrativ der seelenlosen Biomedizin verankert, oft gar nicht auf die Idee kommt, dass es sich bei den Beschwerden seiner Patienten um posttraumatische Beschwerden handelt, sondern veranlagungsbedingte oder sonstige durch Gegenwartsstress verursachten Stoffwechselstörungen vermutet. Um ihnen wenigstens etwas Linderung zukommen zu lassen, verschreibt er seinen Patienten dann irgendwelche Maßnahmen, die jedoch in der Regel nicht helfen, das eigentliche Problem zu lösen.

Zwar wurde in der biomedizinisch dominierten, prägende seelische Verletzungen jedoch nicht beachtenden Gesundheitsforschung psychischer Stress durchaus schon als höchst bedeutsame Krankheitsursache erkannt. Die ärztlichen Empfehlungen laufen jedoch meist nur auf Trigger-Vermeidung (z. B. Krankschreibungen, Umschulungen, Kuren) oder Symptomreduktion mit Hilfe von verhaltensmedizinischen Maßnahmen hinaus (wie der Entwicklung von Skills, Entspannung oder Achtsamkeit fördernde Trainings). Eine echte emotionale Heilung kann auf diesem Weg jedoch nicht erreicht werden, so dass die medizinischen und symptomorientierten psychotherapeutischen Maßnahmen, die nicht auf die Beseitigung der einstmals sinnvollen, jedoch inzwischen zur wichtigsten Krankheitsursache mutierten Alarmbereitschaft abzielen, wirkungslos bleiben müssen.

In der nachfolgenden Abbildung 8 sind die fünf Quadranten und der Einfluss des Quadranten 2.a abgebildet. Die Darstellung beschreibt einen Heilprozess, der in der Regel in der Gegenwart (1. Q) beginnt, die ursächlichen historischen und transgenerationalen Alarmsensibilisierungen sichtbar macht (2. Q und 2.a. Q), eine Lösung in der wiedererinnerten historischen Szene sucht (3. Q), die dann in der Gegenwart zur Deinstallation der einstmals sinnvollen, in der Gegenwart jedoch völlig sinnlosen Bewältigungsmuster führt und schließlich ein neues Verantwortungsbewusstsein ermöglicht, mit dessen Hilfe die Person ein neues Narrativ ihres Glückes und ihrer Gesundheit entwickeln kann.

Auf dem Weg dorthin sind jedoch verschiedene Widerstände zu überwinden. Bedingt durch die einst installierte Gefühlsphobie ist bereits die Erinnerungsbarriere eine echte Hürde, die eine Auseinandersetzung mit dem einstigen Trauma oder der Verletzung selbst in jahrelangen psychoanalytischen Therapien verhindern kann, ohne dass Patient und Therapeut sich dessen bewusst sein müssen.

Oft ist ein tieferes Verständnis für die Unangemessenheit einer Alarmbereitschaft auch deshalb nicht möglich, weil es keine erinnerbaren biografischen Fakten gibt, die die erhöhte Sensibilität erklären könnten (Verständnisbarriere). Erst das für unsere biomedizinisch geprägte Therapiewelt relativ junge Wissen über die Bedeutung transgenerationaler Traumata machte deutlich, dass so manche psychische Alarmbereitschaft ihren Ausgangspunkt in den unverarbeiteten traumatischen Erfahrungen der Vorfahren hat und auch dann berücksichtigt werden sollte, wenn wir über kein explizites Wissen von diesen Ereignissen verfügen.

Und schließlich zeigt sich auch immer wieder, wie schwer es uns trotz anerkanntem Opferstatus fällt, auch die eigene Täterschaft anzuerkennen; eine Nichtanerkennung, die meistens darin besteht, dass wir die Verantwortung für die Aufrechterhaltung der einst installierten Alarmbereitschaft nicht bei uns sehen können. Erst die Überwindung der Trauma-Amnesie bzw. der Gefühlsvermeidungsstrategien und die Erkenntnis, dass wir geneigt sind, die Vermeidung bis in die Gegenwart aufrecht zu erhalten, ermöglicht es, die Eigenverantwortung anzuerkennen (Verantwortungsbarriere) und so in den Heilungsprozess einzutreten. Insbesondere diese letzte Barriere ist in den mir bekannten psychotherapeutischen Modellen oft übersehen oder unterschätzt worden, so dass die zur Anwendung gekommenen Methoden zwar kurzfristig Linderung verschafften, stabile Langzeiteffekte dabei jedoch ausbleiben mussten.

 © Frank & Timme Verlag für wissenschaftliche Literatur

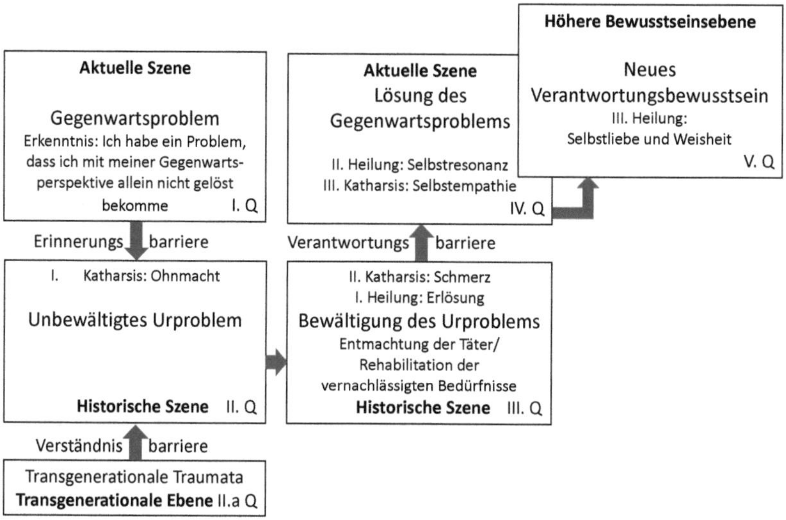

Abb. 8: Das Fünf-Quadranten-Modell

Im Folgenden soll das Modell ausführlich erläutert und an verschiedenen Beispielen aus meiner Praxis illustriert werden. Wie auch schon bei den vorangegangenen Fallbeschreibungen wurden dabei die Namen und Umstände von mir so verfremdet, dass keine Rückschlüsse auf die Personen möglich sind; die wesentlichen Elemente des Prozesses sollten dabei jedoch erhalten bleiben.

Der 1. Quadrant – Einsicht in die aktuelle Problematik

Die allermeisten Psychotherapien beginnen im 1. Quadranten der Gegenwart und werden von einem Leidensdruck initiiert, der sich dadurch auszeichnet, dass die Betroffenen feststellen mussten, dass sie keine Ressourcen zur Verfügung haben, die es ihnen ermöglichen, ihr Leid aus eigener Kraft zu lindern. Es kann sich um altbekanntes Leid oder auch um neue Symptome handeln, die jedoch irgendwann ein Ausmaß erreichen, welches keinen weiteren Aufschub mehr zulässt. Sehr viele Patienten berichten, dass sie erst durch körperliche Beschwerden aufmerksam gemacht wurden, dass irgendetwas nicht stimme und dass erst allmählich sich der Gedanke durchgesetzt habe, dass sie nun dazu berechtigt seien, überhaupt Hilfe annehmen zu dürften.

Insofern ist es bis heute üblich, zunächst erst einmal einen Arzt aufzusuchen, bevor man sich in die Hände eines Psychotherapeuten begibt. Aber auch die Ärzte sind in ihrer psychotherapeutischen und emotionalen Kompetenz oft nicht so ausgebildet, dass sie die Indikation für eine Psychotherapie gleich erkennen. Insbesondere Patienten mit chronischen, als körperlich verursacht angesehenen Erkrankungen und Schmerzen verharren oft über viele Jahre im medizinischen System, bevor sie auch ihr zunehmend psychisches Leid für psychotherapierelevant ansehen (Kröhner-Herwig et al. 2010). Und sogar dann, wenn die Patienten selbst die Indikation für eine Psychotherapie längst anerkannt haben, bedeutet das noch nicht, dass sie den Schritt einer Kontaktaufnahme auch gehen. Nicht selten handelt es sich um ein jahrelanges inneres Ringen der Für- und Wider-Argumente, bis die Entscheidung pro Psychotherapie auch wirklich gefällt wird. Für viele Therapeuten ist dieser prätherapeutische Vorgang schon ein wichtiger Teil der Therapie selbst. Sie plädieren sogar dafür, eine erhebliche Wartezeit als Vorbereitungs- und Testphase für die Therapie als akzeptabel oder sogar konstruktiv anzusehen (Sonnenmoser 2011). Auch für den Patienten stellen sich hier bereits das erste Mal die drei therapiebestimmenden Vertrauensfragen:

1. Vertraue ich der Therapie als für mich hilfreicher Methode?
2. Vertraue ich dem Therapeuten als Person?
3. Vertraue ich mir selbst in Bezug auf die Fähigkeit, dass ich das dafür Notwendige aushalten und umsetzen kann?

Insbesondere die Beantwortung der letzten Frage ist, wie sich in der Praxis, aber auch in einer eigenen Forschungsarbeit (Oelsner 2000) zeigte, für die meisten Patienten am schwersten zu beantworten. Das offenbart sich ihnen jedoch meist erst mit dem näher rückenden Termin oder den besprochenen Themen, die ihnen ein diffuses Unbehagen bereiten, ohne dass sie erklären könnten, warum sie „eigentlich lieber doch keine Therapie machen wollen oder brauchen". Dahinter verbirgt sich bereits der schon erwähnte emotionsphobische Konflikt (Lammers 2010), der darauf beruht, dass die Berührung oder

 © Frank & Timme Verlag für wissenschaftliche Literatur

auch nur die Möglichkeit einer Berührung der alten emotionalen Verletzungen durch einen „Inneren Beschützer" verhindert werden soll. Auf der neuronalen Ebene handelt es sich dabei um eine mit Unlustgefühlen verbundene Inhibition der Erinnerungen an die emotionale Verletzung, die eine Exploration in diese Richtung verhindert.

Eine 40-jährige Patientin äußerte beispielsweise im Erstgespräch, noch bevor ich sie nach eigenen Kindern fragen konnte: „Bitte unterstellen sie mir keinen unterdrückten Kinderwunsch – den habe ich nicht! Darüber habe ich bereits oft genug nachgedacht!"

Etwa sechs Monate später erkannte sie, dass ihre Entscheidung, kein Kind bekommen zu wollen, bei ihr damit verbunden war, dass sie Kinder für viel zu anstrengend hielt, etwa so, wie sie selbst als Kind auch für „viel zu anstrengend" gehalten wurde. Die Befürchtung, von einem eigenen Kind wieder daran erinnert zu werden, hatte eine „Aversion gegen schreiende Kinder" in ihr hinterlassen, die ihre Vorstellungen von einem eigenen Kind als „nicht wünschenswert" erscheinen ließ.

In einem anderen Fall ging es um eine 65-jährige chronische Schmerzpatientin, die im Erstgespräch äußerte: „Über meine Kindheit brauchen wir nicht sprechen, da war alles in Ordnung!" – und das, obwohl sie sich seit vielen Jahren kaum mehr an sie erinnern konnte. Erst mit dem zunehmenden Vertrauen in ihre Gefühle zeigte sich im Verlauf der Therapie immer mehr, dass sie schwerwiegende emotionale Verletzungen aus ihrer Kindheit sogar sehr detailliert vergegenwärtigen konnte.

Eine Psychotherapie zu initiieren ist also schon ein oft sehr langwieriger Prozess, insbesondere dann, wenn die Person starke emotionale Verletzungen oder Traumata erlitten hat, für die sie kein Veränderungs- oder Heilungskonzept besitzt, und für ihre Funktionstüchtigkeit die Erinnerungen oder dazugehörigen Emotionen dissoziieren musste.

Sind die Indikation und die Bereitschaft für eine Psychotherapie erst einmal klargestellt und in ersten Kontakten auch bestätigt, heißt das jedoch noch nicht, dass damit schon erkannt wird, dass es sich bei den Leiden um ein biografisch verankertes Problem handelt. Auch in dieser Phase kann sich ein Patient nur der Biografiearbeit öffnen, wenn er die genannten drei Vertrauensfragen mit Ja beantwortet. Bis dahin empfiehlt es sich für einen gedeihlichen therapeutischen Prozess, erst einmal bei der akuten Problematik zu bleiben und darauf zu setzen, dass sich Vertrauen nach und nach bildet. So lange kann man sich den Selbstbeschreibungen und „Tagesthemen" des Patienten zuwenden, um zu erfahren, inwieweit der Patient in der Lage ist, mit adäquaten Emotionen in der Gegenwart zu reagieren und welche dysfunktionalen, also übertriebenen, wenig hilfreichen und maladaptiven, durch Ersatzbefriedigungen transformierten Emotionsschemata vorliegen. In dieser Explorationsphase kann ein geübter Therapeut schon eine Menge Informationen einholen, die Aufschluss darüber geben, welche emotionalen Inkompetenzen vorliegen.

Nun liegt es vor allem auch in der Verantwortung des Psychotherapeuten, hinter der aktuellen Symptomatik die damit verbundene emotionale Problematik zu erkennen, die ihre Wurzeln in der emotionalen Verletzung kindlicher Bedürfnisse hat. Erst wenn es gelingt, die Patienten davon zu überzeugen, dass die Art und Weise, wie sie mit ihren Emotionen umgehen, ein Teil des Problems selbst darstellt und es durchaus sehr sinnvoll ist, nach den konstituierenden Bedingungen der eigenen emotionalen Entwicklung zu forschen, kann der Widerstand gegen die Erinnerung an emotionales Leid langsam schmelzen.

Ein geübter Therapeut kann schon in der Anamnese erste Hinweise für kindliche Bedürfnisfrustrationen finden und wahrscheinlich auch erste Hypothesen bilden, wo genau nach unverheilten Verletzungen zu suchen ist, ohne dass sich der Patient dessen selbst schon bewusst sein muss. Um dann in den dafür relevanten Ereignissen fündig zu werden, braucht man gar nicht den ganzen Garten der Erlebnisse umzugraben, es reicht, an den Stellen, wo sich emotionale Vernachlässigungen oder Verletzungen aus dem biografischen Kontext ergeben, zu graben und dann mit emotionsfokussierten Techniken das einst Erlebte wieder erlebbar zu machen.

Als besonders schwierige Voraussetzungen für einen emotionalen Heilungsprozess gelten die Alexithymie, d. h. die Unfähigkeit über sein emotionales Erleben zu berichten, oder auch die Dissoziation, also Abspaltung eines Teils der Biografie (traumatische Amnesie). Es empfiehlt sich jedoch in jedem Fall, die Patienten von Anfang an darüber zu informieren, dass es sinnvoll ist, emotionsfokussiert zu arbeiten, es ihnen jedoch zu überlassen zu bestimmen, wann sie so weit sind, sich darauf einzulassen, auch schwierigste

© Frank & Timme Verlag für wissenschaftliche Literatur

Angst- und Erinnerungsbarrieren zu überwinden. Liegt diese Bereitschaft vor, was bei einer guten therapeutischen Beziehung und fortgeschrittener Aufklärung über die ursprüngliche Bedeutung von Emotionen meistens nach einigen Sitzungen der Fall ist, können wir mit zahlreichen emotionsaktivierenden Techniken arbeiten, die eine Erinnerung an die relevanten Episoden forcieren.

Der 2. Quadrant – die Reaktivierung der emotionalen Verletzung

Das Kernstück der emotionalen Heilung ist die Biografiearbeit, d. h. die Arbeit in der Erinnerung an jene schwierigen Entwicklungserfahrungen, in denen es keine befriedigende Lösung gab. In der psychotherapeutischen Praxis hat sich seit den 90er Jahren eine Technik etabliert, die über verschiedene psychotherapeutische Schulen hinweg eine weite Verbreitung erfahren hat. Dabei handelt es sich um die Arbeit mit dem Inneren Kind und den in uns gespeicherten Erinnerungen an den Umgang mit den Bedürfnissen dieses Kindes (Bradshaw 1992, Chopich & Paul 1993).

Betroffen ist also der Teil unseres Gehirns, der unser Bedürftiges-Ich repräsentiert und die Algorithmen gespeichert hat, die uns als Kontinuum der Stammesgeschichte mitgegeben wurden. Jeder Mensch trägt also ein solches Kind in sich, das mehr oder weniger gut von seinem Erwachsenen-Ich versorgt wird. Steht das Erwachsenen-Ich in Resonanz mit dem Inneren Kind, wird es gut für sein Inneres Kind sorgen, es achten und lieben und das Innere Kind wird sich deshalb auch geliebt und zufrieden fühlen. Menschen, die sich in Resonanz mit ihrem Inneren Kind befinden, sind in der Regel gesund, ausgeglichen und leistungsfähig. Sie sehen sich selbst als wertvoll und wichtig an und sorgen dafür, dass sie sozial gut integriert sind und von anderen geachtet werden. Sie kennen ihre Bedürfnisse und wissen, was zu tun ist, damit diese Bedürfnisse befriedigt werden können. Das äußert sich u. a. auch darin, dass sie die Sprache des Inneren Kindes, also des Bedürftigen-Ichs, in ihren Gefühlen erkennen. Sie pflegen einen regelmäßigen Kontakt mit ihnen und bemerken zeitnah, welche Bedürfnisse in ihnen nach Befriedigung streben, und sorgen dafür, dass alle Bedürfnisse je nach Dringlichkeit und Realisierungsgelegenheit berücksichtigt werden. Ihren Emotionen stehen sie grundsätzlich mit einer Haltung aus Verstehenwollen, Offenheit und Wertschätzung gegenüber, ganz so, wie es ideale Eltern ihren Kindern gegenüber auch täten. Einem Menschen kann es nur so gut gehen, wie es dem Erwachsenen-Ich gelingt, gut für sein Inneres Kind zu sorgen!

Emotionale Verletzungen, die wir in der Gegenwart erleben, haben ihre Wurzeln in der Art und Weise, wie der Innere Erwachsene mit seinem Inneren Kind umgeht, also darin, welche Bedeutung das Erwachsenen-Ich den gegenwärtigen Ereignissen gibt. Wie der Innere Erwachsene mit seinem Inneren Kind umgeht, hat er im Verlauf seines Lebens, zu einem wesentlichen Teil von den eigenen Eltern, gelernt. Emotionale Verletzungen, die uns einst Menschen zugefügt haben, die verantwortlich für uns waren, als wir noch Kinder waren, bleiben so lange in uns bestehen, bis diese Personen uns in unserer Erinnerung nicht mehr gefährlich werden können und wir selbst die Verantwortung für die von diesen Personen vernachlässigten Bedürfnisse übernommen haben. Da wir mit unserem Verstand erst lernen mussten, wie wir auf die Bedürfnisse des Inneren Kindes zu reagieren haben, damit es ihm gutgeht, hängt nun viel davon ab, ob es uns gelingt, die von uns selbst vernachlässigten Bedürfnisse als unseren Verantwortungsbereich zu erkennen und in Zukunft für sie zu sorgen.

Die Überwindung der Erinnerungsbarriere

Im 2. Quadranten soll nun die Erinnerungsbarriere überwunden werden, die ja zum Schutz vor den unliebsamen Gefühlen installiert werden musste. Dafür brauchen wir noch einmal eine bewusste Reflektion des Geschehens, das unseren Umgang mit den Bedürfnissen in dem entsprechenden Kontext von damals prägte. Wenn wir bis in die Gegenwart keine Auflösung der Bedrohung und des Mangels von damals erfahren konnten, sind diese Erinnerungen in der Regel mit der Überzeugung verbunden, dass es keine Lösung für eine angemessene Befriedigung gibt. Deshalb sind diese Erinnerungen oft bis in die Gegenwart sehr schmerzhaft und werden durch Ablenkung oder Ersatzbefriedigung so gut es geht verdrängt. Unser Gehirn möchte sich deshalb auch gar nicht so gern an die bedrohlichen, frustrierenden Erfahrungen von damals erinnern. In der Therapie wollen wir nun ganz bewusst diese Erinnerungen reaktivieren, um eine Neubewertung der Ereignisse und Umstände von damals vornehmen zu können und unseren Umgang mit diesen Themen gegebenenfalls zu korrigieren.

Um die Erinnerung an die einst schmerzhaften Ereignisse freiwillig zuzulassen, benötigen die Patienten, wie oben aufgezählt, zunächst erst einmal viel Vertrauen: 1. in die Methode, 2. die Person des Therapeuten und 3. in sich selbst. Am Beginn einer jeden Therapie steht deshalb eigentlich immer erst einmal diese Vertrauensarbeit, denn bei den meisten Hilfesuchenden ist das fehlende Vertrauen in die eigene Bewältigungskompetenzen der Grund, warum sie zu uns in die Praxis kommen. Wie die Erfahrung zeigt, kann es sich dabei um einen durchaus langwierigen Prozess handeln, der hauptsächlich darauf gerichtet ist, dieses Vertrauen zu entwickeln. Auch wenn die Patienten ihre Erinnerungen dissoziiert haben und sich deshalb nicht an die prägenden Kindheitserfahrungen erinnern (oder aber sie erinnern sich, empfinden jedoch dabei nichts), ist es möglich, sich langsam der emotionalen Erinnerung zu nähern.

Methoden der Emotionsaktivierung

Am besten ist es natürlich, wenn die Patienten sich ihren alten Verletzungen aus eigenem Antrieb stellen wollen und sich innerlich darauf einstellen, dass sie dafür ihren schwierigen Themen noch einmal begegnen müssen. Bei vielen aber sind, wie schon erwähnt, die Erinnerungen dissoziiert oder emotional stummgeschaltet. Meist handelt es sich dabei um traumatische Erfahrungen, d. h. höchst bedeutsame und störungsrelevante Ereignisse, die, damit die Person alltagstauglich bleibt, vom Gehirn eingefroren werden mussten. Dadurch kann jedoch keine konstruktive Verarbeitung des Erlebten durch Integration stattfinden und die nötigen Schlussfolgerungen für die Zukunft können nicht gezogen werden. Die Dissoziation ist, wie wir ja schon vermutet haben, ein biologischer Schutzreflex, der nicht willentlich aufgehoben werden kann.

Trotzdem ist es möglich, durch gezielte Provokationstechniken eingefrorene Emotionen wieder spürbar zu machen. Für deren Wiedererleben sollte man jedoch ungefähr wissen, wo man suchen muss, um fündig zu werden.

Aus dem gegenwärtigen Erleben und Vermeidungsverhalten des Patienten lassen sich oft schon zahlreiche Hinweise ablesen, um welche Art Trauma oder Verletzung es sich handeln könnte. Insbesondere aversive Gefühle und deren Trigger und Kontexte, aber auch Schmerzen und andere Symptombildungen, wie etwa Hautausschläge, Herpesbläschen, Allergien, diffuse Angstzustände, dissoziative Zustände, plötzlicher starker Stuhl- oder Harndrang oder ähnliches können Hinweise auf automatische Vermeidungsreaktionen sein, die immer wieder durch spezifische Trigger in speziellen Kontexten ausgelöst werden.

Zum Beispiel konnte bei einer etwa vierzigjährigen Patientin bereits der Gedanke an die Rückkehr ihres Mannes von seiner Dienstreise immer wieder Migräneattacke auslösen. Diese Art von Reaktion könnte wiederum ein Hinweis auf ein Problem von der Art sein, an das sich die Patientin nicht willentlich erinnern möchte oder kann. Hier lohnt es sich, genau hinzuschauen, welche Bedeutung die Rückkehr ihres Mannes für sie hat! In der sehr ausführlichen Exploration zeigte sich, dass er sie nach seinen Reisen mit seinen sexuellen Bedürfnissen derart bedrängte, dass sie es nicht wagte, sich zu widersetzen, obwohl sie die Penetration als sehr aversiv empfand. Später stellte sich heraus, dass sie vor mehr als 25 Jahren eine Vergewaltigung erlebt hatte, die sie fast völlig verdrängt hatte, die sich jedoch durch vorsichtiges gezieltes Nachfragen allmählich wieder erinnern ließ.

In einem ähnlichen Fall stellten sich bei einer Patientin, die die Rückkehr ihres Partners von einer Reise erwartete, heftige Verdauungsschmerzen ein. Nach genauerer Befragung konnte sie sich eingestehen, dass sie befürchte, dass er ihr mitteilen könnte, dass er sich neu verliebt habe und sie deshalb verlasse. Hinter der Angst, die dabei entstand, verbarg sich eine ebenfalls verdrängte Verlassenheitserfahrung aus ihrem zweiten Lebensjahr, auf die sie später erst durch die Erzählung ihrer Mutter aufmerksam wurde und die sich dennoch all die Jahre in ihren Verlassenheitsängsten widerspiegelte.

In jedem Falle ist es für die Vertrauensbildung von größter Bedeutung, dass wir als Therapeuten sehr transparent vorgehen und auf die Möglichkeit

© Frank & Timme Verlag für wissenschaftliche Literatur

des Wiedererlebens starker aversiver Gefühle hinweisen, die, so unangenehm sie auch sein mögen, für den therapeutischen Prozess von größtem Wert sind. Dabei erwies sich die folgende Einleitung als sehr hilfreich:

„Gefühle aller Art sind immer willkommen und werden von uns mit höchstem Respekt und wohlwollend wie die Überbringer wichtiger Botschaften empfangen. Wir werden uns ihre Botschaften nicht nur anhören, sondern auch hilfreich auf sie eingehen. Dabei können wir jedoch stets auf ein gutes Gelingen vertrauen, denn ganz gleich, um welches Thema oder Trauma es sich auch immer handelt: Es wurde überlebt! Heute können wir uns mit dem Erlebten gemeinsam auseinandersetzen, um seine Bedeutung angemessen zu würdigen, es aus dem Blickwinkel unseres *gesunden Erwachsenenverstandes* neu zu bewerten und die notwendigen Schlussfolgerungen daraus zu ziehen, um es schließlich in der Erinnerung als ‚erledigt' zu integrieren. Gemeinsam kann es uns gelingen, die einst eingeschaltete Alarmbereitschaft im Gehirn auf diese Weise wieder abzuschalten!"

Imaginative Emotionsaktivierung

Die von mir am häufigsten verwendete Technik der Emotionsaktivierung ist, neben dem offenen Gespräch, die Imagination. In der Verhaltenstherapie nennen wir diese Methode auch *Exposition in sensu* (Konfrontation in der Vorstellung). Als Imagination bezeichnen wir alles, was wir uns mit geschlossenen Augen vorstellen können. Die Augen während einer Exposition geschlossen zu halten, erfordert jedoch Vertrauen und ist nicht für jeden Patienten gleich möglich. Wenn es jedoch gelingt, sich auf die Methode einzulassen und Bilder in der Erinnerung entstehen zu lassen, werden diese Bilder sehr viel lebendiger, als würde man nur darüber sprechen. Dabei werden alle Ablenkungen durch visuelle Eindrücke der Umgebung vermieden, so dass sich eine Fokussierung auf die inneren Bilder einstellen kann. Ist eine bestimmte Szene bereits festgelegt worden, fordern wir nun den Patienten auf, diese Szene vor seinem inneren Auge noch einmal entstehen zu lassen. Dabei sollen die entstehenden Gefühle genau beobachtet und Veränderungen der Qualität und Intensität des Erlebten kommuniziert werden. Es empfiehlt sich auch, die vom Patienten empfundene

Aversion gegen das Geschehen im Verlauf der Imagination immer mal wieder einschätzen zu lassen („Auf einer Skala zwischen 0 und 100: Wie heftig ist Ihr Gefühl?"). Dabei gilt, je stärker die Aversion, desto näher befinden wir uns am emotionalen Hotspot. So bleiben wir dicht am Geschehen und können die Intervention zielgerichteter steuern.

Im Vorfeld sollte vereinbart werden, wo wir in das Imaginationsgeschehen einsteigen. Hier gibt es grundsätzlich drei verschiedene Herangehensweisen:

1. *Die emotionale Brücke:* Ausgangspunkt ist die Erinnerung einer gegenwärtigen Situation, die erst kürzlich mit starken Gefühlen einherging und von der wir annehmen können, dass das emotionale Geschehen von einer Missweisung beeinflusst wurde. Nach einer ausführlichen Exploration des aktuellen inneren Bildes und der damit einhergehenden Gefühle kann der Patient aufgefordert werden, sich mit diesen Gefühlen über eine imaginierte „Brücke" in der Erinnerung so weit wie möglich zurückzubegeben, dorthin, wo ihm diese Gefühle erstmals begegnet sind. Die dabei auftauchenden Bilder können dann bearbeitet werden.
2. *Die konkrete biografische Episode:* Ausgangspunkt ist eine konkrete Erinnerung an eine ganz spezielle biografische Episode, von der wir wissen, dass sie eine prototypische und prägende Erfahrung im Leben des Patienten darstellen könnte. Dafür wird der Patient aufgefordert, die Szene noch einmal auf seiner Inneren Bühne entstehen zu lassen.
3. *Die explorative Wanderung:* Hier wird der Patient aufgefordert, sich verschiedene Ereignisse noch einmal auf der Inneren Bühne vorzustellen (z. B. die Einschulung, der Umgang der Geschwister oder Mitschüler miteinander, der Verlust eines wichtigen Menschen), ohne dass er sich konkret an Einzelheiten erinnern muss. Allein schon die gezielte Aufforderung, sich erinnern zu dürfen oder sich auch nur vorzustellen, wie es gewesen sein könnte, kann dazu führen, dass die Szene langsam wieder lebendig wird.

Als hilfreich erwies sich im Vorfeld die Hausaufgabe, sich bei Familienmitgliedern noch einmal explizit zu erkundigen oder alte Fotos oder andere Erinnerungsstücke herauszusuchen und sich mit ihnen zu beschäftigen. Auch Techniken des „katathymen Bilderlebens“ sind gut geeignet, Erinnerungen zu aktivieren. Angeboten werden hier bestimmte Standardsituationen, wie z. B.: „Eine Wanderung durch das Innere Haus“ oder „Die Begegnung mit einem kleinen Kind auf einer Blumenwiese“, die den Patienten erlauben, verdrängte, mit unangenehmen Empfindungen einhergehende Episoden über Projektionen auf weniger emotional besetzte Gegenstände oder Szenen für eine Bearbeitung zu öffnen.

Stuhlarbeit

Die Stuhlarbeit stammt ursprünglich aus der Gestalttherapie und gehört seit langer Zeit zum allgemeinen Repertoire der Psychotherapie. Auch die Verhaltenstherapie hat für das Training von allen möglichen Verhaltenskompetenzen Stühle als Platzhalter für nicht anwesende Personen genutzt, mit denen man ein Gespräch in der Vorstellung führen möchte. Für unsere Zwecke ist das Verhaltenstraining nicht so wichtig wie die Initiierung spezifischer Gefühle, insbesondere jener, mit denen sich unsere Patienten schwertun. So könnten wir sie beispielsweise auffordern, sich Eltern, Geschwister oder auch andere wichtige Bezugspersonen aus der prägenden Zeit vorzustellen und ihnen Dinge mitzuteilen, die die Patienten sich bisher nicht vorstellen konnten, ihnen persönlich zu sagen. Die Exposition ist hier eine Art des Verhaltensexperimentes, bei dem biografische Erinnerungen aktiviert werden können und wo die dabei entstehenden Emotionen und ihre Bedeutung in den Fokus genommen werden.

Zur Stuhlarbeit gehört die Arbeit mit dem „unsichtbaren Beschützer“. Dabei handelt es sich um eine Personifizierung des Widerstandes gegen eine emotionale Aktivierung und die damit verbundenen Erinnerungen. Auf diesen Begriff bin ich erstmals in einem schematherapeutischen Seminar gestoßen. Seitdem benutze und arbeite ich regelmäßig mit ihm.

Der unsichtbare Beschützer wird als eine imaginierte Teilpersönlichkeit angesehen, die sich schützend vor das Innere Kind stellt und dafür Sorge trägt, dass die aversiven Erinnerungen und Gefühle nicht gespürt werden können. Diesem unsichtbaren Beschützer wird hier eine wichtige und ehrwürdige Funktion zugeordnet; ohne sein Einverständnis dürfen Erinnerungen nicht frei gegeben werden. Der Patient wird nun aufgefordert, sich in die Rolle eines Beschützers zu versetzen, der die Aufgabe habe, etwas sehr Verletzliches zu bewachen, und mit dem der Therapeut nun ein Interview führen darf. Hinter dem unsichtbaren Beschützer (U.B.) steht der Stuhl des Inneren Kindes. Sein Blick darauf ist somit verdeckt. Nun frage ich zunächst den U.B., ob es ihm überhaupt recht sei, dass ich als Therapeut mit ihm spreche? Der Patient in der Rolle des U.B. soll versuchen zu erspüren, wie die Antwort lauten könnte!

Ich bin immer wieder überrascht, wie gut sich Patienten in diese Rolle einfühlen können und dabei auch aufdeckende, zielführende Antworten zustande bringen. Hier ein Beispiel für ein solches Gespräch:

Beispiel für ein Gespräch mit dem unsichtbaren Beschützer

Therapeut (Thp.): *Sehr geehrter unsichtbarer Beschützer für den kleinen Hans! Ich weiß, dass man Sie eigentlich gar nicht sieht und Sie trotzdem einen sehr wichtigen Job machen, weil sie ja den kleinen Hans beschützen wollen. Wie lange sind sie eigentlich schon in dieser Rolle?*
Hans (in der Rolle des U.B.): *Ohh, ich bin schon sehr lange hier!*
Thp.: *Wie lange etwa?*
U.B. (nachdenklich): *... bestimmt schon seit der Kindergartenzeit!*
Thp.: *Und was würde wohl passieren, wenn es sie nicht gäbe?*
U.B. (etwas zögerlich): *Ich glaube, das wäre gar nicht gut, denn der kleine Hans kann ganz schön laut und böse sein!*
Thp.: *Laut und böse! Warum ist denn der kleine Hans manchmal so laut und böse?*
U.B.: *Das weiß ich nicht genau, aber ich vermute, dass es irgendetwas gibt, was ihn sehr stört.*

 © Frank & Timme Verlag für wissenschaftliche Literatur

Thp.: *Und was möchte er tun, wenn ihn etwas stört?*
U.B.: *Der kleine Hans kann einfach manchmal ein kleines Monster sein, das andere Kinder schlägt und ihre Sachen kaputt macht!*
Thp.: *Oh, jetzt verstehe ich, dass Sie diese so wichtigen Gefühle bewachen müssen! Haben Sie denn eine Ahnung, was das Kind durchgemacht hat, dass es so wütend werden musste?*
Patient weint auf dem Stuhl des U.B. und nickt.
Thp.: *Würden Sie mir gestatten, Ihrem Inneren Kind eine Frage zu stellen?*
Patient (befindet sich jetzt im Modus des Inneren Kindes) nickt erneut.
Thp. (wendet sich symbolisch dem Stuhl des Inneren Kindes zu): *Was macht dich denn so traurig?*
Thp. (fragt den U.B.): *Was denken Sie, möchte das Kind antworten?*
Pat. (im Modus des Inneren Kindes): *Ich glaube, ich bin ein unmögliches Kind gewesen, niemand wollte mich so richtig!*
Thp.: *Und bist du deshalb manchmal so laut und böse gewesen?*
Pat. (im Modus des Inneren Kindes beschämt): *Jah!*

An dieser Stelle wollen wir uns zunächst erst einmal auf die Emotionsaktivierung beschränken. Bearbeitung und Lösung des Problems finden dann im nächsten Quadranten statt.

Im Anschluss an diesen kurzen Dialog wurde das gerade Erlebte noch einmal nachbesprochen. Offensichtlich konnte der Patient, angeregt durch die Wertschätzung seiner Rolle als Beschützer, seinen Widerstand überwinden. Er berichtet, selbst überrascht gewesen zu sein, diese Antworten gegeben zu haben, in denen er sich als laut und böse charakterisierte, denn schließlich sei er in seiner Erinnerung ein sehr angepasstes Kind gewesen. „Irgendetwas in ihm" hätte sich hier wohl zu Wort gemeldet.

Angeregt durch diese emotionale Aktivierung konnte im Verlauf der Therapie eine Selbstwertproblematik herausgearbeitet werden, die höchstwahrscheinlich in der Vorschulzeit entstand, in der er für seine wütenden Zornesausbrüche demütigende Bestrafungen erfuhr, die ihn später zu einer emotionsgehemmten, kontrollierten Persönlichkeit werden ließ.

Körperpsychotherapie und bioenergetische Methoden

Verschiedene Therapieschulen betrachten den Körper als ein Speichermedium, in dem sich biografische Erfahrungen in der Muskulatur, den Energieflüssen und sogar in der Funktionsweise der Organe widerspiegeln. Mit gezielten Übungen kann man diese Blockaden sichtbar und spürbar machen und auf diese Weise auch wieder erinnern. In der Bioenergetik werden z. B. in sogenannten „Stressübungen" durch spezifische Themen Körperhaltungen und eine minutenlange, die bewusste Kontrolle herabsetzende Hyperventilation aktiviert. Dies provoziert Gefühle, die auch mit bildhaften Erinnerungen verbunden sein können, zu denen es im kontrollierten Zustand keinen Zugang gibt.

So können z. B. bei einigen Teilnehmern, die, auf dem Rücken liegend, mit in die Höhe gehobenen ausgestreckten Armen, in die Augen einer über sie gebeugten Person blicken, nach einigen Minuten Hyperventilation Gefühle ausgelöst werden, die an sehr frühe kindliche Erfahrungen erinnern. Personen, die als Kinder möglicherweise vergeblich auf die Zuwendung ihrer Eltern gewartet haben, mögen jetzt die Wut, die Verzweiflung und vielleicht auch die Resignation wieder spüren, die sie als Kinder spüren mussten. Wenn sich nun die über sie gebeugte Person dem „regredierten Kind" liebevoll zuwendet, kann es vielleicht die Erlösung erleben, die es damals nicht erleben konnte. Mit solchen Methoden können jedoch auch sehr heftige und für den Betroffenen nicht zuordnungsfähige, bedrohliche Gefühlsentladungen ausgelöst werden, die es dann gilt, biografisch zuzuordnen und einer konstruktiven Lösung zuzuführen.

Aufstellungsarbeiten

Wirklich erstaunliche Effekte lassen sich auch in Systemischen (Varga v. Kibéd & Sparrer 2016, Schmidt 2014), Familien- (Hellinger 2016) oder Anliegen-Aufstellungen (Ruppert 2005) erzielen. Gemeinsam ist allen Aufstellungen, dass im Mittelpunkt der Arbeit ein Protagonist steht, der seine mentale Repräsentation einer inneren Struktur, eines Problems oder eines Anliegens mit Hilfe von Stellvertreterpersonen oder Gegenständen in einem Raum aufstellt. Dabei symbolisieren die Personen oder Gegenstände die relevanten Elemente und ihre Beziehung zueinander. Jemand wird z. B. zur Mutter des Protagonisten bestimmt und bekommt einen Platz angewiesen, eine weitere Person wird zum Freund ernannt und so fort, je nachdem, welche Beziehungen psychologisch relevant sind. Es kann sich dabei um Wildfremde handeln, für die Aufstellung spielt das keine Rolle. In ihrer Stellvertreterfunktion gruppieren sie sich um den Protagonisten bzw. er positioniert sie in einem Abstand und an einem Ort, welche nach seinem Gefühl angemessen sind. Anschließend werden Veränderungen in dieser Struktur von den erlebten Impulsen der Stellvertreter initiiert oder auch vom Aufstellungsleiter angeregt, die nun vom Protagonisten erlebt, reflektiert und interpretiert werden können. Mit einer glaubwürdigen Unvoreingenommenheit der Stellvertreter gelingt es den Protagonisten oft, verdrängte oder auch bisher unbekannte Bedeutungen der Elemente und ihrer Relationen wiederzuerkennen oder auf ungeahnte Zusammenhänge oder sogar Lösungen zu stoßen. Dabei erleben die Protagonisten, häufig völlig unerwartet, einen Aha-Effekt, der sie veranlasst, neue Ideen in ihre mentalen Konstruktionen zu integrieren.

Als unerfahrener Beobachter kann man nur staunen, wie eindrucksvoll mit dieser Methode starke emotionale Reaktionen ausgelöst werden, ohne dass sich dafür immer auch gleich rationale Erklärungen anbieten. Offensichtlich besitzen wir Menschen die Fähigkeit, in sehr abstrakten Strukturen Dinge wiederzuerkennen, an die wir zuvor gar nicht gedacht haben und deren Erkenntnis nun durch die Repräsentanten (und deren Erlebnisse in und mit der Struktur der Aufstellung) angeregt werden. Indem der Aufstellungsleiter das Erleben der Repräsentanten mit einbezieht, eröffnet er dem Protagonisten die Möglichkeit, Widerstände aufzulösen und Lösungsideen zuzulassen, für die im rationalen Diskurs sehr viel mehr Zeit benötigt werden würde. Nicht selten werden dabei auch sehr heftige, lange Zeit verdrängte Gefühle ausgelöst. Entscheidend dabei ist jedoch, dass der Aufstellungsleiter den Protagonisten wohlwollend, verantwortungsbewusst und lösungsorientiert begleitet. Es scheint fast so, dass auch hier die konstruktive Atmosphäre maßgeblich dafür verantwortlich ist, dass der „unsichtbare Beschützer" für einen Moment zur Seite tritt und so auch eingefrorene Gefühle wieder spürbar werden.

Nach meiner Erfahrung können Systemische Aufstellungen eine ins Stocken geratene Einzeltherapie, bei der verdrängte biografische oder transgenerationale Themen eine mögliche Rolle spielen, sehr gut ergänzen. Dabei braucht es noch nicht einmal einen Austausch mit dem Aufstellungsleiter. Es reicht, den Patienten selbst berichten zu lassen, was er oder sie erlebt hat, und diese Erkenntnisse in der laufenden Therapie gemeinsam zu deuten und zu integrieren.

Schmerz- und Tumorimagination

In den 1990er Jahren etablierte sich in der Verhaltenstherapie das sogenannte Schmerzbewältigungstraining. Als unerfahrener, frisch ausgebildeter Verhaltenstherapeut in einer Rehabilitationsklinik hatte ich in das Training eine Suggestionsübung eingebaut, in der die aversiven Qualitäten des Schmerzes mit Hilfe positiver Suggestionen in erträglichere Qualitäten transformiert werden sollten. Zu meiner großen Überraschung tauchten bei einigen Patienten jedoch plötzlich ganz unerwartete innere Bilder auf, begleitet von heftigsten Emotionen. Dabei handelte es sich um traumatische Erinnerungen, die von den Patienten oft über Jahrzehnte dissoziiert worden waren und nun, bedingt durch einen hohen Leidensdruck und vielleicht auch den übermächtigen Wunsch nach Erlösung von den heftigen Erinnerungen an die Ohnmachtserfahrung, wieder auftauchten *(Flashbacks)*.

Im kalten Wasser schwimmend wurde ich praktisch über Nacht zum Trauma-Therapeuten. Zum Glück hatte ich bereits einige Erfahrungen mit Hypnotherapie und katathymen Bilderlebnissen, so dass ich sofort auf die imaginierten Bilder eingehen und gemeinsam mit den Patienten hilfreich auf die Ohnmachtsgefühle, die aufsteigende Trauer oder die unbändige Wut reagieren konnte. Reflexartig hatte ich diese Gefühle als willkommen und wertvoll eingeladen und forderte sie auf, sich mit allem zu äußern, was sie zu sagen wünschten oder zu schreien imstande wären. So wurde ich mit diesen kathartischen Gefühlsentladungen einige Male Zeuge eines plötzlich schmelzenden Schmerzes bei Patienten, die sich oft schon jahrzehntelang in diversen medizinischen und heilpraktischen Behandlungen befanden, ohne Hoffnung zu gewinnen, dass sie jemals wieder schmerzfrei sein könnten. Von da an bekamen für mich die Leiden meiner Patienten eine neue Bedeutung. Nunmehr suchte ich gezielt mit ihnen die leidvollen Erfahrungen auf, ließ das ängstliche oder wütende Kind, den bohrenden Schmerz oder den kreischenden Tinnitus sprechen und staunte gemeinsam mit den Patienten darüber, was sich in den Seelen an oft uralten Verletzungen Gehör verschaffen will, wenn man sich ihnen gezielt, respektvoll, wertschätzend und einladend zuwendet.

Später übertrug ich diese Methode auch auf Krebspatienten und ihre Tumoren. In der Imagination ließ ich mir von ihnen zunächst erst einmal genau die von ihnen vorgestellte Beschaffenheit ihrer Tumoren beschreiben: das „Material", aus dem sie bestehen, ihre „Größe", „Farbe" und „Form" und schließlich die „Gesichter oder Gegenstände", die sie repräsentieren. Manchmal spannte sich in einem Tumor plötzlich eine Leinwand auf, auf der sich, wie im Kino, eine Szene abspielte, die eine sehr schmerzhafte Erinnerung des Patienten beschrieb. So konnte es einige Male gelingen, an die zentralen Themen heranzukommen, die sich nun auch für eine Bearbeitung öffneten.

Liste alter Verletzungen

Bereits in der Kennenlernphase fordere ich meine Patienten auf, eine Liste alter Verletzungen zu erstellen, an die sie sich erinnern. Manche wirken zunächst mit dieser Aufgabe überfordert. Die Verwundungen seien längst vergeben oder vergessen, sagen sie, aber das stimmt in den wenigsten Fällen! Fast jeder Mensch hat alte Verletzungen, die oft vernarbt sind, aber bei Berührungen noch wehtun. Häufig sind sie zwar verdrängt, jedoch noch im Ego-Gehirn gespeichert und können manchmal in Sekundenbruchteilen wieder aktiviert werden und mit ihrem Magnetismus den Emotionskompass beeinflussen, ohne dass der Betreffende es bewusst bemerkt.

Im Verlauf der Therapie werden die Patienten allerdings doch meist sensibler für ihre Missweisungen und erkennen, dass sich hinter allen ihren Glaubenssätzen immer noch alte Verletzungen befinden, die auszuheilen sind. Die Episoden, mit denen sich alte Verletzungen erinnern lassen, sind dann die Grundlage für die Imaginationen, in denen wir dem Inneren Kind begegnen und ihm vermitteln, dass es damals nichts gegen die Bedrohung und den Mangel tun konnte, dass es keine Schuld an den Verhältnissen hatte, unter denen es lebte, und dass es sich damals mit den Verhältnissen engagieren musste und nur die Überzeugungen von sich und der Welt entwickeln konnte, die es als Kind eben verstehen konnte. Als Kinder waren sie Opfer von Entbehrung, Bedrohung, Vernachlässigung, unangemessener Verantwortungszuordnung, Herabwürdigungen oder ähnlichen widrigen Umständen.

Als Kinder werden wir in eine Welt geboren, die wir uns nicht ausgesucht haben und wir wachsen dort hinein, so gut es geht. Bis zu einem gewissen Alter sind die Eltern für die Entwicklung ihrer Kinder verantwortlich und die allermeisten machen es so gut, wie sie es eben können. Doch dann sind wir irgendwann pubertär, lösen uns von zu Hause ab und übernehmen im selben Maße die Verantwortung, wie sie die Eltern abgeben sollten. Die Verantwortung für die Befriedigung unserer Bedürfnisse und die Ausheilung der auf diesem Weg liegengebliebenen Verletzungen liegt nun ganz in der Hand des Erwachsenen.

Eine Liste der Themen und der bis in die Gegenwart schmerzenden Erfahrungen der Kindheit zu erstellen, ist also eine höchst anspruchsvolle und reflektierte Angelegenheit und erfordert bereits eine reife Erwachsenenleistung. Unsere Patienten zu befähigen, dafür ein Bewusstsein zu entwickeln, ist schon ein wichtiges psychotherapeutisches Zwischenziel.

Zum einen kann uns diese Liste helfen, einen Überblick zu bekommen, welche unerledigten Baustellen sich auf der Festplatte unserer Seele befinden und das aktuelle Erleben immer noch beeinflussen. Zugleich bieten sie uns jedoch auch die Möglichkeit, in die noch unaufgelösten biografischen Konflikte einzusteigen, die wir im Verlauf der Therapie nach und nach abarbeiten wollen.

Der Innere Trialog als Methode der Emotionsaktivierung

Der Innere Trialog ist ja bereits als ein permanenter Vorgang zwischen den drei Teilen unseres Gehirns beschrieben worden. Er wird teilweise von uns bewusst wahrgenommen, ein weitaus größerer Teil jedoch ist automatisiert

 © Frank & Timme Verlag für wissenschaftliche Literatur

und muss erst durch gezieltes Hinterfragen erschlossen werden. Der Innere Trialog ist bestens geeignet, Emotionen zu aktivieren, ihnen zuzuhören, dabei ihre Herkunft zu erforschen und ihnen schließlich gerecht zu werden. Er stellt aber auch eine Form des Mit-sich-selbst-verbunden-Seins dar und kann die Selbstliebe zur täglichen Praxis werden lassen.

Maßgeblich für einen gelingenden Inneren Trialog ist oft schon der Ton bzw. die Atmosphäre, worin die einzelnen Gehirne miteinander kommunizieren. Chef sollte, so gut es eben geht, der gesunde Innere Erwachsene (KoKo-Verstand) sein, der in der Sich-selbst-Kennenlernphase sich wenigstens zweimal täglich in Routinevisiten explizit auf das Innere Kind bezieht und seine Befindlichkeit wohlwollend erfragt (vertikaler Dialog). Sollte es dem Inneren Kind nicht gutgehen, weil es mit seinen Gefühlen seine Bedürftigkeit oder sogar einen Notstand offenbart, sollte der Innere Erwachsene zunächst erst einmal den Einfluss des Egos erkunden. Das Ego ist zwar oft nur im Hintergrund hörbar, jedoch in der Stimmung des Inneren Kindes wirksam. Sein Einfluss muss deshalb erst im Dialog mit dem Inneren Kind hinterfragt werden und dann im Dialog zwischen gesundem Erwachsenen und Ego ausgehandelt werden (horizontaler Dialog). Im folgenden Beispiel soll gezeigt werden, wie der gesunde Erwachsene seine Pflicht als Oberhaupt der Seele wahrnimmt:

Beispiel für einen Inneren Trialog

Gesunder Erwachsener (G.E.) zum Inneren Kind (I.K.): *„Wie geht es Dir heute?“*
I.K.: *„Ich fühle mich gar nicht gut.“*
G.E.: *„Was bedrückt dich denn?“*
I.K.: *„Ich habe Angst vor dem Tag, ich wünschte, er wäre schon vorbei!“*
G.E.: *„Was genau bedrückt dich denn?“*
I.K. *„Es sind so viele Dinge zu erledigen, auf die ich gar keine Lust habe!“*
G.E.: *„Was stört dich denn an den Dingen?“*
I.K.: *„Es ist viel zu viel, ich schaffe das gar nicht alles und irgendwie gibt es gar nichts Schönes, auf das ich mich freuen könnte!“*

(Im Hinterkopf wurde hier die Stimme des Egos hörbar:) „*Wir müssen das alles schaffen, sonst gibt es keinen Grund, froh zu sein!*"
G.E.: „*Ist das wirklich alles nötig? Lass uns doch mal gucken, ob wir uns nicht heute auch ein bisschen Zeit für Erholung einbauen können!*"
Ego: „*Wir haben mehr zu tun, als wir schaffen können, und wenn wir das nicht schaffen, wird es immer mehr und mehr und dann bricht alles zusammen!*"
G.E.: „*Das werde ich nicht zulassen, heute ist Sonntag und wir werden erst einmal gemütlich in den Tag gehen und dann ein, zwei Sachen erledigen und uns dann Zeit für ein Buch nehmen, auf das wir uns schon lange gefreut haben.*"
I.K.: „*Ja das wäre schön, aber ich merke schon, dass ich da gleich ein schlechtes Gewissen bekomme.*"
G.E.: „*Die Tatsache, dass wir uns den Sonntag mit lauter Sachen zugestellt haben und du deshalb ein schlechtes Gewissen hast, ist nicht okay! Ich kümmere mich darum, dass wir das anders organisiert bekommen. Was sagst du dazu Ego?*"
Ego: „*Ob Sonntag oder nicht – ist egal, wir müssen immer ein Maximum an Leistung absolvieren, sonst dürfen wir uns nicht zurücklehnen!*"
G.E.: „*Ah, jetzt erkenne ich dich, du bist doch mein alter Egofreund (selbstironisch), der Antreiber! Ich glaube, ich kann dir etwas von deinem Anliegen abnehmen. Wir müssen gar nichts leisten! Sonntags machen wir nur noch was uns Spaß macht und die Dinge, die unbedingt erledigt werden müssen, können wir mit Hilfe der anderen noch ganz in Ruhe schaffen und was wir nicht schaffen, ist auch nicht so schlimm, es ist eh immer ein bisschen zu ehrgeizig! Weniger ist – wie so oft schon, so auch heute – mehr!*"
(Dem Ego fällt keine Entgegnung mehr ein.)
I.K.: „*Jetzt bin ich schon leichter, ich freue mich erst einmal auf ein schönes Frühstück, ganz ohne Eile, das hatten wir schon so lange nicht!*"

In diesem Trialog werden zunächst erst einmal Gefühle sichtbar (Angst, Schuldgefühle), die, wie sich herausstellt, vom Ego initiiert wurden. Es sind die typischen Gefühle, wenn der Innere Antreiber, der von den Eltern über-

 © Frank & Timme Verlag für wissenschaftliche Literatur

nommen wurde, sich wieder einmal in den Vordergrund schiebt. Ursprünglich waren es die Eltern, die ruhelos in jeder Minute beschäftigt sein mussten und auch den Kindern Vorhaltungen machten, wenn sie einmal Dingen nachgehen wollten, die ihnen Spaß machten. Erst die Hinterfragung des gesunden Erwachsenenverstands (KoKo) ermöglichte die Sichtbarwerdung der Ängste und Schuldgefühle, was dann auch die Glaubenssätze des EGOs sichtbar machen konnte. Und wie wir wissen, bestimmen diese Glaubenssätze die Missweisung der Gefühle so lange, bis sie vom KoKo-Verstand entkräftet werden können, was in unserem Beispiel gelang.

Der Trialog dient also nicht nur der Aktivierung der Emotion, sondern auch dem Erkennen ihrer Botschaft und ihrer Entkräftung und damit schließlich auch der Beruhigung des Inneren Kindes. Je besser dieser Vorgang gelingt, desto verbundener sind wir mit uns und desto ausgewogener und stabiler ruhen wir in uns. Ziel der emotional heilsamen Therapie ist es, die Patienten zu befähigen, diesen Inneren Trialog in ihre tägliche Routine einzubinden und so sicherzustellen, dass sie sich mit ihrem Inneren Kind in Resonanz befinden.

Die Glaubenssätze – kognitiv-emotionale Schemata

Kernstück des Prozesses im 2. Quadranten ist also die emotionale Erinnerung der Ursprungserfahrung mit unseren Bedürfnissen, für die wir bisher in der Gegenwart keine Lösung finden konnten. Je bedrohlicher diese Ursprungserfahrung war, desto schwieriger lässt sie sich erinnern und desto heftiger fällt die emotionale Erinnerung (Katharsis I) aus. Für diese Erinnerung braucht der Patient ein Vertrauen, welches es ihm ermöglicht, aufsteigende Bilder, Emotionen und tief verinnerlichte, oft mit der eigenen Identität fest verbundene Glaubenssätze zuzulassen und auszuhalten. Mit den Glaubenssätzen werden auch die Bewältigungssätze aktiviert, die wir einst entwickeln mussten, um aus der Unerträglichkeit des Unbefriedigtseins wieder herauszukommen.

In der folgenden Übersicht sind Beispiele für Glaubens- und Bewältigungssätze aufgezeigt, die sich infolge früher prägender Erfahrungen als dämonische Anleitungen in uns festsetzen konnten:

Prägende Erfahrung		Dämonen	
Umstände:	**Linderung durch:**	**Glaubenssatz:**	**Bewältigungssatz:**
Eltern übersehen das Kind, weil sie zu wenig Zeit haben.	Kind entdeckt sein theatralisches Talent.	Weil ich im Grunde unwichtig bin …	… muss ich mit etwas Spektakulärem auf mich aufmerksam machen!
Eltern kritisieren die Leistung des Kindes häufiger, als dass sie es loben.	Kind bemüht sich, die Dinge so perfekt wie möglich zu machen.	Weil das, was ich kann, nicht wirklich gut genug ist …	… muss ich es perfekt machen, damit niemand es kritisieren kann!
Eltern zeigen sich von den Emotionen des Kindes genervt.	Kind bemüht sich, seinen emotionalen Ausdruck zu kontrollieren.	Weil ich im Innersten verkehrt bin …	… sollte ich das auch für mich behalten und niemanden zu nahe an mich heranlassen!
Eltern sind sehr unreif und selbst sehr bedürftig.	Kind erlebt sich als unentbehrliche Stütze und bekommt dafür viel Anerkennung.	Auf mich kommt es an, ich kann andere retten …	… dabei sind meine Bedürfnisse nicht so wichtig!
Eltern nehmen dem Kind alle Entscheidungen ab.	Kind macht keine zuverlässigen Erfahrungen mit den Konsequenzen von Entscheidungen.	Etwas falsch zu machen, könnte schlimme Konsequenzen haben …	… ich sollte Entscheidungen lieber anderen überlassen!

Tab. 6: Prägende Erfahrungen und ihre Glaubens- und Bewältigungssätze

Die Schlussfolgerungen, die das Kind aus dem defizitären Verhalten der Eltern zieht, sind nicht zwingend, vielmehr wird es Bewältigungserfahrungen verinnerlichen, die sich auf das Verhalten beziehen, mit denen es die besten Spannungslinderungen erfuhr. Während ein Kind sich immer wieder anstrengt, um seinen abweisenden Eltern doch noch zu gefallen, wird ein anderes vielleicht viel schneller resignieren und deshalb statt einer perfektionistischen Neigung eine Abhängigkeit vom Wohlwollen anderer entwickeln. In jedem Fall sind die prägenden Anpassungsleistungen eines Kindes dafür verantwortlich, welche kognitiven und emotionalen Schemata in der Gegenwart aktiviert werden.

Durch die in der Therapie reaktivierte Erinnerung wird das alte Leiden wieder spürbar, für das es bis in die Gegenwart keine Erlösung und keine Entwarnung gibt. Oft können jetzt die Ähnlichkeiten mit aktuellen Schmerzen, Frustrations-, Resignations- oder sogar Ohnmachtsgefühlen wiedererkannt werden. Im Fall einst lebensbedrohlicher Erfahrungen kann die Katharsis sehr heftig ausfallen, was in der Vergangenheit oft dazu geführt hat, dass in der Therapie solche Erinnerungen gar nicht oder nur sehr vorsichtig angegangen wurden. Dabei kam es sicherlich oft auch zu therapeutischen Allianzen. Patienten erinnern sich nicht von allein und Therapeuten konfrontieren nicht ins Unbekannte hinein. Emotionale Aktivierungen wurden aus Therapeutensicht oft sogar als kontraproduktiv angesehen, weil sie eine Retraumatisierung bewirken und sich infolge dieser erneuten Ohnmacht die Symptomatik wieder verschärfen könnte. Solche Erinnerungen wollte man dann lieber ruhen lassen und mit Medikamenten oder Ablenkungstechniken wieder beruhigen und so zurück in die Erträglichkeit schieben. Das Leid sei schließlich altes Leid, an dem man im Nachhinein nichts mehr ändern könne!

Therapie beschränkte sich deshalb oft darauf, sich mit dem Geschehenen abzufinden, es nicht unnötig zu reaktivieren und den Triggern lieber aus dem Weg zu gehen. Wenn man kein Konzept dafür hat, wozu eine Katharsis gut sein kann und was in ihr zu tun ist, ist diese therapeutische Haltung durchaus verständlich. Jedoch führt sie auch dazu, dass die alten emotionalen Verletzungen in ihrer Bedeutung von damals in uns gespeichert bleiben und sich so auf unser gegenwärtiges Erleben immer wieder beziehen, egal welche korrektiven Erfahrungen ich mit ähnlichen Kontexten in der Gegenwart auch immer mache!

Anerkennung der kindlichen Opferschaft

Ist die leidvolle Erinnerung erst einmal aktiviert, geht es nun darum, das alte Leiden als solches zu würdigen und zu begreifen, dass das Kind damals noch nicht die Möglichkeiten besaß, etwas gegen dieses Leiden zu tun, so dass es lernen musste, dieses Leid zu ertragen oder durch Ersatzbefriedigung oder

Verdrängung zu lindern. Ein Patient berichtete mir beispielsweise einmal, dass er als etwa Vierjähriger entdeckt habe, sich wie ein Derwisch zu drehen, dabei die Luft anzuhalten und dann in eine tranceartige Ohnmacht zu fallen, um so die „Schrecklichkeit seines Lebens" für einige Zeit nicht mehr zu spüren.

Nun gilt es zu erkennen, welche Umstände dafür verantwortlich waren, dass das Kind Opfer von Entbehrung, Bedrohung, Vernachlässigung, unangemessener Verantwortungszuordnung, Herabwürdigungen oder ähnlichen widrigen Umständen war. Und ein Opfer war es, denn es verfügte damals keineswegs schon über die Kompetenz und Kraft, etwas dagegen auszurichten.

Nunmehr kann der Erwachsene erkennen, dass sein aktuelles Erleben und Verhalten durch das Wiedererinnern der alten Verletzungen, Überforderungen und Entbehrungen immer noch stark beeinflusst wird und er immer noch geneigt ist, an die Ersatzbefriedigungserfahrungen und Vermeidungsstrategien von damals anzuknüpfen. Dabei kann er möglicherweise auch schon die Unangemessenheit seiner aktuellen Bewältigungsstrategien klar erkennen, weiß aber noch nicht, wie er sie lösen soll.

Würden wir in einer Therapiesitzung im 2. Quadranten stehenbleiben, wäre die Kritik an einer Reaktivierung von ungelösten, mit starken emotionalen Reaktionen einhergehenden Erinnerung durchaus berechtigt, denn dann würden wir unsere Patienten möglicherweise lediglich in den Flashback treiben und sie so in ihrer alten Hilflosigkeit vorführen. Es gibt zwar auch positive Beispiele, bei denen Patienten bereits infolge der emotionalen Aktivierung erkennen, dass die Übertragung der Gefühle von damals in die Gegenwart eigentlich nicht passt und sie ihr deshalb schon eine weniger negative Bedeutung zuordnen können. Eine solche Umdeutung erfordert jedoch ein fortgeschrittenes Reflexionsniveau, was oft nur nach vielen Sitzungen Psychotherapie zu erreichen ist.

Auch in der Verhaltenstherapie wurde lange Zeit eine Methode der Angstbewältigung praktiziert, die jedoch weniger auf emotionale Heilung als auf Habituationseffekte (Gewöhnungseffekte) abzielte. Die sogenannte *Exposition in sensu* (in der Vorstellung) instruierte den Patienten, sich in die angstbesetzte Erinnerung zu begeben, die Geschichte laut zu erzählen und sie dabei auf einem Tonträger aufzuzeichnen. Anschließend sollte er sich die Aufnahme

 © Frank & Timme Verlag für wissenschaftliche Literatur

immer wieder anhören, bis sich die negativen Reaktionen auf Grund der fehlenden erwarteten Katastrophe langsam habituieren.

Unreflektierte emotionale Aktivierungen sind jedoch auch nach meiner Erfahrung durchaus gefährlich. In den von mir besuchten bioenergetischen Selbsterfahrungsgruppen, Anfang der 90er Jahre, kam es gelegentlich vor, dass Teilnehmer in Folge emotionsaktivierender Übungen dissoziierten, ohne dass eine angemessene Lösung gefunden wurde, und sie anschließend nur mühsam wieder beruhigt werden konnten. In einem Fall habe ich auch erlebt, dass jemand mit einer in der Übung ausgelösten Psychose ins Krankenhaus eingeliefert werden musste. Emotionale Reaktivierungen sind also notwendigerweise höchst verantwortungsbewusst zu gestalten! Was im Anschluss an die Reaktivierung zugunsten einer Heilung passieren muss, werden wir uns im 3. Quadranten ausführlich ansehen.

Transgenerational vermittelte Sensibilitäten

Auf der Suche nach den prägenden Erfahrungen mit aktuellen emotionalen Missweisungen müssen wir damit rechnen, dass sehr starke Emotionen manchmal nicht auf selbsterlebte biografische Erfahrungen zurückzuführen sind. Wie wir bereits erörterten, gibt es höchst bedeutsame Erfahrungen der Eltern und Großeltern, die sich der nachfolgenden Generation epigenetisch oder auch durch unbewusste Verhaltensweisen vermittelt haben und die Emotionen in der Gegenwart beeinflussen. In den erwähnten Tierexperimenten ließ sich erkennen, dass das Wissen lebensbedrohlicher Erfahrungen in der Sensibilität der Nachfahren für bestimmte Kontexte über mehrere Generationen erhalten bleiben kann. Solche emotionalen Sensibilitäten sind wahrscheinlich auch in uns Menschen angelegt, wenn unsere biologischen Vorfahren lebensbedrohlichen Umständen ausgeliefert waren, für die sie keine Auflösung erfahren konnten.

In der psychotherapeutischen Biografiearbeit lassen sich immer wieder auch emotionale Missweisungen feststellen, für die es in der Lebensgeschichte des Betroffenen keine vernünftige Erklärung gibt. Das kann z. B. bei generalisiert Angstgestörten der Fall sein, auch bei Personen mit ausgeprägten

Schuldneigungen oder bei Jähzornigen, wie wir das am Beispiel des Lazarettarztes im Kapitel „Transgenerationale Traumata" sehen konnten. Die Herkunft dieser Emotionen zu verstehen und einer Bearbeitung zugängig zu machen, erfordert jedoch ein ganz besonderes Bewusstsein. Dazu gehören biografische Kenntnisse über die möglichen Themen der Vorfahren des Patienten und ein Fingerspitzengefühl des Therapeuten dafür, wie man solche Kräfte wohlwollend annehmen und einer Auflösung zuführen kann. Bisher beruhen solche Erkenntnisse in der psychotherapeutischen Arbeit vor allem auf gelungenen Interpretationen, die die notwendige Offenheit des Patienten für solche Themen, einen großen Erfahrungsschatz des Therapeuten und eine anscheinend in uns angelegte Deutungskompetenz voraussetzen. Ob eine Deutung transgenerationaler Zusammenhänge spekulativ oder richtig ist, kann sich m. E. frühestens am Ende der Therapie zeigen, nämlich dann, wenn die emotionale Erlösung des Patienten sich wirklich als nachhaltig erwiesen hat.

Wie sich zeigt, ergeben sich für die Protagonisten systemischer Aufstellungen immer wieder auch Erlebnisse, die, weil sie sich für sie so unerwartet einstellen, erstmals Deutungen ihrer emotionalen Schemata und inneren Blockaden zulassen – Deutungen, die sie zuvor nie in Betracht gezogen hätten. Es scheint, als würden in den symbolischen Anordnungen psychischer Elemente Strukturen wiedererkannt werden können, in denen sich die Ungelöstheit eines inneren Konfliktes repräsentiert, zugleich aber auch Lösungen symbolisch eröffnen, für die es zuvor kein Bewusstsein gab. Sieht man sich mit dieser Perspektive einmal ein schamanisches Ritual an, kann man durchaus Parallelen zu den inzwischen auch wissenschaftlich gut evaluierten Systemischen Aufstellungsarbeiten (Gunther Schmidt, Matthias Varga v. Kibéd oder Gunthard Weber) erkennen. Zum Beispiel kann ein Schamane (Aufstellungsleiter), oft begleitet von Hilfsschamanen (Stellvertretern), symbolisch das Leiden eines Protagonisten inszenieren, um es anschließend einer Lösung zuzuführen, was vom Protagonisten emotional erlebt wird und gegebenenfalls auch eine emotionale Erlösung und konkrete Verhaltensveränderungen bewirken kann.

Ich durfte einmal in einem Dorf in Myanmar (bis 1989 Burma) einem schamanischen Ritual zur Besänftigung von Dämonen der Ahnen einer Dorfbewohnerin beiwohnen. Die Dämonen wurden von schmuckvollen, düster wirkenden Tänzerinnen dargestellt, während ein Orchester aus Trommel- und

Blasinstrumenten „wildeste Disharmonien“ erzeugte. Im Verlauf der Performance konnten die Dämonen von der Weisheit repräsentierenden, farbenfroh und prächtig geschmückten Oberschamanin (Gesunder Erwachsener) in einem ekstatischen, höchst eindrucksvollen Tanz besänftigt werden. Neben den etwa fünfzig zuschauenden Dorfbewohnern war auch ich als Beobachter tief ergriffen, als die Protagonistin, bis dahin von Schmerzen verzerrt, sich offenbar von der Performance der Schamanin erlösen ließ. Weinend, voller Freude, sank sie ihren Angehörigen in die Arme und kehrte anschließend in die Reihen der Dorfbewohner zurück.

Vor diesem Erlebnis hätte ich eine solche Show als unseriöse Scharlatanerie abgetan, heute jedoch blicke ich respektvoll auf diese Art von Performance und schaue, ob wir nicht einiges von Schamanen lernen können. Inwiefern solche Rituale wirklich nachhaltig wirken, ist m. E. bisher nicht erforscht. Die Tatsache, dass wir solche szenischen Emotionsstimulationen und Erlösungsrituale in verschiedensten Kulturen, die sich unabhängig voneinander über Jahrtausende entwickelt haben, antreffen können, zeugt jedoch davon, dass auch sie schon die Wirkung auf das Erleben und Verhalten gekannt haben und sie für heilsame Zwecke einzusetzen wussten.

In einem Beispiel, welches ich in meiner Praxis miterlebt habe, fand in einer rückführenden Imagination des 55-jährigen Friedrich eine Begegnung zwischen ihm als Kind von etwa acht Jahren und seiner Mutter statt. Dabei wurde dem Patienten erstmals bewusst, dass er nicht die Ursache dafür war, dass die Mutter ihre Kinder so lieblos behandelte. Bis dahin hatte er sich ihr gegenüber stets schuldig gefühlt, weil er sie als Kind so belastet habe. Nichts konnte er ihr rechtmachen, so sehr er sich auch bemühte, sie war niemals zärtlich zu den Kindern oder stolz auf sie.

Der Patient erinnerte sich nun an eine Episode, in der er einen Porzellanteller fallengelassen hatte und sie voller Wut auf den Jungen schimpfte und ihm androhte, ihn in ein Kinderheim zu geben, wenn er denn immer wieder solchen „Unfug“ treiben würde. In der Imagination gelang es seinem Heutigen-Ich, die Mutter in ihrer Wut zu entmachten (siehe auch nächstes Kapitel) und sie zur Rede zu stellen, dass ihre Art, mit dem Kind umzugehen, ganz und gar nicht in Ordnung sei. Die Mutter blieb jedoch auch seinem Heutigen-Ich gegenüber unerbittlich. Daraufhin wagte es sein Heutiges-Ich erstmals, wütend auf die Mutter zu sein und forderte sie nun eindringlich auf, sich zu erklären: „Warum bist du so lieblos zu den Kindern? Was ist dir widerfahren, dass du so eine unzufriedene, schreckliche Mutter geworden bist!" Zu seiner Überraschung antwortete die Mutter: Das hat nichts mit euch Kindern zu tun! Ich habe so schlimme Dinge erlebt, die kann ich dir nicht erzählen! Sein Heutiges-Ich wollte sich mit dieser Antwort jedoch nicht zufriedengeben und so wurde er eindringlicher: „Ich bin dein Sohn, ich habe ein Recht darauf zu erfahren, was dir passiert ist! Wie soll ich sonst verstehen, dass du so bist, wie du bist?" Jetzt antwortete die Mutter: „Was mir passiert ist, ist so schlimm, dass ich mich lieber nicht daran erinnern möchte und auch euch so davor schütze! Deshalb habe ich es niemandem je erzählt!"

In der Nachbesprechung fiel ihm ein, dass seine inzwischen verstorbene Mutter irgendwann einmal davon gesprochen hatte, dass sie „schreckliche Dinge" erlebt habe, die sie aufgeschrieben und vergraben habe. Was auch immer der Mutter passiert sein mag, es ist klar, dass es sehr gute Gründe gegeben haben muss, die sie ihr Leben lang so verbittert sein ließen. Und wie wir das aus anderen Biografien verbitterter Menschen kennen, handelt es sich in den allermeisten Fällen um traumatische Erfahrungen, die sie nie aufgearbeitet haben. So übertrug auch sie ihre Verbitterung auf ihre Kinder und somit zugleich die Verantwortung, mit „ihrem Erbe" einen Umgang zu finden. Wichtig für den Patienten war es jedoch in erster Linie, seine Gefühle von den Gefühlen seiner Mutter zu unterscheiden und nicht die Schuld für ihre Verbitterung bei sich zu suchen, wie er es bis dahin immer getan hatte. Natürlich ist es ein Grundbedürfnis eines Kindes, zu wissen, was die Dinge in der Welt bedeuten, und so wollte er völlig zu Recht wissen, woran er bei der Mutter war. Mit ihren unverheilten Verletzungen war sie einfach gar nicht in der Lage, ihm eine reife angemessene Orientierung in Bezug auf ihre Gefühle zu geben. Erst mit dieser Erfahrung konnte ihm klarwerden, dass es auch in seinen Gefühlen einen ererbten Anteil gibt, für den er nun allein verantwortlich ist. Nun war der Weg frei dafür, dass sein bis dahin noch nie gesehenes Grundbedürfnis gewürdigt und rehabilitiert werden konnte.

Im 2. Quadranten kann ich also erkennen, dass mein aktuelles Erleben und Verhalten durch das Wiedererinnern der alten Verletzungen, Überforderungen und Entbehrungen beeinflusst wird und ich heute immer noch geneigt bin, an

 © Frank & Timme Verlag für wissenschaftliche Literatur

den Ersatzbefriedigungserfahrungen und Vermeidungsstrategien von damals festzuhalten. Dabei kann ich die Unangemessenheit meiner aktuell wirksamen Glaubenssätze (Dämonen) und Bewältigungsstrategien möglicherweise schon erkennen, weiß aber noch nicht, wie ich sie lösen soll.

Der 3. Quadrant – Täterentmachtung und Rehabilitation kindlicher Bedürfnisse

Im 3. Quadranten geht es im Pesso'schen Sinne um eine Lösung der biografischen Verletzung, durch die die bis in die Gegenwart wirksamen Wahrnehmungs-, Erlebens- und Verhaltensmuster einst zustande kamen. Nachdem im 2. Quadranten durch die emotionale Aktivierung einer traumatischen oder prototypischen prägenden Erfahrung die Ausweglosigkeit der Befriedigung der eigenen Bedürftigkeit erneut spürbar wurde, geht es in diesem Abschnitt darum, dem Kind eine Lösung anzubieten, die es eigentlich schon damals gebraucht hätte und die es sich schon damals hätte anders fühlen lassen. Mit Hilfe des erwachsenen Verstandes (Heutiges-Ich) kann es nun gelingen klarzustellen, welche Lösung beim Erinnern an die Vergangenheit fehlt, damit es dem Inneren Kind in der Gegenwart mit diesen Erinnerungen nicht mehr schlecht gehen muss. Zunächst ist es dafür notwendig, die Verursacher der Verletzung (Täter) symbolisch oder in der Vorstellung zu entmachten und dabei die legitimen Bedürfnisse des Kindes zu rehabilitieren, so dass sich das Kind endlich frei von Vernachlässigung, Bedrohung oder falscher Verantwortung fühlen kann.

Eine solche Vorstellung zu schaffen, ist für den Patienten oft gar nicht so ohne weiteres möglich, weil die dafür nötigen Erfahrungen ja gar nicht stattgefunden haben und sich deshalb auch kein Gedächtnis dafür bilden konnte. Im 3. Quadranten soll deshalb eine Erinnerung geschaffen werden, die die Erlösung des bedürftigen Kindes ermöglicht und fortan als Schema für zukünftige Lösungen dienen kann. In dem Augenblick, in dem eine angemessene Befriedigung der Bedürfnisse des Inneren Kind spürbar wird, kann die Person eine tiefe Erleichterung erleben. Zugleich wird spürbar, dass das Kind keine Schuld an der bisher von ihm erlebten inneren Not trägt und wie gut es sich anfühlt, wenn die Dinge in der Erinnerung an die Vergangenheit richtiggestellt werden. Jetzt können die primären, berechtigten Bedürfnisse und Gefühle gesehen, respektiert und als befriedigungsfähig erlebt werden. Erst jetzt ist der Weg frei, dass sich eine Zuversicht bilden kann, dass diese Bedürfnisse auch zukünftig angemessen befriedigt werden. Das Wissen um die Bedürfnisse und die dazu gehörigen Gefühle waren schon immer da, auch dann, wenn sie bisher im Unterbewussten verborgen blieben, weil ihnen noch keine Berechtigung erteilt wurde und deshalb ihre Erfüllung nicht oder nicht ausreichend erlebt werden konnten. Die dabei erlebbare emotionale Erlösung fühlt sich wie eine neue, dieses Mal jedoch befreiende Katharsis (II) an. Erst wenn diese zweite Katharsis vom Patienten auch wirklich im Tiefen erlebt wird, kann sie von ihm als erster heilsamer Schritt (Heilung) empfunden werden. Dabei reicht es nicht aus, dass die Lösung nur rational erkannt und akzeptiert wird. Deshalb ist es wichtig, dass wir mit dem Patienten zuvor in die emotionale Erinnerung der Verletzung (Katharsis I) gehen, weil nur so die Erlösung eindrucksvoll erlebt und gespeichert werden kann!

Dadurch, dass die erwachsene Person nun viel mehr Erfahrung und mehr Wissen besitzt, als das Kind zum Zeitpunkt der Verletzung haben konnte, aber auch, weil die Fähigkeit, die richtige Lösung zu erspüren, schon immer in ihr angelegt war, zu der sie jedoch allein keinen Zugang finden konnte, kann sie nun erstmals auch die Lösung für sich als richtig und erfüllend erleben.

Damit der Patient nicht unnötig in der Frustration seiner Verletzung verharren muss, sollte der therapeutische Prozess im 3. Quadranten dabei nach Möglichkeit immer direkt an die emotionale Aktivierung im 2. Quadranten anschließen, denn genau diese Angst vor dem Wiedererleben dieser Gefühle hatte ihn ja bis dahin abgehalten, sich zu erinnern. Das Setting, in dem die Intervention erfolgt, bleibt dabei das Gleiche, in dem bereits die emotionale Aktivierung erfolgte. Wenn ich also mit einer Stuhlarbeit begonnen habe, bleibe ich dabei, gemeinsam mit dem Patienten eine Lösung auf den Stühlen zu suchen. In der imaginierten Aktivierung bleiben wir im Setting der Imagination, um darin eine Lösung zu initiieren. Ähnlich verhält es sich bei den Aufstellungen. Je nachdem, welche Stellvertreter und Symbole wir für die emotionale Aktivierung verwendet haben, verwenden wir diese auch im Lösungsmodus. Bei der Lösungssuche kann ich als Therapeut, je nach den zur Verfügung stehenden Möglichkeiten, kreative Anregungen geben. Grundsätzlich hat es sich jedoch

© Frank & Timme Verlag für wissenschaftliche Literatur

in den meisten Fällen bewährt, die Patienten selbst entscheiden zu lassen, wie ihre Lösung aussehen soll. Da sie ja im Kontext ihrer einstigen Verletzung keine Erinnerungen an eine befriedigende Lösung generieren konnten, muss der Therapeut nun mit gezielten Fragen und Aufforderungen den Prozess der Lösungssuche stimulieren und vorantreiben (3. Quadrant).

Auch hier hat sich in meiner Vorgehensweise eine Entwicklung vollzogen. Während ich in meinen ersten Imaginationen mit den Patienten sehr darum bemüht war, Lösungsangebote zu machen, die der Patient für sich variieren und prüfen konnte, bin ich mehr und mehr dazu übergegangen, die Patienten aufzufordern, ihr Heutiges-Ich die passende Wahrheit suchen zu lassen. Angeregt durch die IRRT-Methode (Imaginary Rescripting and Reprocessing Therapy) von Mervyn Schmucker würde ich mittlerweile sagen, dass beide Methoden funktionieren, jedoch die konsequente Konzentration auf das Heutige-Ich als Lösungsfinder nachhaltiger wirkt, weil wir im Anschluss an die Täterentmachtung im von Schmucker und Köster als „Phase 3“ bezeichneten 4. Quadranten (Schmucker & Köster 2018) leichter prüfen können, inwieweit das Innere Kind schon bereit ist, dem Heutigen-Ich zu vertrauen, dass die Lösung wirklich in den Alltag integriert werden kann. Meines Erachtens ist die IRRT Methode etwas anspruchsvoller, setzt sie doch eine kreativere Leistungsfähigkeit des Patienten voraus, was nicht immer gegeben ist, so dass wir den Patienten im Fall eines „Lösungsblackouts“ unterstützen müssen. Diesen Prozess der Prüfung der Lösungsergebnisse auf innere Resonanz wollen wir jedoch erst in der Beschreibung des 4. und 5. Quadranten noch einmal genauer reflektieren.

Arten von Verletzungen und ihre Lösung

Den nun folgenden Prozess der Täterentmachtung und der Rehabilitation grundlegender Bedürfnisse illustriere ich mit Beispielen. Vorab sind jedoch typische Entwicklungsdefizite voneinander unterscheiden und es ist zu zeigen, dass sie spezifische Lösungen erfordern, deren Entdeckung wir dann mit den Patienten gemeinsam im 3. Quadranten vornehmen. Welche Entwicklungsdefizite ein Kind erlebt, hängt natürlich in allererster Linie vom emotionalen Reifegrad der Eltern ab und von der Angemessenheit der sozialen Entwicklungsbedingungen, die das Milieu des Kindes geprägt haben. Obwohl sich im Laufe der Zeit die Einstellung darüber, was als kindgerecht anzusehen ist und was nicht, immer wieder geändert hat, haben sich die biologisch fixierten Erwartungen eines Kindes in seiner erlebten Wirklichkeit nie verändert. Das heißt, jedes Kind erwartet eine unversehrte Kindheit mit liebevoller, freudiger und geduldig begleitender Zuwendung seiner Eltern, die es auf die Gegebenheiten der sozialen und natürlichen Umwelt so vorbereiten, dass es sich mit ihren Fähigkeiten darin zurechtfinden und ihre berechtigten Bedürfnisse behaupten können. Werden diese Erwartungen nicht erfüllt, wird es sich auf eine Art und Weise anpassen müssen, die, wie wir ja schon wissen, auf Dauer zum Problem werden kann. Um diese Fehlanpassung auflösen zu können, brauchen wir den emotionalen Heilprozess! In der nachfolgenden Tabelle 6 sind die verletzten Grundbedürfnisse und die im 3. Quadranten notwendigen Richtigstellungen (Erlösungen) aufgeführt. In diesen 12 Themen kann man auch 12 verschiedene Typen von Traumata erkennen.

Unbefriedigtes Grundbedürfnis	**Verletzendes Ereignis**	**Erlösung durch:**
1. Körperliche Unversehrtheit	Gewalterfahrung	Täterentmachtung und Entwicklung von Schutzkompetenz
2. Autonomie	Verwöhnende/Grenzüberschreitende Eltern	Die Verantwortlichen (Täter) zurückweisen und Entwicklung von autonomer Kompetenz
3. Zuverlässige Bindung	Verlassenheit	Zuverlässige Versorgung des verlassenen Inneren Kindes
4. Existenzrecht/Familienzugehörigkeit/Identität	Bedrohung der Existenz/der Identität	Konfrontation und Entmachtung der Täter und Entwicklung einer positiven Identität
5. Gruppenzugehörigkeit	Ausgrenzung/Mobbing	Entmachtung der Täter und Entwicklung integrativer Fähigkeiten

Unbefriedigtes Grundbedürfnis	Verletzendes Ereignis	Erlösung durch:
6. Loyale Bindung	Streitende Eltern	Konfrontation der Eltern mit ihrem Negativvorbild und Entgiftung oder Ersetzung des toxischen Milieus
7. Sexuelle Selbstbestimmung	Sexueller Missbrauch	Täterentmachtung und Rehabilitation der sexuellen Selbstbestimmung
8. Positive Begrenzung/Orientierung	Zur Führung unfähige/ Autorität verweigernde Eltern	Konfrontation der Eltern mit ihrem Fehlverhalten und Entwicklung einer positiven Inneren Autorität
9. Selbstwert	Abwertende/ Strafende Eltern	Entmachtung der abwertenden/strafenden Eltern und Entwicklung von positiver Selbstbewertung
10. Liebe, Geborgenheit, Gerechtigkeit	Emotional vernachlässigende Eltern	Konfrontation der lieblosen/ unfähigen Eltern und Entwicklung der emotionalen Selbstversorgung
11. Verantwortlichkeit	Unreife, verantwortungsunfähige Eltern	Konfrontation der unreifen Eltern und Klarstellung der Verantwortlichkeit
12. Emotionale Evaluierung	Alexithyme Eltern	Trauer um die Sprachlosigkeit der Eltern und Entwicklung emotionaler Selbstfürsorge

Tab. 7: Ursprüngliche Verletzung und Erlösung des Bedürftigen-Ichs (Inneren Kindes)

In einigen Biografien sind verschiedene Entwicklungsdefizite miteinander kombiniert, so dass die Kinder auf ihre ganz individuelle Weise mit ihren Fähigkeiten und Möglichkeiten nach Ersatzbefriedigung suchen mussten und deshalb auch ganz unterschiedliche Bewältigungsstrategien entwickelt haben. In der Heilungsarbeit bietet es sich nun an, die verschiedenen Bedürfnisse im entsprechenden Kontext einzeln oder in Kombination aufzuarbeiten. Als Ausgangspunkt der Arbeit mit dem Inneren Kind dient in der Regel eine konkrete erinnerbare Episode oder eine zuvor erarbeitete prototypische Episode, in der die Erwartung an die Defizite konditioniert wurde. Stehen solche Erinnerungen nicht zur Verfügung, bemühen wir uns um eine Erinnerung an die Zeit, von der angenommen werden kann, dass das Kind damals mit erheblichen Bedürfnisdefiziten konfrontiert war und es deshalb die zuvor herausgearbeiteten Glaubenssätze und Bewältigungsmuster entwickeln musste.

Carina – ein frühkindliches Verlassenheitstrauma

Carina war zum Zeitpunkt des Erstgespräches eine 51-jährige Krebspatientin, die zwei Jahre lang mit verschiedenen medizinischen Maßnahmen behandelt wurde. Als Primärtumor hätte man ursprünglich ein Mama-Karzinom entdeckt und mit Operation und Chemotherapie behandelt. Die Behandlung verlief zunächst vielversprechend, der Krebs kam jedoch nach einem Jahr zurück, und dieses Mal wurden Metastasen in Knochen, Leber und Lunge gefunden, so dass erneut gehandelt werden musste: Chemo, OP, Bestrahlung, alles was ging, jedoch ohne Erfolg. Carina war inzwischen so schwach, dass sie sich entschloss, keine weitere Behandlung mehr zu machen, obwohl sie unter so heftigen Schmerzen litt, dass sie sich kaum bewegen konnte, einen Rollator brauchte und starke Schmerzmittel einnehmen musste. Die behandelnde Ärztin meinte, dass sie ohne Behandlung höchstens noch zwei bis drei Monate zu leben hätte.

Als ich Carina das erste Mal sah, war sie physisch und psychisch in einem erbärmlichen Zustand. Sie musste gebracht werden, schob ihren Rollator bis in den Praxisraum und wies gleich darauf hin, dass sie nicht länger als zehn Minuten sitzen könne, weil sie zu starke Schmerzen habe, so dass sie ab und zu stehen und hin und her gehen müsse. Ich willigte natürlich ein und fragte sie, was sie sich von einer Psychotherapie erhoffe. Am wichtigsten sei es ihr, dass sie nie wieder ins Krankenhaus müsse! Sie habe keine Angst vor dem Tod, dafür aber große Angst vorm Sterben. Ihr sehnlichster Wunsch sei es, ihren Geburtstag in drei Monaten noch zu erleben und zu Hause zu sterben. Die Angst vor einer erneuten Einweisung ins Krankenhaus habe sie jedoch so sehr im Griff, dass sie am ganzen Körper zittere, kaum schlafen könne und aus dem Weinen nicht mehr herauskomme und darauf hoffe, dass ich ihr bestätigen könne, dass sie nicht mehr ins Krankenhaus eingewiesen werden dürfe.

 © Frank & Timme Verlag für wissenschaftliche Literatur

Auf meine Frage, ob sie denn die Hoffnung auf eine Heilung aufgegeben habe, reagierte sie sehr überrascht. Die Ärzte hätten bereits alles getan, was möglich sei, und hätten ihr keine Hoffnung in dieser Richtung gemacht, für sie sei es vor allem wichtig, nicht mehr ins Krankenhaus zu müssen. Bereits in der zweiten Begegnung schlug ich ihr vor, dass wir versuchen könnten, herauszufinden, was ihre Selbstheilungskräfte so blockiert habe, dass sie jetzt schon kurz vor dem Tod stehe. Es könnte etwas sehr Bedeutendes auf ihrer Seele lasten, so dass ihre Lebensenergie nicht dort wirken könne, wo sie jetzt eigentlich gebraucht werde. Sie willigte ein, dass wir dazu eine Reise durch ihren Körper und die Tumoren machen könnten, bei der auch schwierige Erinnerungen auftauchen dürften. Nach einer unter Anleitung durchgeführten Entspannung im Liegen betrachteten wir ihre Vorstellungen von ihren Tumoren, welche Größe, Form, Farbe und Beschaffenheit sie hätten. Einer der Tumoren erinnere sie an eine Kugel aus weißem Stoff, er sei größer als die anderen und befinde sich nahe an ihrem Herzen.

Imaginierte Exposition eines Verlassenheitstraumas

Therapeut (Thp.): „*Woran erinnert sie diese Stoffkugel?*“
Patientin (Pat.): „*Das kann ich noch nicht erkennen!*“ (Sie pulsiert heftig und erscheint nun ganz in einer tiefen Erinnerung angekommen zu sein. Carina beginnt heftig zu weinen.)
Thp.: „*Was passiert da gerade bei Ihnen? Welche Gedanken und Bilder gehen ihnen gerade durch den Kopf?*“
Pat.: „*Ich bin mir nicht ganz sicher* (ihre Stimme zittert). *Meine Hände sind gefesselt! Sie sind an ein Gitterbett gefesselt* (sie schreit es heraus, ist jetzt völlig in ihrer Erinnerung) … *meine Beine sind es auch!*“
(Sie wirft die Arme nach hinten und windet sich auf der Liege hin und her, weint und schluchzt. Ich erkenne, dass sie offensichtlich in einer traumatischen Erinnerung angekommen ist, in der sie noch sehr jung ist.)
Thp.: „*Wie alt ist die kleine Carina jetzt gerade?*“
Pat.: „*Ich weiß es nicht! Sie ist noch ganz klein … vielleicht 4 oder 5!*“
Thp.: „*Wo bist Du gerade, Carina?*“

(Ich spreche sie mit dem Vornamen an, weil sie sich ganz im Modus ihres Inneren Kindes befindet.)

Pat.: *„Ich bin im Krankenhaus!"*

Thp.: *„Weißt du, warum du im Krankenhaus bist?"*

Pat.: *„Nein! Ich will hier nicht sein! Hilfe!! Warum kommt denn keiner!?"*

(Sie ist jetzt ganz in der Katharsis I/ihrer Angst angekommen.)

Thp.: *„Wo sind deine Eltern?"*

Pat.: *„Ich weiß es nicht! … Wo seid ihr!? Maaama!! Paaapa!!"*

Thp.: *„Okay, ich kann dich gut sehen, hab keine Angst, ich hole deine Eltern!"*

Pat.: *„Jaah, schnell bitte!!"*

Thp. (ruft laut in den Raum): *„Hier ist die kleine Carina, bitte kommen Sie schnell, Ihre Tochter braucht Sie ganz schnell! Ach, da sind sie ja endlich!"*

Thp. (zur Pat.): *„Kannst du sie schon sehen, Carina?"*

Pat.: *„Nein!! Wo seid Ihr!? Ich will hier weg!"*

Thp.: *„Hier sind wir Carina – Mama und Papa, wir sind da!"*

Pat.: *„Ich kann euch nicht sehen, bitte kommt!"* (Sie wälzt sich vor Schmerzen hin und her.)

Thp. (intuitiv zu den Eltern): *„Warten Sie bitte noch einen kleinen Moment, ich muss mit dem leitenden Arzt sprechen!"*

Thp. (spricht mit lauter Stimme in den Raum): *„Sind Sie der leitende Arzt? Ich muss Sie bitten, sofort die Eltern von Carina hereinzulassen!"* (Ich spreche nun mit lauter, energischer Stimme:) *„Sofort!"*

Thp. (zur Pat.): *„Kannst du sie jetzt sehen?"*

Pat. (verzweifelt): *„Nein, wo seid ihr!? Ich warte schon so lange!"*

Thp.: *„Kannst du sie jetzt sehen?"*

Pat. (wütend): *„Nein, wo seid ihr, verdammt!"*

Thp. (energisch in den Raum): *„Herr Doktor, ich sage es kein zweites Mal! Lassen sie sofort Carinas Eltern herein! Sie braucht sie und es ist mir vollkommen egal, warum sie meinen, dass sie nicht reindürfen!"*

Thp. (zur Pat.): *„Kannst du sie jetzt sehen?"*

Pat. (leise): *„Ja ich sehe sie."*

© Frank & Timme Verlag für wissenschaftliche Literatur

Thp. (spricht mit ruhiger Stimme in den Raum): *„Ich bin froh, dass Sie endlich reindurften. Ich glaube, Carina ist sehr wütend, weil sie schon so lange auf Sie wartet. Sie dürfen jetzt zu ihr!“*

Thp. (zur Pat.): *„Was passiert jetzt?“*

Pat.: *„Ich sehe sie – sie weinen.“*

Thp. (spricht in den Raum): *„Bitte gehen sie zu ihr und nehmen sie sie auf den Arm!“*

Thp. (zur Pat.): *„Was passiert jetzt?“*

Pat. (schluchzt und weint, umschlingt ihren Oberkörper): *„Sie halten mich im Arm, … beide.“*

Thp.: *„Wie geht es dir jetzt?“*

Pat. (liegt jetzt ganz still, antwortet sehr ruhig): *„Besser …, es ist so schön! So schön!“*

Thp.: *„Es ist gut, dass Sie endlich da sind! Bleiben Sie, so lange sie wollen!“*

Thp. (zur Pat.): *„Gibt es etwas, was du zu deinen Eltern sagen möchtest?“*

Pat. (erleichtert): *„Ich weiß, Ihr hattet keine Schuld!“*

Thp.: *„Gibt es etwas, was deine Eltern zu dir sagen?“*

Pat.: *„Ja, es tut uns so leid, wir wollten die ganze Zeit zu dir, aber man hat uns nicht gelassen!“*

Thp.: *„Gibt es etwas, was du dir jetzt noch wünschst?“*

Pat.: *„Nein, es ist alles gut!“*

(Ich sehe, dass es ihr gutgeht und denke, dass sie Zeit gebrauchen kann, um so viel wie möglich von dem neuen Gefühl aufzunehmen.)

Thp.: *„Nimm dir Zeit mit deinen Eltern!“*

Pat. (öffnet nach etwa 5 Minuten ihre Augen): *„Ohh, das tat gut!“*

(Die Patientin ist völlig erschöpft, das Kissen ist von ihren Tränen und ihrem Schweiß klatschnass.)

Thp. (zur erwachsenen Pat.): *„Wollen Sie noch liegenbleiben?“*

Pat. (überrascht): *„Mein Schmerz ist weg!* (Nach einer Weile:) *… aber dafür habe ich ein ganz merkwürdiges Gefühl im Bauch.“*

Thp.: *„Was könnte das für ein Gefühl sein, kennen Sie das irgendwoher?“*

Pat. (überlegt): *„Ich weiß nicht, es ist sehr eigenartig!“*

Thp.: *„Beobachten Sie es einfach und vielleicht verändert sich etwas!“*

Pat. *„Jetzt weiß ich's! Das Gefühl ist so ähnlich wie das, welches ich kurz vor der Geburt meines Sohnes hatte!"*
Thp.: *„Okay, beobachten Sie es weiter! Was verändert sich?"*
Pat. (hat die Augen geschlossen, wirkt sehr konzentriert, stellt ihre Beine auf und windet sich erneut): *„Ohhh, das tut sooo weh!"* (Sie scheint mit ihren Händen über ihrem Schoß etwas Ballgroßes zu ergreifen. Sie schluchzt und weint erneut.)
Thp.: *„Was ist das, was sie da in den Händen halten?"*
Pat.: *„Ich weiß nicht!"* (Sie scheint es zu betasten.) *„Es ist, es ist …* (erstaunt) *es ist ein Vogel! Er ist aus mir herausgekommen, er ist noch ganz feucht."* (Sie macht Anstalten, ihn in die Höhe zu heben, um ihn fliegen zu lassen.)
Thp.: *„Kann denn der Vogel schon fliegen?"*
Pat. (überlegt): *„Nein, es ist noch zu früh, ich will ihn noch eine Weile bei mir behalten!"*
Thp.: *„Okay, vielleicht möchte er ja noch etwas trocknen?"*
Pat.: *„Ja, das stimmt, er soll sich noch ein bisschen ausruhen, so frisch, wie er doch noch ist!"*
Thp.: *„Lassen sie es einfach geschehen, was geschehen möchte!"*
Pat. (hebt nach etwa drei Minuten die Hände erneut und wirft den imaginierten Vogel in die Luft): *„Flieg, sei frei! Du hast so lange gewartet, jetzt kannst du endlich fliegen!"*

In der Nachbesprechung sitzt sie jetzt aufrecht und ruhig. Sie wirkt völlig verändert, spricht fest und klar, ist sichtlich verwundert, was da gerade mit ihr passiert ist. Ich frage sie, ob sie eine Ahnung habe, was das für ein Vogel gewesen sein könnte, der da aus ihr herauswollte. Sie zögert kaum: „Na, das war bestimmt meine Angst, die jetzt davongeflattert ist!" Ich gab ihr die Aufgabe mit nach Hause, das Erlebte sich setzen zu lassen und ihre Gedanken, Gefühle und inneren Bilder aufzuschreiben und in drei Tagen mit mir das Ganze noch einmal nachzubesprechen. Sie ging erleichtert, fast beschwingt. Zur nächsten Sitzung kam sie ohne Rollator, ihr Ehemann, der sie gebracht hatte, wollte mir unbedingt noch bestätigen, dass er großartige Veränderungen bei seiner Frau beobachtet hätte. Sie sei ganz sicher, dass sie jetzt wieder all ihre Kraft habe!

 © Frank & Timme Verlag für wissenschaftliche Literatur

Die Patientin berichtete, dass sie sich noch einmal mit den Eltern über diese Zeit unterhalten habe und sie sich nun wieder etwas erinnern könne. Sie sei mit etwa fünf Jahren von einem Krankenwagen wegen hohen Fiebers in ein Kinderkrankenhaus eingeliefert worden, nachdem ihre besorgten Eltern den Notarzt alarmiert hatten. Sie hatten sich große Sorgen gemacht, weil das Fieber in der Nacht so hoch gegangen sei, dass sie sich nicht anders zu helfen gewusst hätten. Sie hätten jedoch nicht mit ins Krankenhaus gedurft, und auch in den darauffolgenden Tagen durften sie sie nicht besuchen. Sie sei zur Beobachtung auf einer „Isolierstation" in einem Raum mit großen Fenstern, allein in einem Gitterbett, gewesen. Weil sie jedoch immer wieder aus dem Bett herausgeklettert sei, habe man sie schließlich am Bett fixiert. Dass sie geschrien und geweint habe, erinnere sie nicht, jedoch hätten die Eltern es ihr jetzt offenbart. Sie seien damals sehr verzweifelt gewesen, dass sie ihre Tochter nicht sehen durften, zu groß sei die Gefahr gewesen, dass sie eine ansteckende Krankheit hätte haben können. Sie hätten sich jahrelang Vorwürfe deswegen gemacht und sich nun tausendmal bei ihr entschuldigt, jedoch seien sie damals machtlos gewesen. Erst nach einer Woche hätten sie zu ihr gedurft, anschließend sei sie zwar nach kurzer Zeit genesen, jedoch noch sehr lange sehr anhänglich gewesen. Die Patientin habe von da an nurmehr mit angelehnter Kinderzimmertür einschlafen können, wenn das Licht im Flur angelassen blieb und die Stimmen der Eltern zu hören waren. Sie selbst habe an viele Einzelheiten keinerlei Erinnerungen, jedoch spüre sie jetzt eine tiefe Erleichterung. Sie sei sich nunmehr bewusst, dass sie ihr ganzes Leben von dieser Angst gesteuert worden sei. In ihrer Erinnerung habe sie sich vor nichts mehr gefürchtet als vor einem Krankenhaus und dann dort allein zurückgelassen zu werden. Jetzt erst verstehe sie warum!

Der Vogel sei möglicherweise ein Symbol der Befreiung gewesen, auf jeden Fall habe sie seit drei Tagen keine Angst mehr und der Schmerz sei auch sehr viel weniger geworden. Ich fragte sie, was sie glaube, wie viel Prozent ihrer Lebensenergie sie für das Aushalten dieser Angst gebraucht habe. Ohne zu zögern antwortet sie mir: „Mindestens 50 Prozent. Und nachdem die Ärzte mich aufgegeben hatten und ich mir vorgestellt habe, im Krankenhaus ganz allein sterben zu müssen: 95 Prozent!" Auf die Frage, ob sie sich denn vorstellen könne, was sie mit dieser Energie alles tun könnte, wenn sie denn nun die

Angst nicht mehr brauche, antwortete sie ohne Umschweife: „Ich kann mir jetzt wieder vorstellen, gesund zu werden!“

Die kommenden Wochen konnte ich eine rasante Verbesserung ihres Zustandes beobachten. Sie wirkte sehr gelöst, dankbar und glücklich, hatte kaum noch Schmerzen, nahm nach ein paar Tagen keine Schmerzmittel mehr und kam nach etwa vier Wochen allein mit öffentlichen Verkehrsmitteln zur Therapie. In Computertomografien zeigte sich eine deutliche Verkleinerung aller Tumoren, ohne dass medizinische Maßnahmen dafür verantwortlich gemacht werden konnten. In den nächsten Monaten sank der Tumormarker auf einen gesunden Wert. Obwohl sich einige Knochenmetastasen nicht vollständig zurückgebildet hatten und ihre Ärzte von einem verstärkten Risiko ausgingen, dass sie sich etwas brechen könnte, entschied sie sich, allein eine Pilgertour durch Sachsen und Thüringen zu machen. Eine solche Reise hätte sie sich zuvor niemals zugetraut. In mehreren Etappen erreichte sie nach 500 km ihr Ziel. Sie hängte ihren Beruf an den Nagel und begann eine Berufsausbildung, die jetzt besser zu ihrem Leben passte und die sie sich zuvor nicht hätte vorstellen können. Sie beschrieb ihr Leben fortan als unbeschwerter und glücklicher.

In der beschriebenen Sitzung haben wir im 2. und 3. Quadranten gearbeitet. Die Katharsis I entstand in dem Moment, als sich, angeregt durch die Tumorexposition, die Erinnerungen an die Verlassenheitsängste wieder einstellten. Für ein fünfjähriges Kind kann eine solche Verlassenheit mit Todesängsten verbunden sein und somit schwer traumatisierend wirken. Ein Umstand, der für diese Zeit leider nicht untypisch ist. In der Psychotherapie bin ich derartigen Traumata schon viele Male begegnet. Offensichtlich war man in den 60er und 70er Jahren medizinisch noch nicht darüber im Bild, was eine solche Trennung von den Eltern in der Seele eines Kindes anrichten kann. Hier wurde die angeborene Bewältigungsstrategie für Verlassenheit „Schrei so lange, bis jemand kommt!“ als „unzuverlässig“ gespeichert. Ab da konnte Verlassenheit eine todbringende Gefahr sein. Dadurch wurde die Bewältigung „Vermeide Verlassenheit!“ angeschaltet und blieb fortan als „Erste Wahl“ erhalten. Wie sich in der anschließenden therapeutischen Aufarbeitung zeigte, war sie in ihrer Persönlichkeit in vielerlei Hinsicht von dieser Erfahrung geprägt worden. Es schien fast, als wäre die „Vermeide-Verlassenheit-Schaltung“ immer im Hintergrund allen Erlebens als Handlungsmotiv beteiligt gewesen. Nun

 © Frank & Timme Verlag für wissenschaftliche Literatur

hatte sie sich jedoch mit den Jahren derart an dieses Grundgefühl gewöhnt, dass sie es lange Zeit gar nicht bewusst wahrnahm und somit auch nie auf den Gedanken kam, dass man mit einer solchen Angst im Nacken sogar eine lebensbedrohliche Erkrankung entwickeln könnte. Sie wusste zwar um ihre „Ärzte- und Krankenhausallergie" und ihre „Anhänglichkeit", aber das hielt sie nie für einen Grund, es psychotherapeutisch aufzuarbeiten. Vielmehr schien ihr diese Eigenschaft ein Fehler oder eine Veranlagung zu sein, gegen die sich sowieso nichts machen lasse. Im Anblick des bevorstehenden Todes jedoch überwältigte sie die Vorstellung eines Allein-und-verlassen-im-Krankenhaus-Seins erneut derart, dass sie erstmals auf die Idee kam, therapeutische Hilfe zu brauchen. Dabei hatte sie lediglich an Unterstützung gedacht, keineswegs jedoch, dass sie etwas im „Kern ihrer Persönlichkeit" ändern könnte. Dafür nun aber bedurfte es der Erlösung des verlassenen Kindes in ihr, das sie jahrzehntelang mit der Vorstellung einer missliebigen Eigenschaft im Stich gelassen hatte, ohne überhaupt zu ahnen, wie sie diese Alarmanlage in ihr hätte wieder stumm schalten können.

In der intendierten Reaktivierung des Traumas erlebt sie die Todesangst erneut, nur dass sie dieses Mal nicht allein damit war. Dieses Mal war jemand da, der ihren „Hilfe-Schrei" hörte und die Wut, die er zum Ausdruck bringen wollte, erkannte und jetzt adäquat auf das kindliche Bedürfnis reagierte. Die Lösung, dass die vertrauten Eltern kommen würden, wenn man sie riefe, war jedoch nicht gleich von ihr vorstellbar, so dass es erst ein paar Anläufe brauchte, bis die Rettung für sie glaubhaft wurde. Schließlich hatten ihr die Eltern damals auch schon oft versichert, dass sie alles versucht hatten, sie aber trotzdem nicht aus der „Gefangenschaft" befreien konnten. Erst im Moment der glaubhaften Rettung ließ sich der Eintrag in ihrem Gehirn: „Wenn du in Lebensgefahr bist, vermeide Verlassenheit, denn egal wie lange du schreist, die, die dich erlösen könnten (die Eltern), kommen nicht!" wieder zurückstellen auf die angeborene Lösung: „Wenn du in Lebensgefahr bist, schrei, es kommt jemand, der dich erlösen kann!" Die Lösung existierte zwar immer in ihrem Gehirn, jedoch stand sie, blockiert durch das noch nicht erlöste Trauma, lange Zeit nicht zur Verfügung. Als sie im therapeutischen Setting reaktiviert wurde, stellte sich augenblicklich die überwältigende Erlösung (Katharsis II) ein und mit der Geburt des Vogels deutete sich auch die Wiedergeburt ihrer Freiheit

(Heilung I) an, die ihr ab jetzt helfen könnte, auch in Zukunft wieder auf ihre Kräfte zu vertrauen (Katharsis III). Fortan würde sie nicht mehr das Opfer ihres in ihrem Kopf einst programmierten Bewältigungsschemas sein.

Kirsten – eine verdrehte Kindheit mit unreifen Eltern

Kirsten ist eine 38-jährige Sozialarbeiterin. Sie lebt in einer Lebensgemeinschaft und hat eine dreijährige Tochter. Sie hat ihr Studium vor etwa fünf Jahren abgeschlossen und arbeitet seitdem als Leiterin einer betreuten Wohngemeinschaft mit persönlichkeitsgestörten Menschen. Sie beschreibt ihren Partner als einen manchmal etwas trägen, aber sehr anpassungsfähigen Menschen, der die Tochter und im Grunde auch sie sehr liebe. Sie schätze ihn wegen seiner emotionalen Stabilität, seiner Hilfsbereitschaft und Zuverlässigkeit. Sie selbst könne nicht verstehen, wieso er sie liebe. Sie finde, er habe eigentlich etwas Besseres verdient. Sie selbst beschreibt sich als launisch, fordernd und abwertend. Wenn sie von der Arbeit nach Hause komme, habe sie meistens schlechte Laune. Dann wolle sie eigentlich bloß in den Arm genommen werden. Wenn er sie dann in den Arm nehmen wolle, denke sie, dass sie es nicht verdient habe, für ihre Übellaunigkeit nun auch noch belohnt zu werden, oder er das ja nur tue, weil er sie für „bemitleidenswert" halte. Sie bekomme dann noch mehr Wut, die sie erst auf ihn und dann auf sich selbst richte. So sehr er ihr auch zu helfen versuche, sie erlebe immer wieder dieselben ausweglosen Gefühle. Sie müsse sich dann zurückziehen, werfe sich auf ihr Bett und weine. Sie schäme sich dabei ihrer selbst, sie befürchte, dass er sich wohl bald von ihr trennen werde. Sie wisse, dass ihre Vorwürfe gegen ihn nicht gerechtfertigt seien, trotzdem könne sie ihre Gefühle nicht akzeptieren. Große Sorge bereite ihr auch das Mutter-Sein. Manchmal sei ihre Tochter so aufmüpfig, dass sie über sich selbst erschrecke, weil sie merke, dass sich ihre Wut auch gegen das Mädchen richte. Manchmal sei sie so verzweifelt, dass sie darüber nachdenke, sich umzubringen.

Als sie und ihr Bruder klein waren, hätten sich die Eltern viel gestritten. Sie sei als die Ältere oft dazwischen gegangen und habe versucht zu schlichten. Der Streit sei jedoch immer im Chaos geendet. Der Vater habe herumgeschrien und die Mutter habe mit Gegenständen geworfen und sei heulend rausgerannt. Stets habe die Mutter sich bei ihr über den Vater beklagt und Schutz und Verständnis bei der Patientin gesucht. Beide Eltern hätten ihr jedoch versichert, dass sie beide Kinder sehr liebhätten und sie jederzeit mit ihrem Kummer zu ihnen kommen könnten. Sie habe stets zwischen den Stühlen gesessen. Nach der Trennung hätten sich die Eltern geeinigt, die Kinder bei der Mutter zu lassen, der Vater zog in eine andere Stadt und war fortan nur noch zwei Mal im Jahr zu Besuch bei den Kindern. Das habe sie sehr traurig gemacht.

Wenn sie sich als Kind mit ihrem Kummer gegenüber der Mutter bemerkbar machen wollte, habe die Mutter sie jedoch meistens zurückgewiesen: „Wenn du so schlechte Laune hast, dann will ich dich gar nicht sehen! Geh in dein Zimmer und melde dich erst wieder, wenn du gute Laune hast, dann kann ich auch wieder für dich da sein!"

Auf den ersten Blick war nicht gleich erkennbar, was die aktuelle Symptomatik der Patientin mit den Bedingungen ihrer Kindheit zu tun hat. Da die Trennung der Eltern wohl von allen Seiten als erlösende Entspannung der Situation erlebt worden sei, wendeten wir uns in der folgenden Inneren-Kind-Imagination erst einmal dem doch sehr speziellen Verhältnis der Patientin zu ihrer Mutter zu. Ich bat die Patientin, sich in eine dafür typische Szene zurückzuversetzen, als sie etwa neun Jahre alt war und die Eltern bereits getrennt waren:

Die Patientin erinnert sich an ein Gespräch mit der Mutter, in dem sie voller Wut auf die Mutter gewesen sei, nachdem diese sich wieder einmal über den unmöglichen Vater bei ihr beschwert hatte. Beide stehen sich in ihrer Vorstellung mit etwa drei Metern Abstand gegenüber.

Beispiel für eine Täterentmachtung und Rehabilitation vernachlässigter Bedürfnisse

Thp.: *„Und wie reagiert die Mutter, als sie bemerkt, dass ihre Tochter so wütend auf sie ist?"*
Pat.: *„Sie sagt: Jetzt ziehst du schon wieder so ein langes Gesicht, da habe ich gar keine Lust mehr, mit dir zu reden!"*
Thp.: *„Und wie reagiert die Neunjährige darauf?"*
Pat. (als Neunjährige, völlig verzweifelt): *„Immer, wenn ich was von dir will, dann kannst du mir nicht helfen … und du behauptest, du hättest ja schon alles versucht! Immer kneifst du! Ich bin so wütend auf dich!"*

Thp.: *„Und was tut die Mutter?"*

Pat.: *„Sie wendet sich angewidert von der Kleinen ab und sagt: Geh bloß in dein Zimmer, ich mag dich mit diesem Gesicht nicht sehen!"*

Thp.: *„Wie fühlt sich die Neunjährige jetzt?"*

Pat.: *„Sie fühlt sich sooo ungerecht behandelt! Sie schmeißt sich auf ihr Bett und weint!"*

Thp.: *„Vielleicht sollten wir an dieser Stelle das Drehbuch Ihrer Erinnerungen einmal verändern und schauen, wie sich das für Sie anfühlt. Stellen Sie sich doch bitte einmal vor, ihr Heutiges-Ich würde das Zimmer betreten. Können Sie in Ihrer Vorstellung Ihr Heutiges-Ich in dieser Szene dazu holen?"*

Pat.: *„Ja."*

Thp.: *„Hat die Kleine ihr Heutiges-Ich schon bemerkt?"*

Pat.: *„Nein, sie liegt immer noch auf dem Bett und weint."*

Thp.: *„Kann das Heutige-Ich etwas näher an die Kleine herantreten und schauen, was passiert?"*

Pat.: *„Jetzt bemerkt sie sie und dreht sich um."*

Thp.: *„Was möchte ihr Heutiges-Ich jetzt zu der Kleinen sagen?"*

Pat. (in der Rolle des Heutigen-Ichs): *„Es tut mir leid, ich sehe, wie du leidest, unsere Mutter ist einfach zu doof, dich zu verstehen!"*

Thp.: *„Und wie reagiert die Neunjährige darauf?"*

Pat.: *„Sie ist froh, dass jemand bei ihr ist!"*

Thp.: *„Was wünscht sich die Neunjährige jetzt von ihrem Heutigen-Ich?"*

Pat.: *„Nichts, sie hat ja bereits alles gesagt!"*

Thp.: *„Kann sie das mal direkt zum Heutigen-Ich sagen!"*

Pat. (in der Rolle des Kindes): *„Du kannst mir nicht helfen, du hast ja alles schon tausendmal versucht!"*

Thp. (wiederholt): *„Du kannst mir nicht helfen, du hast ja alles schon tausendmal versucht! Wie fühlt sich das für die Neunjährige an?"*

Pat.: *„Einsam, sie ist einsam und verlassen!"*

Thp.: *„Sie ist einsam und verlassen. Weiß das die Mutter?"*

Pat.: *„Ich glaube ja, aber es ist ihr egal!"*

Thp: *„Könnte das ihr Heutiges-Ich mal der Mutter sagen? Sie müssten noch einmal zu ihr gehen und ihr sagen, wie sich die Kleine gerade fühlt!"*

 © Frank & Timme Verlag für wissenschaftliche Literatur

Pat.: „*Das Heutige-Ich geht zur Mutter: Hey, hör mal, deine Tochter ist sehr einsam und unglücklich! Du hast sie wieder einmal verlassen! Das hast du schon so oft gemacht, wenn es ihr schlecht ging!*"
Thp.: „*Und wie reagiert die Mutter darauf?*"
Pat. (in der Rolle der Mutter): „*Das stimmt doch gar nicht! Ich bin es doch, die einsam und verlassen ist und dann kommt auch noch meine undankbare Tochter und nervt mich!*"
Thp.: „*Wie reagiert das Heutige-Ich darauf?*"
Pat. (in der Rolle des Heutigen-Ichs): „*Das ist nicht fair! Sie ist deine Tochter und sie braucht dein Verständnis für ihre Lage! Immerzu beklagst du dich über den Vater, aber hast du dir einmal überlegt, wie schlecht es deiner Tochter damit geht. Sie hat keinen Bock mehr, immer zwischen euch zu stehen! Und außerdem finde ich es total unfair, dass du sie immer in ihr Zimmer schickst, wenn es ihr nicht gut geht. Sie hätte dich und dein Verständnis gebraucht! Du heulst dich bei ihr aus und dann unterstellst du ihr, dass sie schlechte Laune habe…. Jaaah, das hat sie aber doch wohl zu Recht, wenn du sie so behandelst!*" (Die Patientin wurde zum Schluss sehr laut und fängt jetzt an zu weinen.)
Thp.: „*Und wie reagiert jetzt die Mutter?*"
Pat. (braucht etwa eine halbe Minute): „*Sie sagt erstmal gar nichts.*"
Thp.: „*Was tut sie?*"
Pat.: „*Sie blickt auf den Boden und weiß noch nicht, ob sie wieder anfangen soll, sich zu rechtfertigen!*"
Pat. (in der Rolle des Heutigen-Ichs): „*Aber das eine kann ich dir gleich sagen, wenn du noch einmal so redest mit der Kleinen, dann …* (überlegt) …, *dann höre ich mir nie wieder dein Gejammer an, das hängt mir so zum Halse raus. Das ist so gemein von dir, in Wirklichkeit ist ihre schlechte Laune eigentlich ihre vollkommen berechtigte Wut auf dich!*"
(Pat. schaut schweigend aus dem Fenster.)
Thp.: „*Und wie reagiert die Mutter jetzt?*"
Pat. (in der Rolle der Mutter): „*Ja, das stimmt, du hast recht! Ich kann mich dafür selbst überhaupt nicht leiden! Eigentlich bin ich sauer auf mich selbst und meinen Mann habe ich auch schon vertrieben!*"
Thp.: „*Und wie reagiert das Heutige-Ich jetzt?*"

Pat. (in der Rolle des Heutigen-Ichs): „*Ohh Mann, ja, aber was kann denn die Kleine dafür? Sie hätte deinen Trost gebraucht und dir ging es immer nur um dich! Du warst doch ihre Mutter, du hast sie missbraucht … und ihr dann noch die Schuld dafür gegeben! Wie sollte sie das nur aushalten!?*" (Die Pat. wirkt hoch emotional, etwas überrascht von sich selbst.)
Thp.: „*Hat die Neunjährige mitgehört? Wie geht es ihr jetzt?*"
Pat.: „*Ja, sie hat alles mitgehört, sie ist froh und auch beeindruckt, dass endlich mal jemand Partei für sie ergriffen hat! Sie ist so froh!*"
Thp.: „*Was möchte sie jetzt tun oder sagen?*"
Pat.: „*Sie geht zum Heutigen-Ich und umarmt es.*"
Thp.: „*Und was tut das Heutige-Ich?*"
Pat.: „*Sie freut sich auch und umarmt sie auch.*"

Hier endet erst einmal die Szene im 3. Quadranten. Es erfolgt eine Nachbesprechung, in der die Erkenntnis des Heutigen-Ichs wertgeschätzt wird und auch, dass die kleine Kirsten sehr gelitten haben muss, da sie es nicht verstand, dass das nicht ihre Schuld war, heftige Gefühle zu haben. Wir würdigen nun, dass alle ihre Gefühle stets richtig waren, es aber keine Anerkennung und in der Folge auch keine Auflösung für sie gab. Die Patientin ist von der Idee, dass sie nie falsch gefühlt habe, sondern dass es bloß an der Würdigung ihrer Gefühle fehlte, sehr berührt. Die emotionale Berührung, die sich in der selbstempathischen Erkenntnis „Wie sollte sie das nur aushalten!" einstellte, können wir als „Katharsis II" bezeichnen. Ihr vollkommen berechtigter, aber zurückgewiesener Zorn wandelte sich dabei in eine Mischung aus trauriger Verzweiflung und nörgeligem Unmut, der von der Mutter als „schwer erträgliche schlechte Laune" diffamiert wurde. Diese ursprünglichen Gefühle erscheinen ihr jetzt in einer völlig neuen Bedeutung. Bisher konnte sie, wenn sie schlechte Laune hatte oder gar zornig wurde, nie zu sich stehen, sie schämte sich für ihre Gefühle und wandelte sie so in Schuld- und Minderwertigkeitsgefühle um. Dass ihre Wut damals eine Berechtigung hatte, kam ihr auf Grund der Abwertung als „schlechte Laune" gar nicht in den Sinn. Doch im ursprünglichen Sinne hätte die Wut zeigen können: „Schaut her, hier ist etwas nicht in Ordnung!" So begann sie irgendwann, ihre Gefühle als

 © Frank & Timme Verlag für wissenschaftliche Literatur

Bedrohung zu verstehen, anstatt zu erkennen, dass ihr Problem von den Streitigkeiten der Eltern und insbesondere dem Rollenvertausch der Mutter mit ihr herrührte. Die Richtigstellung gelang ihr nun erstmalig in der Imagination. Durch die Wiederbelebung der ursprünglichen Gefühle (Wut, Verzweiflung, Trauer) konnte sie jetzt mit Hilfe ihres gesunden Erwachsenenverstandes erkennen, dass das Verhalten ihrer Mutter absurd war. Nunmehr fand sie auch die Worte: „In Wirklichkeit ist ihre schlechte Laune (des Inneren Kindes) eigentlich ihre berechtigte Wut auf dich!" Nun konnte sie auch empathisch den Konflikt in ihrer Mutter erkennen: „Ja, es stimmt, … ich bin eigentlich sauer auf mich selbst, weil ich meinen Mann vertrieben habe!" Auf diese Weise konnte sie die Repräsentation ihrer Mutter in ihrem Kopf transformieren (Täterentmachtung), ohne mit ihr persönlich darüber sprechen zu müssen. In ihrem Kopf war sie bisher stets schuldig, weil sie falsche Gefühle hatte, nun aber erkannte sie die Verdrehung durch die Mutter. Sie begriff, wie schwierig es für sie gewesen sein musste, nicht nur auf loyale, kompetente Eltern zu verzichten, ohne getröstet zu werden (Drama der Trennung), sondern auch mit der Überforderungssituation dazustehen, für die Tröstung ihrer Mutter verantwortlich zu sein. Jetzt gelang es ihr erstmals, sich selbst entscheidend zu entlasten (Rehabilitation ihres Bedürfnisses, Kind sein zu dürfen). Nun war es auch nicht mehr wichtig, wie ihre heutige Mutter darauf reagieren würde. Entscheidend ist, wie sie selbst darüber denkt!

Auch in ihrer Partnerschaft hielt sie sich selbst bisher nicht für zuwendungsbedürftig. Wenn sie sich nach einem schweren aufopferungsvollen Arbeitstag nach Zuwendung sehnte, war sie es selbst, die sich diese Zuwendung, die ihr Mann ihr durchaus zu geben bereit war, nicht gestattete. Zugleich spürte sie dabei auch wieder diese Wut, die doch eigentlich damals der Mutter galt, und sie selbst verbannte sich in ihrem konditionierten Gehorsam: „Geh in dein Zimmer und komme erst wieder, wenn du wieder gute Laune hast!" Vom Verstand her wusste sie, dass ihre Wut eigentlich gar nicht ihrem Lebensgefährten galt. Umso hilfloser fühlte sie sich jedoch, ihren unaufgelösten Gefühlen ausgeliefert zu sein. Da sie keine Lösung für sie hatte, hielt sie diese Gefühle für einen Makel, den sie ja schon in der Kindheit von der Mutter zugewiesen bekommen hatte. Und so hielt sie sich selbst über all die Jahre in ihrem negativen Selbsturteil gefangen. Mit der neuen Erkenntnis, die sich in ihr selbst entwickelt hatte, konnte sie sich nun daraus befreien. Möglich wurde das dadurch, dass sich, mit Hilfe des therapeutischen Settings, die von ihr gefundene Lösung jetzt für sie richtig anfühlen konnte und durfte.

Wenn Gefühle in ihrem jeweiligen Kontext grundsätzlich erst einmal gewürdigt und dann richtig gedeutet werden, fühlen sie sich in der Regel auch richtig an! Dann wissen wir meistens auch, was zu tun oder zu lassen ist. Bisher war ihr die richtige Deutung ihrer Gefühle jedoch durch tief verankerte Fehlurteile, die sie von den Eltern übernommen hatte, verstellt. Als Therapeuten können wir im Allgemeinen darauf vertrauen, dass sich ein intakter Kompass (evolutionsbiologischer Algorithmus) in uns Menschen befindet. Wenn wir nun mit unseren Patienten zu der Stelle gehen, wo die Fehldeutung stattgefunden hat, können wir mit der Kraft und dem Wissen des gesunden Erwachsenen Stück für Stück die Dinge richtigstellen (den Kompass neu justieren). So kann nach und nach ein positives Vertrauen in unsere Gefühle entstehen, die dann keine lästigen Eigenschaften unseres Inneren Kindes mehr sind, sondern hilfreiche Stimmen, die unsere berechtigten Bedürfnisse anzeigen und mit denen wir in eine wohltuende Resonanz treten können. Letztendlich hat jeder Mensch solche gesunden Erwachsenenanteile, die, wenn es uns gelingt sie zu aktivieren, den Fehler von allein erkennen können.

Neben der Verantwortungsverdrehung (Parentifizierung) entstanden auch durch die Trennung der Eltern emotionale Verletzungen, auf die die Eltern nicht adäquat eingingen. Im Drama der Ereignisse wurde ihr Bedürfnis nach zuverlässiger Bindung durch einen Loyalitätskonflikt ebenfalls heftig frustriert. Dieses Thema wurde in einer Aufstellungsarbeit, in der die Botschaft des Heutigen-Ichs an die Eltern von damals herausgearbeitet wurde, später noch einmal aufgegriffen. Auch hier wurden die Gefühle des Kindes und seine Bewältigungsversuche im damaligen Kontext gewürdigt und als Ausdruck noch nicht ausgebildeter erwachsener Möglichkeiten verstanden, so dass sie sich, nunmehr gehört und akzeptiert, allmählich auflösen konnten.

 © Frank & Timme Verlag für wissenschaftliche Literatur

Renate – depressive Trauerverarbeitung und traumatische Gewalterfahrung

Renate war eine 63-jährige Patientin, die völlig in Schwarz gekleidet zum ersten Gespräch in meine Praxis kam. Sie sei auf Anraten ihrer Kinder da, eigentlich habe sie sich längst mit ihrer Situation abgefunden, aber sie sehe ein, dass sie keine Belastung für ihre Kinder sein dürfe. Schließlich würden sie sich großen Sorgen um sie machen, so dass sie eingewilligt habe, Hilfe anzunehmen. Beschämt blickte sie zu Boden, als sie begann, von ihrem Mann Herbert zu berichten, der vor zwei Jahren an Krebs verstorben sei. Sie habe ihn bis in den Tod gepflegt und bis zum Schluss die Hoffnung gehabt, dass vielleicht alles wieder gut werden würde, doch der Krebs sei stärker gewesen als er. Nun bleibe ihr nichts weiter, als sich damit abzufinden, wie es sei.

Alles, was sie wolle, sei, niemandem zur Last zu fallen und deshalb habe sie sich zurückgezogen. Sie gehe zwar noch arbeiten, habe jedoch jedes Interesse am Umgang mit anderen Menschen verloren. Ohne ihren Mann sei sie irgendwie nicht mehr vollständig und fühle sich deshalb in Gesellschaft wie ein „Ersatzrad", das keiner wirklich brauche. Mit ihrer Stimmung ziehe sie andere herunter und das sei nicht in Ordnung.

Ihren Mann habe sie mit zwanzig Jahren kennengelernt. Es sei Liebe auf den ersten Blick gewesen, von Anfang an hätte einfach alles gestimmt. Beide hätten sie viel gearbeitet und sich auf das Rentenalter gefreut, wo sie gemeinsam die Welt bereisen wollten, was sie sich in ihrer berufstätigen Zeit nicht erlaubten. Schon der Auszug der Kinder sei für sie eine schwere Zeit gewesen, denn als Familie hätten sie immer gut zusammengehalten. Nach dem Tod des Ehemannes habe sie sehr „tapfer" sein müssen, sie habe sich aus Rücksicht auf die Kinder um alles gekümmert. Sie hätten ja so an ihrem Vater gehangen, da habe sie Vorbild für sie sein wollen und sich deshalb zusammengerissen. Sie sei stolz darauf, kaum geweint zu haben, jetzt fühle sie sich jedoch nur noch „nutzlos" und „leer". Obwohl sie in einem Leben ohne ihn keinen wirklichen Sinn mehr sehe, sei sie ihm sehr dankbar für die gemeinsame Zeit.

Renate wuchs in einem Waisenheim in der DDR auf, ihr Vater war im Krieg gefallen, an die kurze Zeit später gestorbene Mutter hat sie kaum noch Erinnerungen. Nach der Schule habe sie einen Beruf erlernt, erzählt sie, ihren

Mann kennengelernt, geheiratet, zwei Kinder bekommen, sie zu anständigen Menschen erzogen – alles ganz normal! Ihr Leben habe eigentlich erst mit Herbert angefangen und an die Zeit davor erinnere sie sich nur wenig. Immer wieder denke sie: „Wenn nur die furchtbare Krankheit nicht gewesen wäre!"

Sie glaube kaum, dass Psychotherapie ihr helfen könne, denn schließlich könne sie ihr ja den Mann nicht zurückbringen! Um die schönen Reisen, die sie ja als Rentner zusammen machen wollten, tue es ihr leid, aber nun allein zu fahren, ginge nicht, sie würde dabei zu viel an ihn denken müssen, und dass er das alles nicht mehr erleben könne, sei für sie viel zu schmerzhaft. Auf die Frage, ob sie sich vorstellen könne, sich jemals wieder neu zu binden, antwortete sie: „Ihr verstorbener Mann sei der Einzige, dem sie je wirklich vertraut habe, und bis sie erneut so viel Vertrauen aufgebaut habe, sei sie zu alt!" Auf die Frage, warum es ihr so schwerfalle, Vertrauen aufzubauen, sagt sie: „Das sei ihr schon immer schwergefallen, aber Männern gegenüber sei sie besonders vorsichtig, schon die Vorstellung, von einem berührt zu werden, sei für sie unerträglich!" Ich frage sie, ob sie je etwas Schlimmes erlebt habe, was das erklären könne. Daraufhin bricht sie in Tränen aus und erklärt mir, dass sie darüber nicht sprechen wolle. Ich bestätige ihren Wunsch, schlage ihr jedoch vor, dass sie ja vielleicht zu einem späteren Zeitpunkt darüber sprechen könne, wenn sie genug Vertrauen aufgebaut habe. Aber sicher sei es sinnvoll, den Vorfall noch einmal genau zu erinnern, um eine Lösung zu finden, die sie aus der Ohnmacht von damals befreien könne.

Dass sie einen Vorfall andeutet, der mit unaussprechlichen Erinnerungen verbunden sei, ist für mich ein Hinweis auf ein Gewalttrauma, zeigt aber auch, dass das Trauma nicht vollständig dissoziiert war und sie durchaus einiges Vertrauen in die Therapie haben muss, da sie den Vorfall erwähnt. Um die Auseinandersetzung damit gedanklich wach zu halten, frage ich sie in den darauffolgenden Sitzungen immer mal wieder, wie es um ihr Vertrauen stehe, und betone dabei, dass Erinnerungen und schwer auszuhaltende Gefühle etwas völlig Normales seien, wenn Geschehen nicht verarbeitet sei. Nach etwa zehn weiteren Sitzungen fragt sie mich, ob es wirklich notwendig sei, dass sie darüber spreche, was ich bejahe. Ich bestärke sie darin, dass sie mir die Geschichte von Anfang an erzählen könne. Schließlich erklärt sie sich bereit.

 © Frank & Timme Verlag für wissenschaftliche Literatur

Imaginierte Exposition eines Gewalttraumas

(Schon bevor sie sprechen kann, beginnt sie zu weinen, was ich empathisch begrüße.)
Thp: *„Es ist gut, dass Sie diese Gefühle haben! Wahrscheinlich haben Sie sie schon sehr lange und wussten keine Antwort auf sie!“*
Pat.: *„Seitdem ich bei Ihnen bin, muss ich immer wieder an die Vergewaltigung denken, die ich als junge Frau erlebt habe, doch nun sind die Erinnerungen so heftig, dass ich nicht mehr weiß, wie ich sie kontrollieren soll! Nicht einmal mein Mann wusste etwas davon!“* (Sie beruhigt sich etwas und spricht mit fester Stimme weiter.)
Pat.: *„Ich war gerade 16 Jahre alt und hatte einen etwas älteren, aber sehr netten Mann kennengelernt, in den ich sofort verliebt war. Er lud mich auf seine Geburtstagsfeier ein. Ich wäre so gern hingegangen, aber im Heim hätte ich niemals eine Erlaubnis dafür bekommen. Deshalb bin ich, als es dunkel wurde, aus dem Fenster geklettert und bin heimlich hingegangen. Ich hatte mein schönstes Kleid angezogen und mich ein bisschen älter gemacht. Ich blieb bis zum Schluss, es war bestimmt schon drei Uhr. Außer ihm waren noch zwei seiner Freunde da. Ich hoffte, sie würden gehen, aber sie gingen nicht. Er fragte mich, ob ich übernachten wolle und ich habe ja gesagt!“* (Sie beginnt erneut zu weinen (I. Katharsis)).
Thp.: *„Ich verstehe, Sie haben ja gesagt, weil Sie so in ihn verliebt waren … was passierte dann?“*
Pat.: *„Die beiden Männer kamen mit in sein Zimmer und einer von ihnen hat die Tür von innen abgeschlossen!“* (Sie schluchzt und weint.) *„Es war so schrecklich! Ich konnte nichts machen“*
Thp.: *„Ich verstehe, das muss wirklich schrecklich für Sie gewesen sein.“*
Pat.: *„Ich habe mich totgestellt, bis sie mich in Ruhe gelassen haben.“*
Thp.: *„Was passierte dann, als Sie von den Männern in Ruhe gelassen wurden?“*
Pat.: *„Ich weiß nicht, ich zog mich an und ging ins Heim und kletterte wieder durchs Fenster. Ich bin drei Tage im Bett liegen geblieben.“*
Thp.: *„Hat sich irgendjemand um Sie gekümmert oder konnten Sie mit irgendjemandem darüber sprechen?“*

Pat.: „*Nein niemand, ich habe mich krankgemeldet, ich hätte es nie jemandem erzählen wollen!*“
Thp.: „*Wie ist es jetzt für Sie? Was fühlen Sie jetzt?*“
Pat.: „*Ich fühle mich leer und irgendwie schuldig!*“
Thp.: „*Okay, ich schlage Ihnen vor, wir gehen noch einmal in die Situation hinein, in der die Männer Ihnen in das Zimmer folgten und die Tür von innen abschlossen. Wenn Sie sich trauen, dann schließen Sie dabei ruhig die Augen, dieses Mal werden wir die Geschichte ändern! Wir werden das Drehbuch umschreiben! Versetzen Sie sich bitte noch einmal in die Situation, in der Sie sich damals befanden! Sind Sie einverstanden?*“
Pat.: „*Ja, ich würde die Augen lieber offenlassen.*“
Thp.: „*Das ist okay! Ich würde nun ihr Heutiges-Ich, so wie Sie heute vor mir sitzen, bitten, sich Gedanken zu machen, wie wir der 16-jährigen Renate von damals helfen könnten, bevor wir uns dann in den Raum begeben, in dem alles geschah. Könnten Sie sich vorstellen, allein in diese Szene hineinzugehen?*“
Pat. (schließt die Augen und denkt nach): „*Nein, ich will das auf keinen Fall noch einmal erleben!*“
Thp.: „*Gut, dann machen wir uns Gedanken, wer Sie begleiten sollte oder wie die Szene aussehen müsste, damit Sie es wagen können, den Raum zu betreten, den die Männer gerade abgeschlossen haben, damit Sie der 16-jährigen Renate helfen können.*“
Pat.: „*Ich würde zuerst die Polizei holen!*“
Thp.: „*Wie viele Polizisten bräuchten Sie?*“
Pat.: „*Drei!*“
Thp.: „*Und was sollten die Polizisten tun?*“
Pat.: „*Die Tür aufbrechen!*“
Thp.: „*Bitte stellen Sie sich nun vor, dass die drei Polizisten die Tür aufbrechen! Was passiert dann?*“
Pat.: „*Sie stürmen hinein mit ihren Pistolen und legen die Männer auf den Boden und fesseln sie!*“
Thp.: „*Die Polizisten stürmen das Zimmer und fesseln die Täter. Könnten Sie jetzt auch hineingehen?*“
Pat.: „*Ja, ich bin schon drin.*“

 © Frank & Timme Verlag für wissenschaftliche Literatur

Thp.: *„Was sehen Sie, als Sie den Raum betreten?"*

Pat.: *„Ich sehe die drei Männer auf dem Boden."*

Thp.: *„Und was möchten Sie jetzt mit ihnen tun oder ihnen sagen?"*

Pat.: *„Ich spucke auf sie! … Und ich gehe zu der 16-jährigen Renate."*

Thp.: *„Sie gehen zu der 16-Jährigen und was möchten Sie zu ihr sagen?"*

Pat.: *„Ich hole dich hier raus, das hast du nicht verdient!"*

Thp.: *„Sie holen sie jetzt hier raus und bevor Sie das tun, gibt es noch etwas, was Sie zu den drei Männern sagen wollen oder mit ihnen tun wollen?"*

Pat. (überlegt): *„Ihr seid Verbrecher, was ihr getan habt, ist gemein, ich verachte euch dafür!"*

Thp.: *„Was ihr getan habt ist gemein und ich verachte euch dafür! Ich verachte euch dafür weil …?"*

Pat.: *„Weil ihr Renate sehr, sehr weh getan habt. Sie hatte Vertrauen zu dir* (dem Gastgeber) *und du hast es missbraucht! Du hast ihre Seele schwer verletzt! Sie hat sich jahrelang so viele Gedanken gemacht, was sie falsch gemacht hat!"*

Thp.: *„Sie hat sich jahrelang so viele Gedanken gemacht, was Sie falsch gemacht haben könnte, weil …?"*

Pat.: *„Weil Sie unerlaubt das Heim verlassen hat!"*

Thp.: *„Was wäre passiert, wenn Sie vom Heim die Erlaubnis gehabt hätte?"*

Pat. (nachdenklich): *„Es wäre auch nichts anderes gewesen! Vielleicht hätte ich mich getraut, jemandem davon zu erzählen?"*

Thp.: *„Schauen Sie bitte noch einmal, was Sie den Tätern jetzt noch sagen möchten!"*

Pat.: *„Ihr seid einfach nur ganz miese Schurken, und Renate ist vollkommen unschuldig!"* (Die Patientin ist jetzt wütend (II. Katharsis))

Thp: *„Wie reagieren die Täter darauf?"*

Pat.: *„Einer von ihnen weint. Es ist der, in den ich mich verliebt hatte."*

Thp.: *„Und er weint, weil …?"*

Pat.: *„Ich glaube, er weint, weil es ihm leidtut."* (Die Patientin weint auch (I. Heilung))

Thp.: *„Und es tut ihm leid, weil …?"*

Pat.: *„Ich glaube, damit hat er nicht gerechnet, dass ich ihn zur Rechenschaft ziehen könnte!"*

Thp.: *„Was möchten Sie, sollte mit den Tätern jetzt geschehen?"*
Pat.: *„Sie sollen ihre gerechte Strafe bekommen! Ich möchte sie anklagen!"*
Thp.: *„Sie sollen ihre gerechte Strafe bekommen und angeklagt werden! Hat die 16-jährige Renate die Szene verfolgt? Wie geht es ihr jetzt?"*
Pat.: *„Ja, sie hat alles mit angesehen. Sie ist froh, dass ihr endlich jemand geholfen hat."*
Thp.: *„Und was möchte ihr Heutiges-Ich jetzt zu der 16-Jährigen sagen oder mit ihr tun?"*
Pat.: *„Sie möchte sie einfach nur in den Arm nehmen!"*
Thp.: *„Und möchte das die 16-Jährige auch?"*
Pat.: *„Ja, sie ist sehr froh, dass sie nun nicht mehr die Einzige ist, die alles allein aushalten muss!"*

Die Patientin wirkt jetzt erleichtert, sie lacht und seufzt: „Ja, ich habe das alles all die Jahre allein mit mir ausgemacht." Nun war auch der Weg frei, sich darüber Gedanken zu machen, warum sie so lange geglaubt hatte, dass sie all das allein mit sich ausmachen müsse. In ihrem Wohnheim galten strenge Regeln und es gab Strafen bei Verstößen. Traurig reflektiert sie, wie sehr sie sich stets gewünscht hätte, Eltern zu haben, die für sie da gewesen wären. Als wir wieder auf ihren Mann zu sprechen kommen, weint sie erneut, weil sie mit ihm die Geborgenheit empfand, die ihr als Kind gefehlt hatte. Nun konnte sie auch reflektieren, dass sie ihn gewählt hatte, weil er so schüchtern gewesen sei und sie sich deshalb auf ihn einlassen konnte, weil er sie sexuell nicht bedrängte, sondern sehr verständnisvoll auf ihre Initiative wartete. Trotzdem sei Sexualität für sie immer ein leidiges Thema geblieben, sie habe nie Freude dabei empfunden und so sei sie froh gewesen, dass er mit wenig Intimität zufrieden gewesen sei. Seine Schüchternheit habe sie auch manchmal gestört, jedoch habe sie sich niemals vorstellen können, einen Mann an ihrer Seite zu haben, der mehr von ihr gewollt hätte.

In den darauffolgenden Sitzungen sprachen wir über ihre Kindheit, in der sie auf elterliche Liebe verzichten musste und schon frühzeitig gelernt hatte, sich den Anforderungen der Erzieher zu beugen und dabei sehr gewissenhaft zu werden, aber auch auf eigene Bedürfnisse zu verzichten und „Einsicht in das Notwendige" zu zeigen, so wie es der Heimordnung entsprach. In mehreren weiteren imaginierten Expositionen wurden schwierige Situationen noch ein-

 © Frank & Timme Verlag für wissenschaftliche Literatur

mal erinnert, in denen ihr Unrecht getan bzw. sie einfach nicht beachtet worden war. Allmählich entwickelte sie ein Selbstbewusstsein, dass sie durchaus das Recht gehabt hätte, mehr Beachtung und Unterstützung für ihre kindlichen Bedürfnisse zu bekommen, als das in ihrem Heimalltag möglich gewesen war.

Mit der Trauer um ihren verstorbenen Ehemann kamen wir zwar nicht entscheidend weiter. Um die Ursachen für die Depression erkennen zu können, hatte jedoch erst das Gewalttrauma entdeckt und die Täter entmachtet werden müssen. Darüber, wie Renates Geschichte weiterging, soll weiter unten im Kapitel über den 4. Quadranten berichtet werden, in dem es um die Überwindung des Bewältigungs-Ichs, den Ego-Verstand, geht.

Mario – eine Kindheit in Selbstverurteilung

Mario ist ein 41-jähriger, adipöser Mann mit einer chronischen depressiven Stimmung. Er lebte noch nie in einer festen Partnerschaft, obwohl er sich das sehr wünschte. Seine Eltern wollten wohl eigentlich keine Kinder haben. Er sei „zufällig" entstanden, als die Mutter schon über 40 Jahre alt war und wohl nicht mehr mit einer Schwangerschaft gerechnet hatte. Beide Eltern hatten den Krieg als Kinder erlebt, stammten aus ostpreußischen und schlesischen Familien, die im Krieg in den Flüchtlingstrecks bis nach Westdeutschland geflohen waren. Sie hätten, sagt Mario, kaum je über ihre Herkunftsfamilien oder ihre Kindheit gesprochen. Sie seien einfache, zurückgezogene Menschen, die zwar für das leibliche Wohl ihres Sohnes gesorgt und ihm einige Freiheiten ermöglicht hätten, dabei jedoch keine emotionale Verbindung zu ihm herstellen konnten. Dafür legten sie großen Wert auf Selbständigkeit, Pünktlichkeit und Zuverlässigkeit und waren diesbezüglich sehr streng mit ihm. Mario erinnert sich, als Kind sehr einsam gewesen zu sein und dass er stets die anderen Kinder beneidet habe, weil sie Geschwister gehabt hätten, mit denen sie jederzeit spielen konnten. Im Allgemeinen habe er wenig Erinnerungen an seine Kindheit, aber er erinnere noch sehr gut, dass er sehr schüchtern gewesen sei und wohl auch sehr ungeschickt. Er sei oft gestürzt und habe sich dabei verletzt, habe wiederholt Dinge zerbrochen oder verloren, so dass die Mutter stets mit ihm unzufrieden war. Die Mutter gab ihm das Gefühl, immer irgendwie schuld zu sein und zu nichts richtig zu taugen, so dass die Eltern nicht auf ihn stolz sein konnten. Mit etwa zehn Jahren fand er Anschluss an eine kirchliche Jugendgruppe, aus der heraus er sich später zu einem mehrjährigen Friedensdienst in Israel meldete. Das sei seine beste Zeit gewesen, hier habe er erstmals das Gefühl gehabt, etwas Nützliches zu tun. Hier habe er auch erstmals für kurze Zeit eine Freundin gehabt. Danach habe er es jedoch nie wieder versucht. Er sei sehr davon überzeugt, dass er es nicht wert sei, geliebt zu werden, und es deshalb auch keinen Sinn mache, einer Frau gefallen zu wollen. Er habe deshalb auch nie Wert auf sein Äußeres gelegt. Dass er übergewichtig sei, sei von seiner Mutter ja schon in der Kindheit kritisiert worden. Mario erzählt, dass er es einige Male versucht habe, abzunehmen, er sei jedoch immer wieder seinen Fressattacken unterlegen, gegen die er anscheinend nichts tun konnte.

In einer Imagination wollten wir eine Situation, in der er als etwa Achtjähriger von der Mutter heftig beschimpft wurde, weil er einen Schlüssel verloren hatte, noch einmal erlebbar machen, um festzustellen, ob er schon stark genug sei, der Mutter als Heutiges-Ich zu sagen, dass sie so nicht mit ihm als Kind hätte umgehen dürfen.

Die Szene spielt vor dem Elternhaus, wo der achtjährige Mario auf die Mutter wartet. Zuvor hat er auf ihrer Arbeitsstelle angerufen und ihr weinend mitgeteilt, dass er den Schlüssel nicht finden könne, obwohl er doch schon überall gesucht habe.

Imagination mit intuitiv gesteuerter Intervention

Thp.: „*Und was geschieht jetzt, als die Mutter nach Hause kommt?*"
Pat.: „*Sie schimpft ganz doll mit ihm, sie schreit ihn an: Du bist so schusselig, du würdest sogar deinen Kopf verlieren, wenn er nicht angewachsen wäre!*"
Thp.: „*Wie geht es dem kleinen Mario jetzt und was möchte er am liebsten tun?*"
Pat. (in der Rolle des Kindes): „*Ich möchte am liebsten im Erdboden versinken, ich bin so ein Loser. Ich bin einfach nur Abschaum!*"
Thp.: „*Ich bin so ein Loser! Ich bin einfach nur Abschaum!? Ich bin Abschaum weil, …?*"

 © Frank & Timme Verlag für wissenschaftliche Literatur

Pat. (schweigt lange – nach etwa einer Minute dann sehr erregt): *„Ich bin Abschaum! Ich bin ein Teufel! Ich habe es nicht verdient zu leben!"*

Thp.: *„Was ist passiert, dass der kleine Mario so schlecht über sich denken muss?"*

Pat. (schweigt, weint und schluchzt bitterlich).

Thp.: *„Welche Bilder können Sie sehen, was passiert da gerade?"*

Pat.: *„Ich kann das nicht erzählen ..., es ist so schrecklich! Ich schäme mich so sehr!"*

Thp.: *„Es ist so schrecklich und ich schäme mich weil, ...?"*

Pat. (sehr verzweifelt): *„Ich hätte das niemals tun dürfen! Nur ein Teufel tut so etwas!"*

Thp. (spricht das Kind direkt an): *„Was hättest du kleiner Mario nicht tun dürfen, dass du so verurteilt wurdest?"*

Pat. (mit zitternder Stimme): *„Ich bin gerade mit meiner besten Freundin am Fluss gewesen und habe dort mit ihr gespielt. Es ist ganz warm und wir haben alles ausgezogen ... und ich habe ...* (weint bitterlich) *... ich habe* (schluchzt) *... ich habe ihr T-Shirt vergraben."*

Thp.: *„Ah, der kleine Mario hat das T-Shirt vergraben. Warum hat er das getan?"*

Pat. (mit zitternder Stimme): *„Ich weiß es nicht! Es ist wohl, weil ich ein Scheusal bin! Nur Teufel tun so etwas! Ich habe es nicht verdient, dass sie meine Freundin ist!"* (Pat. ist jetzt ganz aufgelöst)

Thp.: *„Was tun die Kinder jetzt?"*

Pat.: *„Es wird dunkel und wir müssen nach Hause, aber sie kann ihr T-Shirt nicht finden ... und ich tue so, als ob ich es auch suchen würde!"*

Thp.: *„Warum tut der kleine Mario das?"*

Pat. (verzweifelt, etwas wütend): *„Ich tue es, weil ich es nicht verdient habe, eine Freundin zu haben!"*

Thp.: *„Und was machen die Kinder jetzt, wenn sie das T-Shirt nicht finden können?"*

Pat.: *„Sie gehen nach Hause. Meine Freundin weint und hat Angst. Ich bringe sie noch nach Hause und sehe, wie ihr Vater die Tür öffnet und sie fragt, wo ihr T-Shirt ist und ... er schlägt ihr ins Gesicht und brüllt herum ... und macht die Tür hinter ihr zu. Ich höre, wie meine Freundin schreit* *und weint! Ich schäme mich soo sehr! Warum habe ich das getan!? Was bin ich nur für ein schreckliches Kind!! Ich laufe nach Hause zum Vater und erzähle ihm, dass ihr Vater sie geschlagen hat. Aber er sagt nur: ‚Das geht uns nichts an, wir können nichts tun!' Ich bin so furchtbar!"* (schluchzt)

Thp.: „*Und was passiert jetzt?*"

Pat.: „*Er geht in sein Zimmer und weint und hört nicht mehr auf!*"

Thp.: „*Was könnte den kleinen Mario veranlasst haben, das T-Shirt zu verstecken?*"

Pat. (verzweifelt): „*Ich weiß es doch nicht!*"

Thp. (schweigt)

(Ich bin intuitiv fest davon überzeugt, dass der kleine Mario seiner besten Freundin nichts Böses wollte und versuche deshalb noch einmal, seine Verzweiflung zu fokussieren.)

Thp. (versucht sich in ihn hineinzuversetzen und spürt Marios Bedürfnis nach Mitgefühl): „*Können wir noch einmal zu der Situation vor der Haustür zurückkehren, wo die Mutter so mit ihm geschimpft hat, weil er den Schlüssel verloren hat!*"

Pat. (weint immer noch): „*Ja.*"

Thp. (spricht das Kind direkt an): „*Sag mal, kleiner Mario, was würdest du dir eigentlich am allermeisten wünschen?*"

Pat. (in der Rolle des Kindes, nach einem Moment des Überlegens): „*Ich würde mir wünschen, es gäbe irgendeinen Menschen auf der Welt, der mich verstehen könnte, wie das ist, wenn man immer so allein mit allem ist!*"

Thp.: „*Und wie ist das mit deiner Freundin, kann die dich verstehen?*"

Pat.: „*Nein, niemand kann das! So schusselig wie ich war noch nie jemand!*"

Thp.: „*Und wünscht sich der kleine Mario das von seiner Freundin, dass sie mal versteht, wie es ihm immer geht, wenn er was verliert oder ihm was kaputt geht?*"

Pat. (zögert lange): „*Ja … ja …, das wünsche ich mir, aber nie ging es jemanden so wie mir!*"

Thp. (wagt eine Deutung, sprich zum kleinen Mario): „*Könnte es nicht sein, dass du das T-Shirt versteckt hast, damit deine Freundin auch mal*

spürt, wie das ist, wenn man was verloren hat? Sonst könnte das doch nie jemand verstehen!"
Pat. (schweigt lange, denkt nach, ist tief berührt): *„Ja, das könnte sein … Ja, ich wollte, dass ich nicht der Einzige bin, dem so was passiert! Ich habe mir doch nur gewünscht, dass sie es mal versteht! Ich wollte doch nicht, dass sie dafür verprügelt wird!"*
Thp. (verständnisvoll): *„Ja, ich kann es auch fühlen, dass du nichts Böses wolltest. Wie schrecklich muss es für dich gewesen sein, dass niemand dich verstehen konnte!"*
Pat. (jetzt etwas erleichtert): *„Ich habe das völlig vergessen, aber es stimmt, ich habe mir sehnlichst gewünscht, dass doch irgendjemandem auch mal so ein Missgeschick passiert, dass ich nicht immer der Einzige bin, dem so etwas passiert!"*
Thp.: *„Und dass der Vater deiner Freundin so reagieren würde, dass konntest du nicht wissen! Und dass du deinen Vater um Hilfe batest, zeigt doch, dass du keine bösen Absichten hattest!"*
Pat. (weint jetzt vor Erleichterung): *„Ja … und ich dachte immer, wer so etwas tut, hat keine Freundin verdient, der kann nur ein Scheusal sein!"*
Thp.: *„Wie gut wäre es gewesen, er hätte Eltern gehabt, die das verstanden hätten!"*
Pat. (seufzt aus tiefstem Herzen – oft ein gutes Zeichen für emotionale Heilung): *„Oh ja, das wäre gut gewesen!"*
Thp.: *„Aber deine Eltern konnten dich nicht verstehen und so hast du versucht, dir selbst zu helfen. Du hast versucht, deiner Freundin zu zeigen, wie du dich immer fühlst."*
Pat. (seufzt erneut und spricht jetzt in der Rolle des Heutigen-Ichs): *„Ja, es war vielleicht keine gute Idee, aber jetzt kann ich erkennen, dass es nicht allein meine Schuld war!"*
Thp.: *„Und können Sie, als Heutiges-Ich, das dem kleinen Mario noch einmal direkt sagen!"*
Pat. (in der Rolle des Heutigen-Ichs): *„Es war nicht deine Schuld, dass ihr Vater so brutal mit ihr umgegangen ist, und ich kann jetzt sehen, wie sehr du gelitten hast unter deinen Schuldgefühlen und den Vorwürfen unserer verständnislosen Mutter!"*

In der Nachbesprechung habe ich ihn gefragt, ob er sich vorstellen könne, der Mutter in einer nächsten Imagination einmal zu sagen, wie er als Kind gelitten habe. Er bejahte das, erbat sich aber auch noch etwas Zeit, das gerade Erlebte zu verdauen. Ich bat ihn, sich zu überlegen, was genau er der Mutter eigentlich sagen müsste. In der folgenden Sitzung stiegen wir in die Situation vor der Haustür noch einmal ein, nur dass wir das Heutige-Ich in die Begegnung einbezogen. Es gelang ihm jetzt erstmals, seine damalige Situation und die emotionalen Entbehrungen durch die eingeschränkten Fähigkeiten seiner Eltern klar als Besonderheit seiner Kindheit zu benennen, ohne seine Eltern dafür anzuklagen. Dabei konnte er sich zu seinen Bedürfnissen bekennen, mehr Unterstützung und Geduld gebraucht zu haben, als seine Eltern zu geben in der Lage waren. Im Anschluss zeigte sich, dass er jetzt auch noch einmal persönlich mit seinen Eltern darüber sprechen wollte. In einem sehr offenen Gespräch mit den realen Eltern kam heraus, dass auch sie schon seit ihrer Kindheit mit Schuld- und Schamgefühlen belastet waren, die sie auf eine Mitschuld ihrer Herkunftsfamilien im Zweiten Weltkrieg zurückführten. Jetzt im Alter von mehr als achtzig Jahren konnten sie selbstkritisch reflektieren, dass sie möglicherweise die Bedürfnisse ihres Sohnes nicht ausreichend hatten sehen können. Wenig später schrieb er einen Entschuldigungsbrief an die damalige Freundin, deren Adresse noch immer gültig war, und den er ihr auch tatsächlich zusendete. Die Freundin vermochte sich zunächst gar nicht an die Geschichte mit dem T-Shirt erinnern, war jedoch sehr überrascht über seine Ehrlichkeit und Reue und reagierte letztendlich verständnisvoll.

Die „Täterentmachtung und Rehabilitation primärer Bedürfnisse“ wurde hier in einem vom Patienten initiierten persönlichen Gespräch mit den Eltern noch einmal bekräftigt. Um jedoch überhaupt fähig zu sein, ein solches Gespräch zu führen, musste zuvor geklärt werden, welche berechtigten Bedürfnisse er damals hatte und welche Art von Schuld er überhaupt auf sich geladen hatte. Die Imagination brachte, völlig ungeplant, eine Situation zum Vorschein, die zeigte, in welcher seelischen Not er sich damals befand. Der Patient hatte diese Geschichte offensichtlich als Bestätigung seiner Nicht-Liebenswertigkeit interpretiert, sie jedoch als höchst schmerzhafte Erfahrung aus seiner Erinnerung verdrängen müssen. Übrig geblieben war jedoch der seinen Selbstwert bestimmende Glaubenssatz, der von da an sein Leben bestimmen sollte: „Ich

 © Frank & Timme Verlag für wissenschaftliche Literatur

bin nicht nur zu nichts nütze, ich bin auch kein liebenswerter Mensch! Ich habe es nicht einmal verdient, eine Partnerin für mich zu gewinnen! Meine Bestimmung ist es, Wiedergutmachung zu leisten!“ Bereits seine Eltern hatten ihm wenig Selbstwertgefühl vorgelebt und neigten zu Schuldgefühlen, was von Mario sehr früh erspürt und kopiert wurde. So wurde dann die Episode am Fluss für Mario zu einem unauflösbaren Beweis seiner Schuld und seiner Wertlosigkeit für eine potentielle Partnerin. Erst die durch die Imagination wiederbelebte Erinnerung ermöglichte ihm, die Absurdität der vermeintlich unauflösbaren Schuld zu erkennen und seine seelische Not, die durch die Vernachlässigung seiner berechtigten Bedürfnisse entstanden war, als wahre Ursache für sein vermeintlich verwerfliches Verhalten anzuerkennen. Der erste Schritt seiner Heilung war somit getan.

Der 4. Quadrant – Überwindung der Verantwortungsbarriere und des Bewältigungs-Ichs

Im 4. Quadranten wollen wir die Erkenntnisse aus der Entmachtung und Rehabilitation auf die Problematik der Gegenwart anwenden. Mervyn Schmucker beschrieb diesen Vorgang in der IRRT als Phase 3, in der er das metaphorische Innere Kind, also das Bedürftige-Ich, noch einmal dem Heutigen-Ich begegnen lässt. In dieser Begegnung muss sich nun zeigen, ob der KoKo-Verstand sich im Allgemeinen schon gegenüber dem Ego-Verstand durchsetzen kann. Das Innere Kind kann dabei sehr gut erspüren, ob die Argumente des KoKo-Verstandes auch wirklich gegen die alten Glaubenssätze ankommen oder ob das Ego mit der Kraft seiner einst gelernten Bewältigungslogik immer noch Macht besitzt. Das Innere Kind ist nun als Wahrheitsfinder gefragt. Nur das Innere Kind kann spüren, ob die Lösung auch wirklich befriedigend ist und das Vertrauen in die Kraft des neu entstandenen KoKo-Verstandes schon ausreicht, von nun an in den bisher problematischen Kontexten mit der neuen Einstellung wirksam sein zu können. Ist das Ego immer noch mächtig, ist die Lösung wahrscheinlich noch nicht die richtige oder ein wesentliches Detail in der Problematik ist noch nicht offengelegt und deshalb noch vom Egoverstand beherrscht. In dem Fall müssen wir noch einmal zurück in den 3. Quadranten und in der Imagination nach den noch nicht rehabilitierten Bedürfnissen des historischen Inneren Kindes suchen.

Im 4. Quadranten muss sich also beweisen, ob sich die Erkenntnis aus der historischen Szene schon in die Gegenwart transformieren lässt. Das wiederum setzt die Erkenntnis voraus, dass die Verantwortung für die Befriedigung der eigenen Bedürfnisse künftig ganz und gar bei einem selbst liegt. Einst waren es vielleicht die Eltern, die dafür hätten Sorge tragen sollen, dass die Bedürfnisse des Kindes gesehen und berücksichtigt werden. Jetzt als erwachsener Mensch ist man es selbst, der für die Befriedigung der eigenen Bedürfnisse zuständig ist. Auch andere Menschen, wie zum Beispiel Freunde, der Partner oder Kinder sind nicht für einen zuständig. Oft suchen sich Menschen jedoch meist unbewusst einen Partner, mit dem sie die Hoffnung verbinden, dass er oder sie die Aufgabe der Eltern übernehmen oder ihnen nun endlich das geben könnte, was die Eltern ihnen nicht geben konnten.

All diese Erkenntnisse erfordern ein Bewusstsein, wer, wann und wofür zuständig ist, damit die Verantwortung da gesehen werden kann, wo sie sinnvollerweise auch hingehört. Die Voraussetzung für die Verantwortungserkennung ist die Tatsache, dass alle menschlichen Gefühle ihren Ursprung im Individuum selbst haben. Ausgelöst werden sie in der Regel durch innere Bedürfniszustände im Kontext äußerer Ereignisse. Mit äußeren Ereignissen können wir jedoch die unterschiedlichsten Erfahrungen gemacht haben und dementsprechend können sie auch die unterschiedlichsten Bedeutungen besitzen. Wann Bedürfnisse Befriedigung erfahren können oder in welchem Kontext sie überhaupt realisierbar sind, hängt von der individuellen Bewertung einer Person ab. Letztendlich kann eine Person die Verantwortung für ein Bedürfnis erst dann übernehmen, wenn sie dieses Bedürfnis in sich anerkannt hat und es die in ihr dafür vorgesehenen inneren Zeichen auch als Hinweis auf dieses Bedürfnis in sich wiedererkennen kann. Wenn die prägende Erfahrung mit einem Bedürfnis jedoch eine dieses Bedürfnis ablehnende oder sogar gefährdende ist, sprechen wir von einer unverheilten emotionalen Verletzung, durch die dieses Bedürfnis keine kompetente Reaktion in der Person aktivieren kann. Auch die äußeren Umstände können nicht als Befriedigung versprechend wahrgenommen werden und ziehen deshalb regelmäßig ungenutzt vorbei. Damit die frustrierende Erfahrung und die damit verbundene emotionale Verletzung wirklich ausheilt,

 © Frank & Timme Verlag für wissenschaftliche Literatur

muss die Person eine vollständige Verantwortungsübernahme durch sich selbst erkennen. Erst dann wird sie auch die Realisierungschancen erkennen, die ja jedem Menschen regel- oder unregelmäßig begegnen, und von da an selbst dafür sorgen wollen, dass die Bedürfnisse unter den aktuellen Bedingungen bestmögliche Berücksichtigung finden. Dafür braucht es nun jedoch auch einen inneren Frieden damit, dass wir auf Grund der emotionalen Verletzungen jede Menge ungenutzter Gelegenheiten vorbeiziehen ließen, ohne dass wir es bewusst wahrgenommen hätten. Bei achtsamem Hingucken werden wir möglicherweise jetzt merken, dass unser inneres Erkennungssystem schon immer Signale sendete, die uns eigentlich zeigen sollten: „Schau hin, das hätten wir doch auch gern!", nur unterließen wir eben die rationale Zuordnung als „Das ist doch eine Chance für uns!" und sind deshalb, wie schon so viele Male zuvor, leer ausgegangen und mussten uns stattdessen wieder einmal mehr mit der „altbewährten" Ersatzbefriedigung abfinden.

Nachdem wir aber

- unsere aktuelle Problematik als Problem, das sich in der prägenden Vergangenheit konstituierte, erkannt haben (2. Quadrant),
- wir uns getrauten, die uns prägende Erinnerung noch einmal zu erleben (2. Quadrant),
- um sie dann, anders als wir das bisher kennenlernen durften, einer befriedigenden Lösung zuzuführen (3. Quadrant), indem wir die dafür Verantwortlichen klar benannten und in ihrem Einfluss auf uns mit Hilfe unserer erwachsenen Kompetenzen entmachten konnten,

sind wir nun in der Lage, die Verantwortung für zukünftige Erfahrungen mit unseren Bedürfnissen ganz bei uns selbst zu erkennen (4. Quadrant). Wenn uns das gelingt, befinden wir uns wieder in Resonanz mit unseren Bedürfnissen, d. h. unser KoKo-Verstand ist jetzt so, wie die einst von uns vermissten Idealen Eltern schon hätten sein sollen: ganz offenherzig, wohlwollend, liebevoll, verstehend und fürsorglich mit unserem Inneren Kind verbunden. Unser Verstand ist jetzt in der Lage, die Empfindungen als innere Zeichen unserer Bedürfnisse zu erkennen, für die wir verantwortlich sind und für die wir bei der nächsten Gelegenheit im Einklang mit den anderen Menschen und unserer

Umwelt eine Realisierung veranlassen. Unser Bedürftiges-Ich oder Inneres Kind kann nun endlich darauf vertrauen, dass es vollständig mit all seinen Bedürfnissen wahrgenommen wird und sich nicht mehr nur mit Verzicht oder Ersatzbefriedigungen zufriedengeben muss. Wir sind jetzt mit unserem Inneren Kind versöhnt, mit uns im Reinen oder in einer inneren Harmonie und somit auch auf dem Weg der Genesung.

Die Alarmanlage, die wir einst installiert haben, die uns vor Mangel und Gefahren warnen sollte, wird nun nicht mehr gebraucht, wir können sie nun auf diesen Kontext bezogen endgültig abschalten!

Um jedoch dort hinzukommen, brauchen wir noch eine sehr wichtige Erfahrung. Dabei handelt es sich um die Erkenntnis, dass wir selbst zwar immer noch oft das unbefriedigte Innere Kind („Opfer“) sind, aber eben auch der „Täter“, der mit den tief verinnerlichten Bewertungs- und Bewältigungskonstruktionen des Egos immer wieder dafür sorgt, dass wir uns minderwertig, ungeliebt, ungesehen, ungerecht behandelt, überfordert oder übergangen fühlen, und wir deshalb nicht unsere Möglichkeiten der Befriedigung wahrnehmen konnten. Bisher haben wir zwar die Wirkung der ursprünglichen Täterschaft der lieblosen und inkompetenten Eltern und der defizitären Umstände in der historischen Szene erkennen und entmachten können, jetzt kommt es jedoch darauf an, auch zu erkennen, dass es sich zwar gut und richtig anfühlt, den Ursprung unseres Dilemmas zu kennen und in der Imagination zu korrigieren, aber dass wir ja die Argumente und Neigungen, die sich aus der Erfahrung für uns ergeben haben, immer noch in uns tragen! Auf Grund unserer eigenen Egostrukturen sind wir all die Jahre unglücklich gewesen. Jedoch haben wir selbst dafür gesorgt, dass sich unsere Wahrnehmung und unser Erleben immer wieder reproduziert haben.

Diese Erkenntnis ist oft eine wirklich schmerzhafte, denn nun können wir niemanden anderes mehr verantwortlich machen, dass es uns schlecht geht, jetzt können wir erkennen, dass sich die Ursache unseres Leidens in uns selbst befindet. Und möglicherweise wird dabei das Bedürfnis nach einem positiven Selbstwertgefühl noch einmal schwer erschüttert. Den Moment der Erschütterung wollen wir als „Selbstempathie“ oder „Katharsis III“ bezeichnen. Er beginnt mit der Einsicht, dass wir durch unser verinnerlichtes Bewältigungskonstrukt selber auch Täter sind, und endet mit der Transformation in die

 © Frank & Timme Verlag für wissenschaftliche Literatur

Selbstverantwortlichkeit. Es ist praktisch der Moment der Stabübergabe von unserem Ego an den nun verantwortungsfähigen KoKo-Verstand. Und wie auch schon in der Katharsis I und II, so ist auch dieser Moment höchst eindrucksvoll und mit intensiven Gefühlen verbunden. Es ist der Schmerz, den ich erlebe, weil ich mir darüber im Klaren werde, was ich mir selbst durch Verdrängung und Verleugnung meiner Bedürfnisse, mit Hilfe meiner „Selbstentwerter", „Selbstkritiker", meiner „Inneren Antreiber" und „Inneren Bremser" zugefügt habe. Ich erkenne, dass mein gegenwärtiges Erleben und Verhalten von mir selbst immer wieder von den Erinnerungen an meine damalige Not und ihre Lösungsstrategien reproduziert wird und ich somit selbst immer wieder der Verursacher meiner gegenwärtigen Entbehrungen bin.

Nun kann ich meine Täterschaft gegenüber meinen von mir selbst verleugneten, vernachlässigten oder verunglimpften Bedürfnissen und Gefühlen aufgeben, indem ich ab sofort die Verantwortung für meine gegenwärtigen und zukünftigen Bedürfnisse übernehme. Jetzt kann ich die Erleichterung erleben, die mit der Auflösung meiner selbstinitiierten Ohnmacht verbunden ist und kann mit zunehmender Befriedigung auf meine neue Selbstverantwortung vertrauen und so meiner ehemaligen Unwissenheit und meiner Bewältigungskonstruktion vergeben (Selbstvergebung)! Diese Vergebung muss in der Katharsis III als echt und vertrauenswürdig erlebt werden. Als Wahrheitsfinder kann nur das Innere Kind erfühlen, ob die Verantwortungsbekundungen unseres Verstandes auch wirklich glaubwürdig sind. Ein einsichtiger und alles versprechender KoKo-Verstand muss langfristig noch nicht zuverlässig sein, kommt es doch darauf an, dem Automatismus unseres Egos in den Momenten entgegenzustehen, in denen es sich unbemerkt reaktivieren möchte.

Wenn beispielsweise ein Raucher sich entschieden hat, nicht mehr zu rauchen, und es überkommt ihn die Lust, sich eine Zigarette anzuzünden, dann nützen alle guten Vorsätze des KoKo-Verstandes nichts, wenn dieser Verstand in solchen Momenten nicht präsent ist und überzeugend darauf dringt, die Nichtraucherentscheidung beizubehalten.

Eine vollständige Heilung ist also auch ein Prozess der vollständigen Ablösung von der Egostruktur. Das Ego zu entmachten heißt jedoch nicht, es zu besiegen, zu bestrafen oder gar zu verunglimpfen. Vielmehr handelt es sich um Anerkennung der Tatsache, dass die Umstände unserer Entwicklung so waren, dass wir ein starkes Ego gebraucht haben, es aber nun auf Grund des höheren Bewusstseins unseres KoKo-Verstandes nicht mehr brauchen. In einigen Fällen können wir es vielleicht sogar feierlich verabschieden, weil mit seiner Entmachtung auch die Leidenszeit vorbei ist. Den Moment der Überwindung der Verantwortungsbarriere und der vollständigen Verantwortungsübernahme durch den KoKo-Verstand wollen wir „II. Heilung" nennen.

Im Folgenden soll der Heilungsprozess mit den beiden emotionalen Aktivierungen III. Katharsis und II. Heilung an unseren drei zuletzt vorgestellten Beispielen etwas ausführlicher erläutert werden.

Kirsten – die Überwindung des belastenden Egos

Kirsten, unsere 38-jährige Sozialarbeiterin, hatte ja im 3. Quadranten ihre Mutter, die in ihrer Erinnerung immer noch die Gefühle des Inneren Kindes für stets übertrieben und unangemessen hielt, entmachten können. Dies, nachdem sie erkennen konnte, dass die Gefühle des Inneren Kindes im Grunde völlig verständlich waren und nur deshalb als „querulatorisch" wahrgenommen wurden, weil ihre Mutter außerstande gewesen war, angemessen zu reagieren. Dabei konnte Kirsten auch erkennen, dass die Verunglimpfung ihrer Gefühle durch die Mutter dazu führte, dass auch sie ihre Gefühle ablehnte.

In der nächsten Imagination soll es nun zu einer Begegnung ihres „metaphorischen Inneren Kindes" mit ihrem „Heutigen-Ich" kommen. Zu prüfen ist, ob sich die im 3. Quadranten gewonnene Erkenntnis auch schon in die Gegenwart transferieren lässt. Wenn es der zeitliche Rahmen der Sitzung erlaubt, findet diese Gegenüberstellung unmittelbar nach der Entmachtung der historischen Täter und der Rehabilitation der Bedürfnisse statt oder auch separat in einer der nächsten Sitzungen. Zur Einleitung bitten wir die Patienten, sich ihr Inneres Kind noch einmal vorzustellen, wobei es sich um ihr Bedürftiges-Ich handeln soll, ohne dass es sich dabei in einer konkreten historischen Szene befindet. Auch der Ort des Treffens sollte kein historischer sein, sondern möglichst ein neutraler Ort. In dieser Begegnung bildet sich in der Regel das Verhältnis ab, welches ein Mensch zu seinen Gefühlen und Bedürfnissen („Bedürftiges-Ich") im Allgemeinen hat.

 © Frank & Timme Verlag für wissenschaftliche Literatur

Bereits die in der Imagination vorgestellte räumliche Entfernung des Heutigen-Ichs zum Inneren Kind und die Art und Weise, wie das Kind auf die Kontaktaufnahme reagiert, sagt viel über das Selbstverhältnis einer Person aus (vergleiche Schmucker & Köster 2019). Der Therapeut hat dabei die Aufgabe, ein authentisches Gespräch zwischen beiden zustande zu bringen und dabei die Vertrauensgefühle des Inneren Kindes gegenüber dem Heutigen Ich genauestens zu prüfen.

Ein Patient, der sich seiner Gefühle und Bedürfnisse schämt oder der gelernt hat, sie nicht zu respektieren, oder auch einfach nicht weiß, wie er sie befriedigen soll, wird kein vertrauendes, entspanntes, glückliches Kind in sich erleben können. Erst eine vollständige Rehabilitation aller Bedürfnisse und ihrer Ausdrucksformen kann das Kind befähigen, sich ganz und gar dem reifen, erwachsenen Ich (KoKo-Verstand) hinzugeben, so wie es das bereits von Geburt an auch schon von seinen Eltern erwartet hat. Angeregt durch die Auseinandersetzung mit der historischen Szene im 2. und 3. Quadranten zeigt sich nun in dieser Begegnung, ob der KoKo-Verstand schon reif genug ist, sich vollständig verantwortlich gegenüber allen Bedürfnissen zu zeigen.

Im Fall von Kirsten gilt es also herauszufinden, ob ihr KoKo-Verstand, als Teil des Heutigen-Ichs, die Eigenschaften idealer Eltern in sich erwecken konnte und dabei die Egoanteile, die in der letzten Imagination als Übernahme der Haltung ihrer Mutter erkannt wurden, schon zurückweisen kann.

Imagination einer Begegnung des Heutigen-Ichs mit seinem vernachlässigten Inneren Kind; die Überwindung der Verantwortungsbarriere im 4. Quadranten (angelehnt an Schmuckers Phase 3 der IRRT)

Thp.: „*Wenn sie bereit sind, dann schließen Sie bitte die Augen und versuchen Sie sich bitte noch einmal ihr Inneres Kind auf Ihrer inneren Bühne vorzustellen! Können Sie es jetzt sehen?*“
Pat.: „*Ja, ich sehe sie.*“
Thp.: „*Wie alt ist sie ungefähr und wo befindet sie sich?*“
Pat.: „*Sie ist ungefähr zehn/elf Jahre alt und sie sitzt auf ihrem Bett.*“
Thp.: „*Können Sie jetzt ihr Heutiges-Ich dazu holen! Wo befindet es sich und wie weit ist es weg von ihrem Inneren Kind?*“

Pat.: „*Mein Heutiges-Ich steht in der Tür, also etwa drei Meter weg von ihr.*“
Thp.: „*Kann ihr Heutiges-Ich etwas näher herantreten an das Kind? Und wie reagiert das Kind darauf?*“
Pat.: „*Das Kind schaut weg.*“
Thp.: „*Das Kind schaut weg, weil …?*“
Pat.: „*Es hat keinen Bock auf das Heutige-Ich.*“
Thp.: „*Kann das Kind das mal dem Heutigen-Ich direkt sagen!*“
Pat.: „*Ich habe keinen Bock auf dich, du wärst normalerweise doch gar nicht hier! Ich weiß doch, was du über mich denkst!*“ (gemeint ist wahrscheinlich das Ego)
Thp.: „*Was denkt denn das Heutige Ich über das Kind und warum wäre es nicht hier?*“
Pat.: „*Eigentlich hält sie mich für eine launische Ziege, die eh keiner will und die nur was taugt, wenn sie gebraucht wird.*“
Thp.: „*Wie reagiert das Heutige-Ich darauf?*“
Pat. (in der Rolle des KoKo): „*Nein, das stimmt nicht, ich habe doch jetzt gelernt, dass du nicht schuld bist an deinen Gefühlen!*“
Pat.: „*Ach so, und warum muss ich dann immer erst ausrasten, bis du mal auf mich schaust?*“
Thp.: „*Wie reagiert ihr Heutiges-Ich auf diese Anschuldigung?*“
Pat. (nachdenklich): „*Naja, ich bin tatsächlich eine ganz schöne Zicke, ich würde mit mir selbst auch nichts zu tun haben wollen!*“
Thp.: „*Welcher Teil Ihres Heutigen-Ichs hat hier gerade gesprochen?*“
Pat. (nachdenklich): „*Na wohl das Ego, … würden Sie bestimmt meinen! Aber es hat doch recht, wenn ich nun mal so übel drauf bin, dann kann ich wirklich so richtig fies sein!*“
Thp.: „*Ja, aber was sagt ihr liebevoll auf das Kind bezogener Erwachsener, ihr KoKo dazu, wenn das Kind so fies drauf ist?*“
Pat. (vermutlich in der Rolle des Egos): „*Gar nichts, der schweigt halt, wie immer!*“
Thp.: „*Können Sie dem Kind jetzt bitte mal in die Augen schauen! Was sehen Sie in seinen Augen?*“
Pat. (vermutlich in der Rolle des KoKos): „*Es ist traurig!*“

Thp.: „*Warum ist das Kind traurig?*"
Pat.: „*Es ist traurig, weil es, wie so oft schon von der Mutter, immer noch missbraucht wird, nur dass ich das jetzt eben selbst tue!*"
Thp.: „*Können Sie das Kind einmal selbst sprechen lassen, was es sich wünscht?*"
Pat.: „*Ich wünschte mir so sehr, so sein zu dürfen, wie ich bin, dass du* (gemeint ist vermutlich das Ego) *verständnisvoller mit mir umgehst! Ich bin es sooo leid, dass ich so oft nicht weiß, wohin mit meinen Gefühlen!*"
Thp.: „*Welche ihrer inneren Stimmen ist hier jetzt die stärkere?*"
Pat.: „*Ich glaube, so langsam erwacht mein KoKo! Ich bin noch recht ungeübt und langsam, aber ich denke, ich weiß, was zu tun ist!*"
Thp.: „*Wie reagiert das Kind darauf, wenn es hört, dass der KoKo-Verstand langsam erwacht?*"
Pat.: „*Ich brauche dich, sonst verliere ich meinen Mann und ich werde auch unsere Tochter so verletzen, wie ich einst verletzt wurde! Bitte werde wach!*"
Thp.: „*Und wie reagiert ihr Ego darauf?*"
Pat. (in der Rolle des Egos): „*Ich mache den Job ja nur, wenn keiner da ist, denn wenn das Kind so herumzickt, dann muss ich es ja wohl bändigen!*"
Pat. (in der Rolle des KoKos): „*Es ist vollkommen klar, dass ich was ändern muss! Zum Kind: Kannst du mir verzeihen, dass ich so eine Schlafmütze bin, ich will das ändern!*"
Pat. (in der Rolle des Kindes): „*Das musst du auch, denn manchmal bin ich schon ganz weit weg und eigentlich will ich doch noch ganz viel erleben!*" (Pat. fängt an zu weinen.)
Thp. (zum Kind): „*Was würdest du dir von deinem Heutigen-Ich wünschen?*"
Pat.: „*Ich möchte, dass es mir hilft! Ich möchte nicht mehr so böse sein müssen! Ich wünsche mir so sehr Frieden* (weint heftig) *und dass es meinem* (leiblichen) *Kind gutgeht, dass ich eine bessere Mutter bin, als es meine Mutter war!*"
Thp.: „*Wie reagiert ihr Heutiges-Ich jetzt darauf?*"
Pat.: „*Ich möchte das Kind in den Arm nehmen und dem Ego sagen: Du hast hier lange genug deinen Job gemacht, jetzt bin ich aber da!*"

Thp.: *„Können Sie das dem Kind mal direkt sagen!"*
Pat.: *„Liebe Kirsten, ich bin jetzt aufgewacht, ich möchte dich in den Arm nehmen!"*
Thp.: *„Und wie reagiert das Kind darauf?"*
Pat.: *„Ich möchte von euch beiden* (KoKo und Ego) *in den Arm genommen werden!"* (Dieser Wunsch nach Versöhnung aller Parteien findet sich häufig bei Menschen, die heftig streitende Eltern hatten!)
Thp.: „Und wie fühlt sich das an, wenn Sie das vor ihrem inneren Auge stattfinden lassen?"
Pat. (in der Rolle des Inneren Kindes): *„Das ist noch sehr ungewohnt. Irgendwie ist es mir wichtig, dass auch mein Ego dabei ist, es gehört doch auch zu mir, nur darf es mich nicht mehr so behandeln!"*
Pat. (in der Rolle des Egos): *„Ich könnte aufpassen, dass unser KoKo wach bleibt!"*
Pat. (in der Rolle des KoKos): *„Ich hoffe doch sehr, dass wir dich nicht mehr brauchen! Aber jetzt habe ich wirklich erst einmal viel zu tun. Ich will als Erstes zu meinem Mann gehen und ihm sagen, dass ich ihn liebe und ihn nicht verlieren will! Und dir* (zum Inneren Kind) *möchte ich sagen, dass du ihn verdienst und es meine Aufgabe ist, ihm das zu beweisen!"* (Pat. weint jetzt mit einem Lächeln)
Thp.: *„Bevor wir jetzt die Szene gleich verlassen, schauen Sie doch bitte noch einmal, ob es etwas gibt, was ihr Inneres Kind noch zum Heutigen-Ich sagen möchte!"*
Pat.: *„Ich bin noch etwas skeptisch, aber auch sehr glücklich! Ich fange wieder an zu nerven, wenn du mich vergisst!"* (lacht)
Thp.: *„Gibt es etwas, was ihr Heutiges-Ich zum Abschluss noch zum Kind sagen möchte?"*
Pat.: *„Ja, ich liebe dich und werde mein Bestes geben und werde jetzt anders reagieren, wenn es dir nicht gut geht!"*

Im Abschlussbild halten sich alle drei an den Händen (KoKo, Ego, Inneres Kind). In der Nachbereitung zeigt sich Kirsten mit ihren wichtigsten Persönlichkeitsanteilen versöhnt. In Kirstens innerem Dialog deutete sich an, dass es sich hier um einen Prozess handelt, der auch mit dieser Sitzung nicht abge-

 © Frank & Timme Verlag für wissenschaftliche Literatur

schlossen sein wird, jedoch eine sehr gute Vorlage für zukünftige innere Konflikte darstellt. Wie in allen diesen Sitzungen empfiehlt es sich auch hier, den Patienten eine akustische Aufzeichnung machen zu lassen (fast alle Smartphones haben heute eine Diktier-Funktion mit hervorragender Qualität) und sich diese, so oft wie gewünscht, noch einmal anzuhören. Im Ringen darum, wie Kirsten ihre Emotionen bewerten soll, macht der KoKo-Verstand hier einiges gegenüber dem Ego gut. Bisher war ihr automatisiertes Ego stets schneller als ihr noch unreifer KoKo-Verstand und erzeugte so schlechte Stimmung, für die sie keine konstruktive Lösung finden konnte.

Mit der Erfahrung der Entmachtung und Richtigstellung ihrer Egoanteile im 3. Quadranten fällt es ihr nun leichter, die Herkunft und die ehemalige Bedeutung ihrer destruktiven Gedanken zu erkennen. Nunmehr kommt es darauf an, das Bewusstsein aufrecht zu erhalten, dass sie jetzt in der vollständigen Verantwortung gegenüber dem Inneren Kind und seinen Bedürfnissen steht, erst recht dann, wenn sich das Innere Kind (wieder einmal) auf eine Art und Weise in ihr spürbar macht, die sie bisher verachtete. Diese Verachtung kam zustande, als die Mutter sie einst, als sie als Kind auf Unterstützung bei der richtigen Deutung ihrer Gefühle angewiesen war, zurückwies und dabei ihre alarmierenden Gefühle verstärkte. Je lauter sich nun das Kind in seiner Verzweiflung äußerte, desto ablehnender reagierte die Mutter. Ein Teufelskreislauf, der sich nun erstmals auflösen kann.

Solche Teufelskreisläufe werden millionenfach täglich in vielen Familien konditioniert. Die Ursache ist die emotionale Inkompetenz der Eltern, die von den „nervigen Gefühlen" ihrer Kinder gestresst sind. Es ist ein zu allen Zeiten, in allen Kulturen ähnlich stattfindender Vorgang! Fühlen sich Kinder nicht verstanden, werden sie energisch (wenn sie nicht schon vorher gebrochen wurden) und erfahren Zurückweisung, Strafe und nicht selten auch Verachtung statt Verständnis und geduldiger Hilfe, sich auszudrücken. Schließlich werden diese Kinder eine Emotionsphobie entwickeln, weil man ihnen beibrachte, dass der Fehler bei ihnen liegt. So mussten sie, wie ihre Eltern, eine emotionale Inkompetenz entwickeln, durch die sie zu Spezialisten im Emotionsverdrängen und Fehldeuten wurden. Die emotionale Kompetenz von Eltern ist jedoch eine entscheidende Voraussetzung dafür, dass sich eine positive Resonanz zwischen dem emotionalen Gehirn und dem heranwachsenden KoKo-Verstand eines

Kindes bildet und somit eine gesunde Selbstliebe entstehen kann! Anderenfalls werden negative Emotionen als nervige Eigenschaften erlebt, für die es keine akzeptierte Erklärung gibt.

Von einer echten Selbstliebe sind diese Menschen durch diese Missweisung weit entfernt. Um den Mangel auszugleichen, entwickeln sie meistens Bewältigungsstrategien, die die ungeliebten Gefühle verbergen. Wenn sie dann ihre „schlechte Laune" spüren, ziehen sie sich schnell zurück („Bloß nicht jemanden damit zur Last fallen!") und lassen deshalb oft auch keine echte Nähe zu. Oder aber sie bemühen sich, ähnlich wie Kirsten, durch besonders hilfsbereites Verhalten gegenüber anderen einen moralischen Ausgleich zu schaffen.

Manche von ihnen, so auch Kirstens Mutter, entwickeln die Bewältigungsstrategie der „Selbsterhöhung und Fremdabwertung" (narzisstische Bewältigung). Ihre Deutungskompetenz für Gefühle war gering und sie neigte dazu, das Verhalten anderer für die Ursache ihrer eigenen unguten Gefühle zu halten und verhielt sich dementsprechend ungeduldig, zurückweisend und abwertend. Die kleine Kirsten hätte für ihre Gefühle im Anblick der elterlichen Streitereien eine positive Evaluierung gebraucht

- für ihre Hilflosigkeit und Verzweiflung („Wenn wir uns streiten, macht dich das hilflos, weil du uns nicht helfen kannst."),
- ihre Wut („Zu Recht hast du Wut auf uns, weil wir damit auch deine Bedürfnisse missachten!")
- und ihre Angst („Ja, so unversöhnlich zu streiten ist gefährlich, weil es unsere Familie kaputt machen kann!").

Stattdessen erfuhr sie von der Mutter: „Du bist schuld an meiner schlechten Stimmung! Geh in dein Zimmer, denn der Fehler liegt bei dir!" Als sich Kirsten dessen bewusstwurde, spürte sie, wie sie bis in die Gegenwart immer noch geneigt ist, sich selbst in ihren emotionalen Reaktionen verständnislos zu begegnen, sich und ihre Gefühle zu verachten (Katharsis III) und sich dabei selbst immer wieder in der scheinbar unauflöslichen Gefangenschaft ihrer Selbstabwertung zu bestätigen.

Die Imaginationen brachten ihr die beglaubigte Erkenntnis, für ihre Gefühle selbst verantwortlich zu sein. Damit hat sie nun die Aufgabe angenom-

© Frank & Timme Verlag für wissenschaftliche Literatur

men, ihrem Inneren Kind erst einmal zuzuhören und herauszufinden, welches Bedürfnis und welches Egoschema sich hier melden, bevor sie auf ihr Umfeld oder auch auf sich selbst reagiert. Erst durch die Befreiung von der elterlich gegebenen Missweisung des Ego-Verstandes, der ihre Stimmungen und Gefühle als etwas Falsches, Verachtenswertes angesehen hatte, kann sie nun in ihren Emotionen angeborene Helfer erkennen, die ihr von der Natur für ihre Bedürfnisartikulation und -regulation mitgegeben wurden. Voraussetzung dafür war die Versöhnung ihrer inneren Anteile, die die Verschiebung der Verantwortlichkeit für die Gefühle vom Ego- zum KoKo-Verstand möglich machte (vgl. Abb. 5, S. 126). Im Augenblick der Katharsis III erkannte sie, dass sie nicht nur Opfer ihrer ungeliebten Gefühle war, sondern auch die Täterin (Verursacherin), die für ihre Entstehung verantwortlich ist. In diesem Moment konnte sie die Selbstempathie spüren und ihre Verantwortung erkennen. Von da an veränderte sich das innere Klima in ihrer Seele, weg von Mangel und Bedrohung (Ego), hin zu konstruktiv-kooperationsorientiertem Denken (KoKo). So wurde der Weg frei zu der Erkenntnis, dass ihre Gefühle noch nie falsch waren und auch in Zukunft nie falsch sein werden! Falsch sind immer nur die durch falsche Interpretationen der Gefühle entstandene Missweisungen. Von ihren Eltern war sie gezwungen worden zu erfahren, wie schmerz- und leidvoll es ist, wenn sie ihre Gefühle verachtet, statt sie als unentbehrliche Anteile ihrer Seele anzuerkennen und zu lieben. Jetzt, da sie kompetent sogar auf ihre unangenehmen Gefühle reagieren konnte, vermochte Kirsten zu spüren, dass sie sich erstmals in ihrem Leben selbst lieben könne (Heilung II).

Noch einmal Renate – der Beginn von Autonomie und Freude

In der vorangegangenen Traumasitzung im 3. Quadranten gelang es der 63-jährigen Renate, eine für ihre Entwicklung sehr schwerwiegende Vergewaltigung durch drei Männer in ihrem 16. Lebensjahr noch einmal zu erinnern und dabei die Täter zu entmachten. Als Waise war sie in einem Kinderheim aufgewachsen, wo sie wenig Liebe und emotionalen Rückhalt erfuhr. Mit ihrem Ehemann, mit dem sie vierzig Jahre verheiratet war, erlebte sie einen keine sexuellen Ansprüche stellenden, dafür jedoch sehr viel Rückhalt gebenden Partner, nach dessen Tod sie in eine tiefe Depression verfiel.

Nunmehr sollte feststellt werden, ob sie schon reif genug dafür war, ihre vom Ego fest installierten Bewältigungsmuster zu überwinden. Dafür hatten wir eine Imagination im 4. Quadranten geplant, wobei ihr Heutiges-Ich ihrem Bedürftigen-Ich (dem metaphorischen Inneren Kind) begegnen sollte, um zu erkunden, welche Bedürfnisse es auch heute noch hat und wie gut ihr Heutiges-Ich schon in der Lage ist, für ihre Bedürfnisse einzustehen. Seit dem Tod ihres Ehemannes war ihr das nicht mehr gelungen. Die Patientin hatte zu diesem Zeitpunkt schon Vertrauen in die Imaginationsmethode entwickelt, so dass sie sich gut darauf einlassen konnte.

Imagination einer Begegnung des Heutigen-Ichs mit seinem vernachlässigten Inneren Kind

Thp.: *„Können Sie Ihr Inneres Kind vor Ihrem inneren Auge sehen?“*
Pat.: *„Ja, es steht genau vor mir!“*
Thp.: *„Und was tut das Kind jetzt?“*
Pat. (in der Rolle des Heutigen-Ichs): *„Es guckt mich ganz traurig an.“*
Thp.: *„Es guckt ganz traurig, weil …?“*
Pat.: *„Es vermisst unseren Herbert immer noch so sehr!“*
Thp.: *„Es vermisst den Herbert immer noch so sehr … weil …?“*
Pat.: *„Ja, weil wir nun all die schönen Reisen nicht mehr machen können, auf die wir uns so gefreut hatten … und weil wir jetzt so einsam sind ohne ihn … und weil es so gar keinen Menschen mehr gibt in unserem Leben, an den ich mich mal anlehnen kann!“*
Thp.: *„Was genau möchte denn das Kind dem Heutigen-Ich sagen?“*
Pat. (in der Rolle des Inneren Kindes): *„Ich wäre so gerne mit Herbert nach Paris gefahren!“* (Die Patientin fängt an zu weinen. Schluchzt:) *„Und überhaupt fehlt er mir so sehr!“*
Thp. (direkt zum Kind): *„Was genau fehlt dir denn am meisten?“*
Pat. (in der Rolle des Kindes): *„Ich habe niemanden mehr, an den ich mich anlehnen kann. Immerzu bin ich allein …* (sehr leise) *… so wie früher!“*
Thp. (direkt zum Kind): *„Und wer kümmert sich eigentlich heute um dich!“*

© Frank & Timme Verlag für wissenschaftliche Literatur

Pat. (in der Rolle des Kindes): „*Niemand!*"
Thp. (zum Erwachsenen): „*Was möchte das Heutige-Ich dem Kind mitteilen, wenn es hört, dass sich heute niemand um es kümmert, ... so wie früher?*"
Pat. (in der Rolle des Heutigen-Ichs): „*Wenn wir ohne Herbert nach Paris fahren, dann weiß ich doch genau, dass da kein Auge trocken bleibt. Es würde die ganze Zeit nur weinen, weil sie, immer wenn sie etwas Schönes sieht, daran denken müsste, was wohl Herbert dazu sagen würde!*"
Thp.: „*Und was würde denn Herbert dazu sagen, wenn das Kind wieder mal was Schönes sieht?*"
Pat. (schweigt und spricht dann mit klarer fester Stimme): „*Er würde sagen: Das ist schön, dass du das jetzt endlich machst, ... auch ohne mich! Fahr nach Paris, das habe ich dir doch schon so oft gesagt! Und red' dich nicht länger raus!*"
Thp.: „*Das ist schön, dass du das endlich machst, auch ohne mich und rede dich nicht länger raus! Das klingt fast, als hätte Herbert gerade gesprochen!*"
Pat. (mit klarer fester Stimme): „*Ja, das hat er!*"
Thp.: „*Was möchte das Heutige-Ich dem Kind jetzt sagen?*"
Pat. (in der Rolle des Heutigen-Ichs): „*Wir können das ja machen, einer muss ja für dich sorgen ... und weißt du was, alles, was wir erleben, das können wir ja für den Herbert aufschreiben, so als wäre er dabei!*"
Thp.: „*Wie reagiert das Kind darauf?*"
Pat. (in der Rolle des Kindes): „*Ohh ja, das wäre schön, wir schreiben alles auf, und wenn er von oben runterschaut, dann kann er sich mit uns freuen!*"
Thp.: „*Das Kind freut sich auf Paris und möchte gern alles aufschreiben, was es sieht! Was möchte das Heutige-Ich dem Kind dazu sagen?*"
Pat. (in der Rolle des Heutigen-Ichs nachdenklich): „*Es stimmt, ich könnte es ausprobieren und irgendwie sehe ich jetzt auch, dass Herbert damit einverstanden wäre!*"

Zum Abschluss der Imagination umarmen sich das Heutige-Ich und das Kind, was sich sehr häufig von allein ereignet, wenn Menschen mit sich selbst in einen innigen Kontakt treten. Die Reise war damit beschlossen! Sie buchte eine geführte Busreise nach Paris, die sie schon 14 Tage später antrat. Ich erinnerte sie an ihr Vorhaben, für Herbert das Erlebte aufzuschreiben und so den möglicherweise aufkommenden Sehnsuchtsgedanken einen Sinn zu geben. Sie verabschiedete sich vor ihrer Reise mit großem Lampenfieber.

Die erste Sitzung danach werde ich so schnell nicht vergessen. Sie hatte erstmals ein buntes Sommerkleid an und war nicht wiederzuerkennen. Gleich zu Beginn gestand sie mir, dass sie der Aufgabe, Herbert zu schreiben, nur zweimal nachgekommen sei. Sie habe einfach keine Zeit gehabt, weil es so viel zu sehen gab, dass sie nicht hinterhergekommen sei. Schon zu Beginn der Reise hätten sich mehrere Singles zusammengetan und sie einfach mitgenommen. Darunter sei auch ein sehr netter Mann gewesen, der ebenfalls seine Partnerin vor etwa zwei Jahren verloren hatte und mit dem sie sich angefreundet habe.

Die seit mindestens seit zwei Jahren anhaltende Depression löste sich innerhalb kürzester Zeit vollständig auf, so dass wir schon wenige Wochen später die Therapie beenden konnten. In der Nachbereitung der Imagination und der Reise ergaben sich für sie folgende Erkenntnisse:

Renate konnte ihre Trauer über den Verlust ihres Ehemannes nicht auflösen, da sie sich selbst nicht trösten konnte. Ihr Ego hatte sie aus der Erfahrung der Vergewaltigung im 16. Lebensjahr heraus verpflichtet, niemals einen anderen Partner als Herbert neben sich zuzulassen. Deshalb konnte sie bis dahin nur ihm vertrauen! Allen anderen Männern nicht! Somit war sie gefangen in ihrer selbstgewählten Isolation, die ihr die Auflage erteilt hatte, für den Rest ihres Lebens auf ihre Bedürfnisse nach vertrauensvoller Nähe zu verzichten. Dabei wurden ihre Erinnerungen an die Zeit im Waisenheim getriggert. Der einzige Ausweg dort heraus schien mit Herbert verbunden zu sein.

Schließlich gelang es ihr in der Imagination im 3. Quadranten, die immer noch überbordende Angst vor fremden Männern zu überwinden und im 4. Quadranten die Berechtigung ihrer vom Ego immer noch unterdrückten Bindungsbedürfnisse zu rehabilitieren. Dabei half ihr die Vorstellung, dass Herbert zwar immer noch einen Platz in ihrem Herzen einnahm, er sie jedoch dabei unterstützen würde, auch ohne ihn Freude im Leben zu haben. Nunmehr konnte sie erkennen, dass sie natürlich auch ohne ihn immer noch eine bedürftige Person ist, die sich jetzt vollumfänglich um sich selbst küm-

 © Frank & Timme Verlag für wissenschaftliche Literatur

mern muss. Sie erkannte, dass es sich bei ihren Widerständen gegen einen Neuanfang ausschließlich um ihre eigenen Überzeugungen (Glaubenssätze) handelte, die sie sich in ihrer Kindheit und Jugend aneignen musste, um die Vernachlässigung und die erfahrene Gewalt mit den ihr damals zur Verfügung stehenden Mitteln aushaltbar zu machen. Mit der selbst erteilen Erlaubnis, auf Reisen zu gehen, konnte sie ihrem Inneren Kind wieder Freude bereiten und so eindrucksvoll spüren, wie befriedigend die Erkenntnisse ihres neuen Verantwortungsbewusstseins (KoKo-Verstand) für sie sind. Von da an sorgte sie angemessener als je zuvor für ihre Bedürfnisse, so dass ihre Trauer um den Verlust mit einem angemessenen Ersatz des Verlorenen vollständig getröstet werden konnte.

In einem Katamnese-Gespräch sechs Monate später berichtete sie über ihre positiven Erfahrungen, die sie mit ihrer neuen Offenheit, auf andere Menschen zuzugehen, machen konnte. Sie war zuversichtlich, dass sie die einst gefürchtete Einsamkeit nun nicht mehr haben werde. Und sie verstand, dass es zu diesen Veränderungen ihres Lebens nicht trotz, sondern dank ihrer Depression gekommen war.

Mario – die Übernahme von Selbstfürsorge

Mario, unser depressiver Patient, hatte im 3. Quadranten erfolgreich seine inneren Schuldmacher (Ego) erkennen und entmachten und so den ersten Heilungsschritt erreichen können. Nun wollten wir erkunden, ob er fähig sei, den nächsten Schritt zu gehen. Dazu planten wir eine Imagination, in der sich das metaphorische Innere Kind und das Heutige-Ich begegnen können.

Imagination einer Begegnung des Heutigen-Ichs mit seinem ungeliebten Inneren Kind

Thp.: *„Wenn Sie sich jetzt ihr Inneres Kind auf ihrer inneren Bühne einmal vorstellen, was sehen Sie da?“*
Pat.: *„Ich sehe einen kleinen dicken Jungen, etwa fünf Jahre alt, ziemlich traurig und ganz allein auf einem Stuhl sitzen.“*

Thp.: „*Und wenn wir nun ihr Heutiges-Ich dazu holen, … können Sie es sehen? Wo befindet sich jetzt ihr Heutiges-Ich?*"

Pat.: „*Das ist sehr weit weg!*"

Thp.: „*Wie weit etwa?*"

Pat.: „*Etwa zehn Meter.*"

Thp.: „*Warum ist das Heutige-Ich so weit weg?*"

Pat.: „*Ich denke, die beiden haben sich nicht viel zu sagen.*"

Thp.: „*Kann ihr Heutiges-Ich vielleicht etwas näher an das Kind herantreten, damit es Kontakt mit ihm aufnehmen kann!*"

Pat.: „*Ja, aber näher als drei Meter möchte ich eigentlich nicht an ihn herantreten.*"

Thp.: „*Ihr Heutiges-Ich möchte eigentlich nicht näher als drei Meter an das Kind herantreten, weil …?*"

Pat.: „*Na, weil es das auch nicht möchte!*"

Thp.: „*Kann das Kind das mal dem Heutigen-Ich sagen?*"

Pat.: „*Ich möchte nicht, dass du näherkommst! Du hast doch bestimmt jede Menge an mir auszusetzen und das will ich nicht mehr!*"

Thp.: „*Und was hat das Heutige-Ich immer so auszusetzen?*"

Pat. (in der Rolle des Kindes): „*Ich bin zu dick, zu schusselig und vergesse sogar meinen Kopf, wenn er nicht angewachsen wäre und überhaupt ist eigentlich gar nichts richtig an mir!*"

Thp.: „*Und was sagt Ihr Heutiges-Ich dazu?*"

Pat. (in der Rolle des Egos): „*Ja, das stimmt, ich finde ihn wirklich nicht sehr attraktiv! Wenn er nachts aufwacht, stopft er sich voll mit allem, was er im Kühlschrank findet. Es ist ja kein Wunder, wenn sich keine für ihn interessiert!*"

Thp. (zum Heutigen-Ich): „*Können Sie bitte etwas näher herangehen an das Kind, so nahe, dass Sie ihm in die Augen schauen können!*" (Mit barscher Stimme wiederholend:) „*Es ist ja kein Wunder, dass sich keiner für dich interessiert! – Was sehen Sie jetzt in seinen Augen?*"

Pat. (in der Rolle des Heutigen-Ichs): „*Hmm, ich sehe, dass er traurig ist!*"

Thp. (zum Kind): „*Stimmt es, dass du traurig bist?*"

© Frank & Timme Verlag für wissenschaftliche Literatur

Pat. (in der Rolle des Kindes): „*Ja, ich bin es gewöhnt, dass ich an allem schuld bin.*“

Thp.: „*Haben Sie das Kind jemals gefragt, warum es diesen Heißhunger hat?*“

Pat. (in der Rolle des Heutigen-Ichs): „*Nein.*“ (zum Kind:) „*Aber warum schlingst du nachts alles so in dich rein?*“

Thp. (sanft zum Kind): „*Warum schlingst du nachts alles so in dich rein?*“

Pat. (nachdenklich in der Rolle des Kindes): „*Ich … ich fühle mich so leer und einsam und auch ein bisschen wütend!*“

Thp. (zum Heutigen-Ich): „*Er fühlt sich so leer und einsam und auch ein bisschen wütend! Wussten Sie das?*“

Pat. (in der Rolle des Heutigen-Ichs): „*Nein, nicht so richtig, ich habe einfach nur nachgegeben, er war meistens so heftig, ich kann ihn dann nicht stoppen!*“

Thp. (zum Heutigen-Ich): „*Und Sie können ihn nicht stoppen, weil …?*“

Pat.: „*Ich kann ihn nicht stoppen, weil er … weil ich … weil er so ein Scheusal sein kann! Weil ich immer dachte, dass er so ein Scheusal ist! Ich … verdammt, ich bin so ein Idiot!*“ (Er hat Tränen in den Augen … schweigt lange …)

Thp. (zum Ego): „*Ich bin so ein Idiot, weil …?*“

Pat. (erwacht): „*Ich bin so ein Idiot, ich hab das einfach so fortgesetzt!* (zum Kind:) „*Es tut mir so leid, ich habe aus dir ein Scheusal gemacht, ich bin so dumm, ich habe dich vollgestopft und gesagt: ‚Dann friss doch!‘ Das tut mir leid, du warst nie ein Scheusal, ich war auf dem Holzweg, das muss aufhören!*“ (Er weint leise)

Thp. (zum erwachten Heutigen-Ich): „*Was möchten Sie jetzt mit dem Kind machen oder ihm sagen?*“

Pat. (in der Rolle des Heutigen-Ichs): „*Ich muss was ändern, ich will dich nicht mehr sinnlos vollstopfen und ich will netter mit dir umgehen!* (weint dabei) *Ich möchte ihn auf den Arm nehmen!*“

Thp.: „*Können Sie ihm das direkt sagen!*“

Pat. (in der Rolle des Heutigen-Ichs sanft): „*Ich möchte dich gern auf den Arm nehmen!?*“

Thp.: „*Und möchte das Kind das auch?*“

Pat. (in der Rolle des Kindes): *„Ja, ich möchte es, … aber wirst du mich nicht wieder verlassen?"*
Pat. (in der Rolle des Heutigen-Ichs): *„Komm zu mir, du gehörst zu mir!"*
Thp. (zum Heutigen-Ich): *„Was möchten Sie jetzt tun?"*
Pat. (in der Rolle des Heutigen-Ichs): *„Ich habe ihn in den Arm genommen. Du gehörst jetzt zu mir!"*
Thp. (sanft zum Kind): *„Wie fühlt es sich an für dich?"*
Pat. (in der Rolle des Kindes): *„Es fühlt sich gut an."*
Thp. (sanft): *„Was möchtest du jetzt tun oder sagen?"*
Pat. (in der Rolle des Kindes): *„Ich möchte, dass du anders mit mir umgehst!"*
Pat. (in der Rolle des Heutigen-Ichs): *„Ja, ich habe verstanden! Verzeih mir!"*

In der Nachbereitung kommentieren wir das Erlebte als einen richtigen und notwendigen Schritt. Ich frage ihn, ob er den Vorsatz durchhalten wird? Er sagt, er sei sich noch nicht ganz sicher, aber es gebe eine ehrliche Chance, dass er sein Leben ändere.

In diesem Beispiel können wir sehen, dass die Katharsis III und die Heilung II zeitlich dicht aufeinander folgen. Das ist wichtig, denn nur so kann der Patient den kausalen Zusammenhang seines vom Ego verinnerlichten Selbsturteils („weil er so ein Scheusal sein kann!") mit dem damit verbundenen Gefühl der Verletzung („ich fühle mich so leer und einsam und auch ein bisschen wütend!") erkennen. Üblicherweise handelte es sich bisher bei Mario dabei um zwei Ereignisse, die er nicht als ursächlich aufeinander bezogen erlebt hatte. Mit dem zeitnahen Erleben seines Urteils und seiner Verletzungsgefühle erkannte er jetzt seine typische Art sich selbst zu verletzen wieder, was er erstmals auch empathisch reflektieren konnte („ich bin so ein Idiot!"). Diese für ihn völlig neue Erkenntnis brachte nun auch die Erlösung der verletzten Gefühle mit sich, was er auf sich selbst attribuieren konnte.

Somit hatte er den Schlüssel für seine Selbsterlösung gefunden. Er sah und fühlte: Sein eigenes, sich automatisch immer wiederholendes Fehlurteil ist der Verursacher seiner inneren seelischen Not, die er bisher mit sozialem Rückzug und Fressattacken zu beruhigen suchte. Mit diesem Schlüssel kann er sich nun

© Frank & Timme Verlag für wissenschaftliche Literatur

immer selbst befreien! Die alte Alarmanlage („Deine Bedürfnisse und Gefühle sind die eines Scheusals!“) konnte nun abgeschaltet werden, weil er selbst erkennen konnte, dass das nicht die Wahrheit ist und auch niemals war und folglich nicht mehr gelten muss. Die Zurückweisung seiner Bedürfnisse durch die Mutter war falsch gewesen, und für den vermeintlichen „Verrat“ an seiner Freundin am Fluss gab es eine erhellende, entlastende Erklärung. Diese Lösungen hatte er selbst entdeckt. Das alte Narrativ wurde an dieser Stelle durch ein neues Element, welches sich mit seinem Erfahrungshintergrund als kompatibel erwies, überschrieben: „Ich selbst bestimme, was die Dinge bedeuten und dementsprechend fühle ich mich!“ und „Wenn ich mich klein, dumm und schuldig fühle, heißt das nicht, dass ich ein schlechter Mensch bin, sondern lediglich, dass ich meine automatische Selbstbeurteilung überprüfen muss!“

Mario lernte nur wenige Wochen später eine Frau kennen, die wenig später von ihm schwanger wurde. Dabei konnte er das gemeinsame Kind nun innig lieben und mit seinen Bedürfnissen ganz bewusst achtsam und fürsorglich umgehen.

Die Nachbereitung

Im Anschluss an die Aussöhnungs-Imaginationen des 4. Quadranten sollte immer eine ausführliche Auswertung stattfinden, in der das Erlebte aus der Perspektive des KoKo-Verstandes nachreflektiert wird. Nun kommt der akustische Mitschnitt zum Einsatz, den die Patienten sich auch schon im Anschluss an die Sitzung zu Hause noch einmal anhören konnten. Damit verbunden ist die Aufforderung, noch einmal selbstkritisch zu prüfen, ob sie mit ihren Antworten auch mit etwas zeitlichem Abstand noch zufrieden sind oder ob sich damals Ungesagtes mittlerweile in ihr Bewusstsein gedrängt hat.

Fast immer werden diese Imaginationsübungen von den Patienten jedoch als emotional sehr aufwühlend erlebt und manchmal trauen sie sich deshalb nicht allein an das Abhören der Aufzeichnung heran, so dass wir das gemeinsam in den anschließenden Sitzungen tun.

Mit dem zeitlichen Abstand können die Patienten ihre eigenen Widerstände nun selbst sehr viel besser erkennen und den Prozess der Selbstannäherung damit erleichtern. Wenn sie in der Sitzung bereits in die Resonanzerfahrung hineingekommen sind, dann können sie diese nun oft auch schon als tiefere Wahrheit nachempfinden. Nicht selten stellen sie dabei fest, dass sie über diese „Wahrheiten“ bereits oft nachgedacht hatten, sie aber noch nicht so richtig für sich anerkennen konnten. Oft können sie erst jetzt, wenn sie die Aufnahme noch einmal hören, ihre eigenen inneren Stimmen auch in deren emotionaler Wirkung für das Innere Kind erfühlen und verstehen. Erst wenn sie wirklich verstanden haben, dass ihre Ego-Gedanken in Ermangelung besserer Vorbilder und Gelegenheiten einst der Selbstregulation dienten, ist es möglich, sie auch als aktuell nicht mehr zutreffend, falsch oder destruktiv zu erkennen. Gemeinsam kann nun überlegt werden, ob die Stimme des Heutigen-Ichs wirklich liebevoll und angemessen reagiert hat oder ob sich in ihr immer noch Anteile des alten Egos mit seinen verinnerlichten Bedeutungs- und Bewältigungsmustern zu Wort gemeldet haben.

Für die Patienten, die den inneren Dialog zuvor noch nicht kennengelernt hatten, wird oft erst durch ihn die Unterscheidung von KoKo- und Ego-Verstand möglich. Jetzt können sie ihre spontane, vom Ego bestimmte Perspektive in eine das Kind respektierende und selbstfürsorgliche Erwachsenenperspektive transformieren. Manchmal zeigt sich in der Nachbereitung aber auch, dass wir erneut zurück in den 3. Quadranten müssen, weil die historischen Täter nicht vollständig entmachtet wurden und das Innere Kind mit seinen Bedürfnissen noch nicht vollständig rehabilitiert ist, so dass wir noch einmal gemeinsam nach Lösungen suchen sollten. Dabei gilt: Lösungen sind nur dann wirklich tragfähige Lösungen, wenn sie auch vom Klienten als tiefe für sie gültige Wahrheiten erfühlt werden können. Kein Weiser dieser Welt kann das für den Patienten erfühlen. *Erst die emotionale Verankerung der Lösung kann nun auch biologisch einen nachhaltigen Heilungsprozess in Gang setzen und dabei durch die Abschaltung des Alarmmodus die Kräfte wieder freisetzen, die durch die bis in die Gegenwart erhaltene Bedrohung blockiert waren.*

Mit dieser Erfahrung kann dem KoKo-Verstand die Verantwortung für die gegenwärtigen Bedürfnisse immer bewusster werden, und er kann dem Automatismus des Egoverstandes zuvorkommen und ihn nun darauf aufmerksam machen, dass er nicht mehr gebraucht wird. In Bezug auf die thematisierte Verletzung können nun alle destruktiven Annahmen aus dem alten Narrativ

 © Frank & Timme Verlag für wissenschaftliche Literatur

herausgenommen und durch die Annahmen des neuen resonanten Narrativs ersetzt werden. Mit dieser Umschreibung verbindet sich also der gesunde Menschenverstand (KoKo) mit dem Vertreter des Kontinuums, dem Inneren Kind – und jetzt kann sich auch das Gefühl innerer Verbundenheit *(Inner Bonding)* einstellen.

Im Anschluss an die oft mehrere Sitzungen dauernde Nachbereitung einer Imagination werden alte Themen von den Patienten neu ausgewählt, an denen sie ihr neuerworbenes Herangehen in fortführenden Imaginationssitzungen weiterentwickeln können.

Sollte sich in der darauffolgenden Zeit erneut das alte Narrativ des Egos in seiner destruktiven Art und Weise wieder nach vorne drängeln und das Innere Kind in die alten Emotionsmuster und Verhaltensweisen zurückversetzen, dann könnte das ein Hinweis dafür sein, dass das Thema noch nicht vollumfänglich erfasst wurde. Möglicherweise gibt es noch einen Aspekt oder ein bisher noch nicht berücksichtigtes Argument, welches immer noch wirkmächtig und somit auch wichtig ist. In dem Fall wiederholen wir die Sitzung mit dem Inneren Kind und fragen es, was es noch braucht, um sich ganz gesehen und verstanden zu fühlen.

Die Heilung transgenerationaler Traumata im Quadranten 2.a

Wie die Praxis jedoch auch zeigt, gibt es immer wieder Themen, die sich in der direkten Begegnung zwischen dem Heutigen-Ich und dem Inneren Kind nicht so richtig verstehen lassen. Dabei handelt es sich meistens um traumatische Erfahrungen, die nicht im eigenen Leben gemacht wurden, sondern in vorangegangenen Generationen, und durch ihre einst große Bedeutung ihren Schatten bis in die Gegenwart werfen. Neurologisch wird das unverarbeitete Trauma der Eltern durch eine spezifische Sensibilität repräsentiert, die in den dazugehörigen Kontexten bei den Nachfahren über mehrere Generationen erhalten bleiben kann und sich immer wieder durch Aversionen, Vermeidungsreflexe, aber auch in inneren Bildern und Sehnsüchten bemerkbar machen kann (vergleiche Wolynn 2017). Der evolutionsbiologische Sinn transgenerationaler, traumatisch installierter Sensibilität besteht ja darin, der nachfolgenden Generation wichtige Informationen über Gefahrenquellen zu übergeben. Diese spezifische Sensibilität kann uns nun helfen herauszufinden, um welches Thema es sich dabei handeln könnte. Nunmehr ist es jedoch die Aufgabe unseres Bewusstseins, mit unserem gesunden Verstand festzustellen, welche Gefahr immer noch akut ist und welche nicht.

Um die aktuelle Bedrohung einschätzen zu können, müssen wir uns zunächst darüber klarwerden, um welche Bedrohung es ursprünglich ging. Dabei kann uns das Innere Kind mit seinen Aversionen, inneren Bildern und Sehnsüchten sehr hilfreich sein zu erspüren, was wir üblicherweise zu vermeiden suchen und was gefehlt hat.

Thema des Traumas	Aversionen gegen
Physische Gewalt	Fremde Personen, aggressive Stimmungen
Unglück/Katastrophe	Spezifische Bedrohungen/Risiken
Verlassenheit	Auf sich gestellt sein, Überforderung
Ungerechtigkeit	Zurückweisungen, Benachteiligungen
Emotionaler Kontrollverlust	Stimmungsveränderungen
Soziale Ausgrenzung	Disharmonie, Ablehnung
Sexuelle Gewalt	Sexuelle Annäherung, physische Nähe
Schuldhaftes Versagen	Verantwortung
Hungersnot	Ressourcenverfügbarkeit

Tab. 8: Neun Beispiele für transgenerationale Sensibilitäten

In den oben dargestellten Fallbeispielen zeigte sich, dass die emotionalen Inkompetenzen der Eltern unserer Protagonisten höchstwahrscheinlich ebenfalls auf traumatische Erfahrungen durch Bedrohung und Vernachlässigung zurückzuführen waren. Schon sie hatten ihre Erlebnisse nicht richtig verarbeiten können. Auf Grund der dauerhaft aktivierten Alarmanlage waren sie oft schon mit chronischen Erkrankungen wie etwa Krebs, Autoimmunerkrankungen, Diabetes, Herz-Kreislauferkrankungen, Verdauungserkrankungen, Demenz oder Depressionen konfrontiert und hatten mit der Übertragung ihrer Alarmbereitschaft und der vorgelebten Bewältigungsschemata auch ihre Kinder dafür

© Frank & Timme Verlag für wissenschaftliche Literatur

prädisponiert. Wollen wir diesen Kreislauf durchbrechen, ist ein Bewusstsein dafür zu entwickeln, wie die längst nicht mehr angemessene Gefahrensensibilität aufgelöst und stattdessen eine Sensibilität für die eigenen Gefühle und Bedürfnisse entwickelt werden kann, um den Zugang zu einer kompetenteren Befriedigung zu ermöglichen.

Erinnern wir uns an das Beispiel von Friedrich, der in der imaginierten Begegnung mit seiner Mutter herausfand, dass es einen „guten Grund" gegeben haben müsse, dass seine Mutter so lieblos mit den Kindern umgegangen war, ohne je von ihr zu erfahren, was genau in ihrem Leben passiert ist. Neben seinen Aversionen gegen Benachteiligungen und aggressive Stimmungen empfand er für seine Mutter stets auch Mitleid und Verantwortung, was ihn veranlasste, sensibel auf ihre Befindlichkeiten zu reagieren und auf eine angemessene Selbstfürsorge zu verzichten. Die fehlende Evaluierung seiner Bedürfnisse hatte dazu geführt, dass er selbst kein Bewusstsein dafür entwickeln konnte, was er eigentlich gebraucht hätte. Schließlich weckte ihn eine schwere Depression, die ihm sagen wollte: „Wenn du so weitermachst, wirst du einsam und vergessen sterben!" Als ihm im Verlauf der Therapie bewusstwurde, dass er ja gar keine Idee davon hatte, was ihm fehlte, wurde ihm das ganze Ausmaß seiner inneren Unverbundenheit erstmals deutlich.

Schließlich hatte auch seine Mutter schon keine Verbindung zu sich und ihren Bedürfnissen und konnte ihm deshalb auch kein Vorbild sein, wie man würdevoll altert. Stattdessen vereinsamte sie im Alter zunehmend und klammerte sich noch mehr an ihn, als sie das schon in seiner Kindheit getan hatte. Nunmehr musste er erkennen, dass seine Unfähigkeit, Nähe und echte Zuneigung zuzulassen, von einer riesigen Wut über den emotionalen Missbrauch durch seine Mutter aufrechterhalten wurde. Sein Mitleid und Verantwortungsgefühl für sie wiederum unterdrückte die Äußerung dieser Wut. Stellvertretend für seine Mutter richtete er nun seine Aversionen gegen seine Lebensgefährtin, so dass es ihm nicht gelingen konnte, seine Bedürfnisse nach liebevoller Verbindung und Geborgenheit zu realisieren.

Die Auflösung solcher transgenerationalen Sensibilitäten, über deren Ursache wir oft nur wenig wissen, erfordert zunächst einmal, ähnlich wie wir das schon im 3. Quadranten erlebt haben, die Anerkennung des Leids unserer Vorfahren und die respektvolle Anerkennung ihrer unerfüllten Bedürfnisse.

Gut wäre, für die Vorfahren eine ideale Lösung zu kreieren, die es ermöglicht, die Verantwortlichkeit für ihren erlittenen Mangel und die von ihnen erlebten Bedrohungen einer Ursache zuzuschreiben. Gelingt dies, dann ist es vielleicht auch möglich, die missweisenden Mitleids- und Verantwortungsgefühle aufzugeben und die Verantwortlichkeit für unsere Bedürfnisse in der Gegenwart neu zu bewerten. Auf diese Weise könnte sich dann auch die unangemessene Sensibilität auflösen.

Unverarbeitete transgenerationale Traumata können für die Persönlichkeitsentwicklung eines Menschen von großer Bedeutung sein, vor allem dann, wenn sie diese Entwicklung immer wieder in die Wiederholung unangemessener Verhaltensmuster führen und damit signalisieren, dass etwas noch nicht abgeschlossen ist. Die Ursachen unseres gegenwärtigen Leidens sind ja u. a. die Konstruktionen, die wir uns von der Welt geschaffen haben, und die sind eben zu einem erheblichen Teil von den Konstruktionen unserer Eltern und Großeltern geprägt worden. Um diesen Zusammenhang erkennen zu können, ist es außerordentlich hilfreich, dass wir so viel wie möglich über die Besonderheiten in der Biografie unserer Vorfahren in Erfahrung bringen und uns dabei bewusst machen, welche Verletzungen und nicht befriedigten Bedürfnisse es bei ihnen auch schon gegeben haben muss, dass sie diese Konstruktionen entwickeln mussten, die sie dann an uns weitergegeben haben. Natürlich ist es hilfreich, wenn unsere Vorfahren noch am Leben und bereit sind, über die Vergangenheit zu sprechen. Entscheidend aber ist das nicht, denn wir können uns immer nur selbst aus unserem Leid befreien. Es ist unsere Aufgabe, Frieden mit unserer familiären Vorgeschichte und den alten unverarbeiteten Themen zu schließen – ob nun mithilfe der Eltern oder ohne sie.

Auch wenn es uns nicht gelingt, den genauen Ursprung und die Art des Leidens unserer Vorfahren in Erfahrung zu bringen, können wir doch immer davon ausgehen, dass es gute Gründe gewesen sein müssen, die ihre Inkompetenzen verständlich machen. Nunmehr kommt es darauf an, dass wir die Unzulänglichkeiten, die Verantwortungsunfähigkeit, die unangemessenen Schuldgefühle, die Wut, den Hass, die Trauer oder die Ängste, die sie nie überwinden konnten und die in unserer Seele immer noch schwingen, zu befrieden, indem wir die aussichtslosen und destruktiven und unsere Seele belastenden Ressentiments und Wiedergutmachungswünsche aufgeben. Es ist an uns, die

© Frank & Timme Verlag für wissenschaftliche Literatur

unerfüllbaren Aufträge zurückzugeben und für unsere noch unerfüllten Bedürfnisse, die sich in unseren Sehnsüchten verbergen, die Verantwortung zu übernehmen.

Movies

Bei Albert Pesso habe ich eine Methode gelernt, die er „Movie" nannte, eine szenische Aufstellungsarbeit, bei der tief verinnerlichte Schuldgefühle oder ein übertriebenes oder falsches Verantwortungsgefühl überschrieben werden können (Rescripting). Er wendete diese Methode immer dann an, wenn es darum ging, einen Klienten spüren zu lassen, dass er oder sie sich nicht mehr länger für die Eltern oder andere Familienmitglieder verantwortlich fühlen sollte, wenn sie damit pathologische Strukturen aufrechterhielt. Dabei stellte er mit Hilfe von Platzhaltern (oft waren das irgendwelche Gegenstände, Steine oder Figuren) symbolisch die Eltern bzw. andere bedeutsame Bezugspersonen auf, und zwar rückte er sie in jene Beziehung zum Protagonisten, die bestand, als der Klient noch Kind war und sich nicht gut zu helfen wusste. Dann ließ er die „Eltern-Platzhalter" ihre destruktiven Glaubenssätze und Botschaften zum notleidenden Kind sprechen: „Wir sind so sehr überfordert von unserem Leben, dass wir uns gar nicht um dich kümmern können!" Daneben eröffnete er eine neue Szene. Auch da gab es wieder Platzhalter, nur symbolisierten sie diesmal die Eltern oder Bezugspersonen als Kinder sowie deren damals verantwortliche Bezugspersonen und Umstände. Die Umstände eines Krieges oder einer Familienkrise konnten z. B. durch ein schwarzes Tuch symbolisiert werden, auf dem sich dann die Szene abspielte. Nun wurde der Klient aufgefordert sich vorzustellen, welche Botschaften die Bezugspersonen der Großelterngeneration ihren Kindern (den Eltern des Klienten) möglicherweise damals sendeten und wie sie dabei auch schon bei ihnen eine Not hinterließen. Anschließend ließ er aus dem Fundus von symbolischen Platzhaltern „ideale Eltern" oder „ideale Helfer für die Eltern" auswählen, die befragt wurden, was sie denn wohl für Botschaften an die ihnen anvertrauten Kinder in idealer Weise hätten senden wollen. Auch diese Frage stellte Pesso seinen Klienten direkt, wobei er ihnen viel Zeit ließ, zu erfühlen, was es bei ihnen bewirkt, wenn sie sich vorstellten, was auch ihre Eltern schon vermissen mussten und wer dafür eigentlich die Verantwortung hätte tragen sollen.

Pesso hatte ein feines Gespür dafür, Szenen zu kreieren, in denen fühlbar wird, dass die Klienten bereits als Kinder die Defizite ihrer Eltern erspüren konnten und dass sie intuitiv in Rollen schlüpften, die diese Defizite ausfüllten. Fehlte beispielsweise der Mutter ein verständnisvoller Partner, konnte der Sohn möglicherweise schon als kleiner Junge erspüren, dass er mit seinem Mitgefühl und seiner Hilfsbereitschaft die Mutter seelisch stützen konnte. Oft bemerkte er dabei jedoch nicht, dass er gleichzeitig auf seine berechtigten kindlichen Bedürfnisse nach „einer kompetenten Mutter" und einer „spielerischen Eroberung der Welt" verzichten musste. So stopfte er vielleicht das „Loch" im System seiner Herkunftsfamilie und stabilisierte so auch seine Existenz, seine Bedürfnisse nach Orientierung und spielerischer Leichtigkeit blieben jedoch unbeachtet und unerfüllt. Durch die in der Aufstellung erlebte Übernahme der Verantwortung durch „ideale Helfer" (auch wenn sie nur symbolisch existierten) konnte der Protagonist Erlösung fühlen. Dieses Erlebnis braucht es, damit er die Selbstvernachlässigung beendet und sich erlaubt, sich in Zukunft um seine Bedürfnisse zu kümmern. Ein solches Erlösungserleben ist die Voraussetzung dafür, dass er die tief verinnerlichten und automatisierten Mitleidsgefühle und Verantwortlichkeiten auflösen und sie auf seine eigenen Bedürfnisse anwenden kann.

Rituelle und symbolische Friedensschließung

Nachdem die Verantwortlichkeiten der Vorfahren geklärt worden sind, kann die Desensibilisierung eines Themas durch einen Friedensschluss erfolgen, der nach meiner Erfahrung am besten auf eine rituelle oder symbolische Weise, wie ich es in Systemischen Aufstellungsarbeiten, in den Aufstellungen von Albert Pesso oder auch am Beispiel der Wanderschamanen in Myanmar erlebt habe. In dem Schamanenbeispiel handelte es sich um einen „Dämon", der auf der Seele der Dorfbewohnerin lastete und den man für die Ursache ihre Beschwerden hielt. Die Schamanin hat kraft ihrer Autorität den Auftrag, diesen Dämon zu beschwichtigen bzw. seine Botschaft an die noch Lebenden anzuhören und

 © Frank & Timme Verlag für wissenschaftliche Literatur

ihm eine Würdigung entgegenzubringen, die sicherstellt, dass seine Botschaft in Gegenwart und Zukunft verstanden und berücksichtigt wird. Entscheidend für den Erfolg dieser Intervention wird jedoch sein, ob die Protagonistin wirklich verstanden hat, was sie nun anders machen sollte, also ob sie ihr Bewusstsein darüber vervollständigen konnte, wofür sie in Zukunft Sorge tragen muss, damit ihre Bedürfnisse sichergestellt werden können.

Ich gehe davon aus, dass solche Rituale, die man so oder ähnlich in vielen indigenen Kulturen beobachten kann, ihre Wirkung dadurch haben, dass sie den ungelösten Konflikten eine symbolische Lösung erlauben und somit den vernachlässigten Bedürfnissen ein Bewusstsein verschaffen und eine Berechtigung erteilen. Schamanen sind also keine Geschäftemacher oder Scharlatane, wie von unkundiger Seite oft behauptet wird, sondern hochsensible, mit dem Kontinuum verbundene „Seher" und „Vermittler" von Weisheit und Liebe für die innigsten Bedürfnisse ihrer „Kunden". Das Glück, dass ich in den Augen der myanmarischen Dorfbewohnerin sehen konnte, ließ mich jedenfalls spüren, dass sie im Kreise ihrer Mitmenschen etwas sehr Wichtiges empfangen haben musste, was sie offensichtlich irgendwie erlöst hatte.

Aus psychotherapeutischer Perspektive verkörpern Dämonen unaufgelöste traumatische Erfahrungen der Vorfahren, die sich in Form verinnerlichter Glaubenssätze im Ego-Verstand eingraviert haben. Solange wir keinerlei Vorstellung davon haben, was uns gefehlt hat, wissen wir nicht, wohin wir unser Bewusstsein lenken sollen, damit wir die Korrekturen in unserem Glaubenssystem vornehmen können, die es uns erlauben, vergangenes Unrecht, durch das wir Entbehrungen erleiden mussten, zu vergeben und unsere Verantwortung für die zukünftige Befriedigung anzuerkennen. Gelingt es uns nicht, diese Korrekturen vorzunehmen, werden wir wahrscheinlich die damit verbundene Blindheit und die Aversionen unbewusst an die nächste Generation weitergeben. Ziel ist es nun, die epigenetisch vermittelte Vulnerabilität für die in Tab. 7 aufgeführten Themen sowie die emotionale Inkompetenz im Umgang mit den dazugehörigen Grundbedürfnissen zu überwinden.

In Friedrichs Fall war es ein unbekanntes Trauma seiner Mutter, dass dazu geführt hatte, dass sie ihre Seele verschloss, so dass die Kinder falsche Glaubenssätze entwickeln mussten. Bleiben wir jedoch in der Logik des Rituals, dann muss diese Unbekanntheit kein Hindernis für die Heilung sein. In der

Logik des Rituals können wir uns überlegen, wie das Leid eines Kindes, welches durch das unbekannte Leid der Mutter erzeugt wurde, gestillt werden kann, ohne dass wir das konkrete Leid der Mutter benennen. Im Laufe der Jahre habe ich Erfahrungen mit verschiedenen Ritualen gemacht, mit denen ich versuche, meine Patienten zu inspirieren, auf irgendeine für sie feierliche Art und Weise ihren Frieden mit dem unbekannten und doch bis in die Gegenwart spürbaren familiären Erbe zu machen.

Im Kern geht es dabei stets um die emotionale Aktivierung, die Würdigung der vermissten Bedürfnisse und des mit ihrer Nichterfüllung verbundenen Leids, und um die Klarstellung der Selbstverantwortung. So wurde beispielsweise Friedrichs Leid stellvertretend in einem vom ihm selbst für diesen Zweck ausgewählten und beschafften „Gedenkstein" symbolisiert, der in Größe, Form und Beschaffenheit in etwa dem entsprach, was er für seine nunmehr bewussten Entbehrungen für angemessen hielt. Anschließend haben wir gemeinsam darüber nachgedacht, was mit diesem Stein passieren sollte, damit er nicht mehr die Seele beschweren könne, und wo er seine Aufgabe, dem Andenken zu dienen, am besten erfüllte. Friedrich entschied sich für einen Findling aus der Eiszeit, den er an einem Feldrand gefunden hatte und in den er ein Herz gravieren ließ. Er sollte symbolisch für seine Leiden und die seiner Vorfahren stehen und wurde an einen für ihn persönlich sehr bedeutsamen Ort auf einer unbewohnten Halbinsel gebracht, wo er ihn so platzierte, als hätte er dort schon immer gelegen. Gemeinsam mit seinem Bruder, der zunächst dem Unternehmen etwas skeptisch gegenüberstand und ihn dann doch begleitete, erlebte er diesen Moment als magisch und befreiend.

Der rituelle Versöhnungsbrief

In den Einzel- und Gruppentherapien, in Ansätzen auch in den Selbsterfahrungsgruppen, die ich bisher anleiten durfte, inspiriere ich die Teilnehmer gern dazu, einen „Brief an die Vorfahren" zu schreiben. Darin sollen sie die Dinge benennen, für die sie ihren Vorfahren dankbar sind, aber auch alle Aufgaben, die sie von ihnen übernommen haben, für die die Vorfahren keine Sensibilität oder gar ein Bewusstsein hatten und die somit erst in ihrem Leben entwickelt

© Frank & Timme Verlag für wissenschaftliche Literatur

werden konnten. Ein solcher Brief ist eine anspruchsvolle Aufgabe und erfordert eine enorme Selbstreflexion in Bezug auf die eigenen Bedürfnisse, ihre Leidensgeschichte, ihre neue Beachtung und Realisierbarkeit. Diesen Brief zu schreiben und immer wieder zu überarbeiten kann sich über viele Wochen hinziehen und begleitet so auch praktisch den fortgeschrittenen Heilprozess.

Kernstück des Briefes ist es, die inzwischen bewusst wahrgenommenen Bedürfnisse zu benennen, ihre Berechtigung anzuerkennen, das in der Kindheit durch die emotionale Inkompetenz der Vorfahren entstandene Leid zu würdigen und damit einverstanden zu sein, dass Bedürfnisbefriedigung und Leid ab jetzt und für immer in der eigenen Verantwortung liegen. In den allermeisten Fällen gelingt es, den Vorfahren dabei keine Vorwürfe zu machen. Vielmehr sollte gesehen werden, dass auch sie unter defizitären Bedingungen gelebt haben und deshalb zu dem geworden sind, was sie sind oder waren. Folglich konnten sie ihren Kindern auch nur geben, was sie selbst hatten. Manchmal ist jedoch die Wut auf die Eltern oder andere Vorfahren so groß, dass sie erst einmal zum Ausdruck kommen muss, bevor in ihrer Tiefe Vergebung möglich ist.

Als Beispiel dafür möchte ich hier kurz die Geschichte des etwa vierzigjährigen Andreas erzählen. Als Kind wurde er von seinem Vater mehrfach schwer misshandelt und dabei einmal sogar fast totgeprügelt. In einer Imagination, in der er mit seinem Heutigen-Ich dem Vater noch einmal begegnete, verspürte er spontan den innigen Wunsch, ihn zu töten. Erst nachdem er sich das in seiner Vorstellung auch erlaubte, konnte er die Erleichterung spüren, die er schon so lange suchte. Er war in diesem Augenblick stärker als der brutale Vater. Zugleich konnte er jedoch erstmals Mitleid mit ihm verspüren. Erst jetzt wurde ihm bewusst, dass es dem Vater wahrscheinlich auch nicht anders als ihm selber ergangen war und er sich ja mit seiner brachialen Tat lediglich aus seiner Ohnmacht gegenüber der brutalen Seite seines Vaters befreien wollte. Plötzlich konnte er sich auch daran erinnern, dass er ihn als kleines Kind sehr geliebt und sich gewünscht hatte, von ihm anerkannt zu werden. Nun überkam ihn eine große Trauer, in deren Folge er seinen Frieden mit dem Vater und mit seinem Hass gegen ihn und schließlich auch sich selbst machen konnte. Er erkannte, dass er in seiner eigenen Wut oft das getan hatte, was ihm einst selbst widerfuhr, und dass er diesen Teufelskreis nunmehr beenden wolle. So wurde der Weg frei, seinen tiefsitzenden Selbsthass zu überwinden und in einen resonanten Zustand mit seinem Inneren Kind zu gelangen.

Ziel des Briefes ist es also, alle relevanten Themen anzusprechen und darin die Bedeutung des Erlebten für das eigene Befinden und die eigenen Bedürfnisse zu benennen und nicht einfach nur Bewertungen und Beschimpfungen loszuwerden. Dafür kann es hilfreich sein, in einer ersten Version einen reinen „Schimpfbrief" zu schreiben, um auf diese Weise erst einmal die Themen zu sammeln und dem Erlebten eine Berechtigung zu erteilen. Erst anschließend werden die Themen in einen Bezug zu den damit verbundenen Bedürfnissen gestellt. Manchmal kommen Patienten mit einem einzigen Brief an zugleich alle Vorfahren nicht aus, so dass an die relevanten Personen jeweils ein eigener Brief geschrieben werden sollte. Ob der Brief, wenn die angeschriebenen Personen noch leben, auch tatsächlich abgeschickt wird, bleibt zunächst erst einmal offen und wird dann ganz und gar dem Patienten selbst überlassen. Ich rate immer dazu, den Brief nach Fertigstellung ein paar Tage oder Wochen neben dem Bett liegen zu lassen und auf die Träume in der Nacht zu achten, um festzustellen, ob es noch unbewusste Reaktionen gibt, die noch etwas zur letzten Version beitragen könnten. Auch hat es sich bewährt, ihn in verschiedenen Stimmungen immer mal wieder zu lesen, um zu prüfen, welchen Einfluss Zeit und Stimmung auf das Gefühl der Richtigkeit des Inhalts haben. Wichtig ist, dass der Schreiber keine bestimmte Reaktion des Adressaten damit erreichen will. Vielmehr sollte die nunmehr herausgearbeitete eigene Wahrheit unabhängig von der Reaktion der Adressaten stehen bleiben. Dabei muss berücksichtigt werden, dass die Adressaten sich im Laufe der Jahre ja auch verändert haben und der Brief sich ja vornehmlich an die Personen richtet, die damals dem Kind gegenüberstanden.

Wenn der oder die Briefe fertig sind, werden sie in der darauffolgenden Sitzung feierlich vorgelesen, was mit sehr starken Gefühlen einhergehen kann. Nun ist es Zeit, sich darüber Gedanken zu machen, was mit dem Brief geschehen soll, falls er nicht an die noch lebenden Personen abgeschickt wird. Einige Briefeschreiber entscheiden sich dafür, ihn am Grab der Toten vorzulesen und ihn anschließend dem Grab hinzuzufügen. Andere entscheiden sich, ihn in einer Flaschenpost ins Meer zu werfen oder ihn mit einem Stein beschwert im Meer zu versenken. Als „nachhaltig beeindruckend" schilderten mir Patienten

© Frank & Timme Verlag für wissenschaftliche Literatur

die Entscheidung, den Brief gemeinsam mit anderen Personen feierlich zu verbrennen und das Ereignis tanzend und singend zu beschließen.

Der Phantasie der Patienten sollte hier keine Grenze gesetzt werden, wichtig ist allein, dass mit diesem Ritual die Überzeugung gestärkt wird, dass es sich um einen Abschluss eines Lebensabschnittes handelt und nun ein neuer Abschnitt beginnen kann, in dem der destruktive Einfluss des Egoverstandes der Vergangenheit angehört und von einem Verantwortungsbewusstsein abgelöst wird, was nicht so schnell wieder vergessen werden kann, da es durch den Brief ja nun „notariell beglaubigt" wurde.

Der 5. Quadrant – Transzendenz

Das Ausmaß und die Anzahl alter emotionaler Verletzungen sind von Mensch zu Mensch sehr verschieden. Meine ursprüngliche Annahme, dass es eine bestimmbare Anzahl gäbe, die man bearbeiten müsste, hat sich praktisch nicht bestätigt. Vielmehr zeigte sich, dass manchmal auch schon ein einziger Durchlauf der Heilchoreografie eine enorme Bewusstseinserweiterung bewirken kann. Wenn ein Mensch erst einmal das Prinzip der Verantwortungsbestimmung für sich erkannt hat und somit wieder Zugang zu seinem inneren Kompass hat, kann er die missweisenden Glaubenssätze, wenn sie angetriggert werden, leichter erkennen und schneller in den Zustand der im 4. Quadranten erlebten Resonanz (Inner-Bonding) zurückkehren. Das Entscheidende für die Nachhaltigkeit der Heilung emotionaler Verletzungen ist jedoch die emotionale Verankerung, die weit über das hinausgeht, was eine auf Habituation oder kognitive Einsicht orientierte Therapie erreichen kann. Was rational vielleicht schon lange als richtig erkannt wurde, konnte vielleicht deshalb nicht in das bestehende Narrativ eingebaut werden, weil es sich ohne die Resonanz mit dem Inneren Kind als „noch nicht beglaubigt" anfühlen konnte. Erst jetzt, wenn sich das Innere Kind auf die Weise geliebt, versorgt und geleitet fühlt, wie es das schon von Geburt an gebraucht hätte, sind die beiden Systeme Ratio und Emotio wirklich verbunden. Unser Verstand ist auf eine liebevolle Weise mit dem Inneren Kind im Bewusstsein des Kontinuums verbunden, aber auch mit anderen Menschen und der Welt, was ihm nun ermöglicht, weise und verantwortungsbewusst mit seinen Gefühlen und Gedanken umzugehen und sich entsprechend zu verhalten. Nunmehr gestalten sich Planungen, Interessenkonflikte und Entscheidungen leichter zielführend. Nun kann sich die III. Stufe der Heilung allmählich vollziehen.

Wir müssen also keinesfalls alle emotionalen Verletzungen erinnern oder korrigieren! Wenn wir mit den wichtigsten und prägendsten unserer Wunden der Vergangenheit unseren Frieden gemacht haben, dann werden wir auf einer höheren Ebene unseres Bewusstseins ankommen. Jetzt hat unser KoKo-Verstand die Reife, die er braucht, uns auch vor allen zukünftigen Verletzungen zu schützen, die früher durch alte unverheilte Verletzungen immer wieder entstanden waren. Dieses Bewusstsein verbindet unser nunmehr liebendes und vertrauendes Selbst mit der Welt auf eine Weise, die es uns gestattet, von nun an im Einklang mit ihr und dem Kontinuum zu leben. Nunmehr kann ich auch erkennen, dass mein gegenwärtiges Leiden das Ergebnis meiner Wirklichkeitswahrnehmung und -beurteilung ist, bedingt durch meine vergangenen Wirklichkeitserfahrungen! Ich kann nunmehr anerkennen, dass die Welt so war, wie sie war, und dass sie ist, wie sie ist, und dass ich befreit von allen überflüssigen Alarmbereitschaften meines Egos sehr viel mehr Möglichkeiten wahrnehme, meinen Platz in ihr zu finden, als ich das noch im unverbundenen Zustand konnte. Mit der festen Überzeugung, dass ich mit meinen konstruktiven und kooperativen Fähigkeiten wirklich alle Lebensenergie für mich und die Befriedigung meiner Bedürfnisse, im Einklang mit der Natur und allen andern Menschen, zur Verfügung habe, kann ich auch erkennen, dass ich ein reicher Mensch bin, weil ich nun die Freiheit besitze, mich nicht länger mit krankmachenden Ersatzbefriedigungen abgeben zu müssen. Ohne die übertriebene Angst, den Groll und die Ohnmacht meines Egos im Nacken kann ich die Welt in einem sehr viel angenehmeren Licht sehen. Nunmehr kann ich mich ganz auf den Weg der Weisheit einlassen und zunehmend besser unterscheiden, welche Dinge ich ändern kann und wofür ich mich einsetzen sollte, und welche Dinge ich nicht ändern kann und deshalb respektieren sollte, dass sie sind, wie sie sind.

Die Heilung meiner alten emotionalen Verletzungen ist also ein transzendenter und somit auch spiritueller Prozess, durch den ich mich aus eigener Kraft aus meinen alten Narrativen befreien kann. Dabei entwickle ich ein

 © Frank & Timme Verlag für wissenschaftliche Literatur

fühlendes Bewusstsein, mit dem ich sehr viel souveräner meinen Herausforderungen gegenüberstehe, als ich das früher konnte.

In den meisten Kulturen gibt es dafür Helfer, die einem den Spiegel halten und uns in einem vor persönlichen Absichten, missgünstiger Vorteilsnahme oder verletzender Kritik geschützten Raum Inspiration, Trost und emotionale Unterstützung zukommen lassen.

Im 5. Quadranten kann ich die Verbindung meines in mir angelegten emotionalen Kontinuums und meines Verstandes mit dem Universum spüren und weiß, dass es vor allem an mir selbst liegt, zu erkennen, wertzuschätzen, zu lieben und schließlich zu heilen. Wenn es meinen Patienten gelang, diese Transzendenz zu spüren, dann konnte ich stets auch die Beobachtung machen, dass sich die Beschwerden wie von Wunderhand auflösten, dass sie mir mitteilen konnten, jetzt keinerlei „Bedürfnis" mehr zu verspüren, ihren alten Süchten nachzugehen, und dass sich ihre Beziehungen zu anderen Menschen, zu ihrer Arbeit, zur Natur, zu einst so wichtigen Statussymbolen und nicht zuletzt auch ihre Wahrnehmung des vermeintlich Bösen verändert habe und dass sie sich jetzt deutlich gesünder fühlten.

Jetzt kann ich oft auch den tieferen Sinn meines Lebens erkennen, der darin besteht, die Herausforderungen, die mir in die Wiege gelegt wurden und die ich durch die vorgefundenen Entwicklungsbedingungen zu erkennen und anzunehmen habe, zu meistern. Das dabei entstehende Bewusstsein ist möglicherweise Sinn und Ziel eines Evolutionsprozesses, in dem alles Leben dazu da ist, Bewusstsein zu entwickeln. Ein Bewusstsein, das es uns ermöglicht, die Bedingungen unserer Existenz zu erkennen, die Balance mit Hilfe des in uns angelegten Kontinuums und seines emotionalen Ausdrucks zu erspüren und in dem größeren Ganzen unseres Universums zu erhalten.

Zusammenfassung

Der Vorgang der Heilung erscheint mir heute wie eine Choreografie, sehr logisch oder besser „psycho-logisch" und unabhängig davon, mit welcher therapeutischen Technik wir vorgehen. Wenn wir erst einmal verstanden haben, dass die Dinge in unserer Seele einer ganz sinnvollen Ordnung entsprechen und wir darauf vertrauen können, dass es nichts mehr gibt, was wir in der Vergangenheit erlebt haben, was uns den Weg zum Glück in der Gegenwart versperren könnte, dann haben wir die Haltung, die wir brauchen um eine emotionale Heilung hinzubekommen.

Der Ausgangspunkt ist jedoch, dass wir erkennen und glauben können: Menschen sind im Grunde gut. Es gibt also gar nichts genuin Böses oder Verachtenswertes in uns Menschen, sondern nur unbeachtetes und unverstandenes Leid, das aus Mangel- und Bedrohungserfahrungen resultierte und so unser Ego veranlasste, Bewältigungsstrategien zu entwickeln, die uns damals in Ermangelung konstruktiver Vorbilder als Notlösung dienten. Um uns in der Welt orientieren zu können, haben wir auch diese Ego-Lösung in unser Narrativ von der Welt eingebaut, wo es fortan immer wieder bestätigt wird, ohne dass wir bemerken, dass es für die Befriedigung unserer Bedürfnisse keine gute Lösung ist. Solche Ego-Narrative sind sehr stabil und brauchen erst einen entsprechenden Leidensdruck, um überhaupt in Frage gestellt werden zu können. Dieses Leid entsteht allerdings meistens erst dann, wenn wir die emotionalen Signale unseres Bedürftigen-Ichs über längere Zeit nicht wahrnehmen, weil wir seine Sprache nicht verstehen oder wir uns keine Zeit nehmen, sie zu verstehen. Ist das emotionale System mit seinen Signalmöglichkeiten ausgeschöpft, kann nur noch das Immunsystem unser Verhalten bremsen und so eine Veränderung unserer Narrative und unseres unbefriedigenden Verhaltens erzwingen.

Aus diesem Blickwinkel hat unser Leiden den Sinn, uns zu besseren, nicht vom Ego-Verstand initiierten Lösungen zu bewegen. Wenn wir unser Leid nicht als Strafe für unser „Böse-Gewesen-Sein“ ansehen, sondern als Hilferuf unserer Seele, der uns wachrütteln soll und uns mehr Bewusstsein abverlangt, was richtig und was falsch für uns ist, dann können die emotionalen Verletzungen in der Tiefe unserer Seele heilen. Dabei können wir Heilung auch als einen bewusstseinsfördernden Prozess verstehen, der unsere Verantwortung für ein nachhaltigeres Leben stärkt.

Wesentlich an der emotionalen Heilung ist, dass wir die in der Vergangenheit durch unverheilte Verletzungen programmierten Alarmeinstellungen und damit verbundenen Bewältigungsmuster nicht einfach abschalten können. Zuvor müssen wir prüfen, ob wir schon die Fähigkeiten besitzen, die wir damals

 © Frank & Timme Verlag für wissenschaftliche Literatur

in der Not noch nicht hatten und die heute und in Zukunft eine Wiederholung des Bedrohungs- und Mangelerlebens verhindern können. Erst dann können wir die Alarmanlage abstellen und auf unsere damals konditionierten Bewältigungsstrategien verzichten. Dazu müssen wir jedoch noch einmal hinabsteigen in die Erinnerung und ergründen, unter welchen Umständen welche Bedürfnisse damals übersehen oder bedroht wurden und seitdem durch die damals gewählten Bewältigungsmuster ersatzbefriedigt, also vernachlässigt werden mussten. Erst wenn diese Bedürfnisse vollständig rehabilitiert sind und wir einen angemesseneren und befriedigenderen Umgang mit ihnen beherrschen, brauchen wir die Alarmbereitschaft nicht mehr.

Als Kinder konnten wir diese Aufgabe nicht meistern, schließlich waren wir ja abhängig von Umständen und Autoritäten, die unser soziales Dasein bestimmten. Damals erschienen uns Mangel und Bedrohung unüberwindbar, so dass wir die Zuversicht aufgegeben haben, dass wir daran etwas ändern könnten. Unser Ego-Verstand hat damals das Programm geschrieben, und wenn wir uns nicht ganz viel Zeit und Selbstliebe nehmen zu prüfen, ob die Voraussetzungen dafür noch gegeben sind, bleibt dieses Programm im Hintergrund unverändert aktiv, selbst dann, wenn wir in der Gegenwart immer wieder Erfahrungen machen, die das alte Narrativ längst außer Kraft setzen könnten. Einmal vom Ego-Verstand geprägte „Wahrheiten über Gefahren" bleiben oft so lange aktiv, bis sie *im Kontext ihrer Installation* widerlegt werden. Meistens haben wir uns mit der Ersatzbefriedigung abgefunden – woher sollten wir auch wissen, ob wir das besser hinbekommen könnten? Und so haben wir uns an die selbstauferlegten Einschränkungen längst gewöhnt und irgendwann denken wir gar nicht mehr daran, wofür wir sie uns einst auferlegt haben und glauben, dass das so sein müsse, weil die Welt so ist! Aber etwas in uns – unser Inneres Kind – registriert sehr wohl, dass uns in der Gegenwart Dinge fehlen, die wir eigentlich gern zu unserer Befriedigung hätten. Und dieses Innere Kind bemüht sich auf seine Weise, mit seinen Gefühlen, Beschwerden oder Aversionen uns immer mal wieder darauf aufmerksam zu machen, dass uns etwas fehlt. Doch in den allermeisten Fällen verstehen wir diese Signale falsch oder wir ignorieren sie, bis sie uns derart stören, dass wir merken: „Irgendetwas stimmt mit uns nicht, ich muss etwas ändern, was ich mit meinen bisherigen Erfahrungen nicht hinbekomme!"

Das ist der Moment, wo die Choreografie der Heilung beginnen kann.

1. Quadrant:
Wenn es uns also gelungen ist zu erkennen, dass wir ein Problem haben, das wir mit unseren zur Verfügung stehenden seelischen Ressourcen nicht gelöst bekommen und das nicht nur durch die Umstände erklärt werden kann, die uns gegenwärtig bedrängen, dann ist das ein Hinweis darauf, dass wir es mit einer alten unverheilten Verletzung zu tun haben. Nunmehr sollten wir auf die Idee kommen, dass wir jemanden brauchen, der uns einen emotionalen Schutzraum bietet und der die nötige Unabhängigkeit, die Reife und die Kompetenz besitzt, uns in die Abgründe unserer alten Verletzungen zu begleiten.

2. Quadrant:
Wenn es uns dann mit dem dafür nötigen Vertrauen gelingt, die schützende Erinnerungsbarriere zu überwinden und mit vorbehaltloser Offenheit das einst Erlebte noch einmal in der Erinnerung zu erleben und seine Bedeutung von damals (für die Morphologie des Ego-Verstands) zu spüren, dann spüren wir noch einmal den Schmerz und die Unmöglichkeit, etwas an der Situation zu ändern (Katharsis I). Doch dieses Mal sind wir nicht allein wie damals, als wir schutz- und hilflos waren. Jetzt sitzt jemand neben uns, der die Zuversicht ausstrahlt, dass wir das hinbekommen! Jetzt dürfen wir uns erlauben, all die Gefühle, die unser Ego so lange unterdrücken musste, noch einmal zu erleben. Jetzt kann unser KoKo-Verstand verstehen, welche Umstände dafür verantwortlich waren, dass wir als Kind Opfer von Entbehrungen, Bedrohungen, Vernachlässigungen, unangemessenen Verantwortungszuordnungen, Orientierungslosigkeit, Herabwürdigungen oder ähnlichen widrigen Umständen waren. Und jetzt kann dieser erwachende Verstand auch erkennen, dass unser aktuelles Erleben und Verhalten immer noch durch die Bedeutungen, die das Ego ihm einst gab, bestimmt wird. Nur deshalb sind wir heute immer noch geneigt, an den vom Ego initiierten Ersatzbefriedigungen und Vermeidungsstrategien von damals festzuhalten. Dabei wird oft auch schon spürbar, dass der KoKo-Verstand noch nicht mächtig genug ist, das Ego mit seinen unangemessenen Beurteilungs- und Bewältigungsstrategien zu entmachten.

 © Frank & Timme Verlag für wissenschaftliche Literatur

3. Quadrant:
Mit der Vorbehaltlosigkeit und Echtheit des Erinnerns, mit dem Abstand von Jahren oder Jahrzehnten und unserem gereiften KoKo-Verstand kann es uns nun endlich gelingen klarzustellen, welche Bedürfnisse wir damals hatten und wer dafür verantwortlich gewesen wäre und welche Lösung uns damals gefehlt hat, um nicht leiden zu müssen. Jetzt können wir die einst Verantwortlichen in unserer Vorstellung endlich zur Rede stellen und zum Ausdruck bringen, wie es gut für uns gewesen wäre. Endlich spüren wir, wie es sich anfühlt, erlöst zu sein von der Bedrohung, der Vernachlässigung oder der falschen Verantwortung (Ego), die wir tragen mussten (Katharsis II).

Endlich kann der erwachte KoKo-Verstand dem Kind in uns die Erlösung verschaffen, die es sich schon damals gewünscht hätte, aber den Umständen geschuldet nicht bekommen konnte. Wir können die tiefe Erleichterung des Kindes spüren, wenn wir erkennen, dass wir keine Schuld an der von uns als Kind erlebten inneren Not trugen und wie gut es sich anfühlt, wenn der KoKo-Verstand in unserer Erinnerung endlich die Verantwortlichen von damals korrigieren kann und die Dinge richtiggestellt werden. Jetzt, wo endlich die kindlichen Bedürfnisse und Gefühle gesehen, respektiert und gewürdigt werden, können wir auch erkennen, dass wir als Erwachsene längst sehr viel mehr Wissen und Kompetenzen haben, als wir sie als Kind haben konnten. Selbst wenn wir sie bisher vielleicht auf andere angewendet haben, so haben wir sie oft genug noch nicht auf uns selbst angewendet. Jetzt können wir die Alarmanlage ausschalten und die damit verbundene Hoffnung und Erleichterung spüren (I. Heilung)!

4. Quadrant:
Lange hatte die vom Ego-Verstand aufrecht erhaltene Angst, den Schmerz von damals nicht aushalten zu können, die Erinnerung blockiert. Mit der Erleichterung darüber, sich jetzt wieder angstfrei zu erinnern, wird es nun möglich, in der direkten Begegnung unseres Bedürftigen-Ich mit dem Heutigen Ich noch einen ganz anderen Schmerz wahrzunehmen. Es ist der Schmerz, den unser Ego-Verstand uns durch Verdrängung und Verleugnung unserer Bedürfnisse, durch Selbstentwertung und Selbstkritik, durch unsere inneren Antreiber und Bremser in Ermangelung eines mächtigeren wohlwollenden KoKo-Verstan-

des über all die Zeit zufügt hat (Katharsis III). Jetzt kann der KoKo-Verstand erkennen, dass unser gegenwärtiges Erleben und Verhalten von unserem Ego mit seinen Erinnerungen an unsere damalige Not und ihre Lösungsstrategien immer noch reproduziert wird und somit immer noch der Verursacher unserer gegenwärtigen Entbehrungen ist! Jetzt wird klar, dass nur der KoKo-Verstand die Verantwortung für die von Kindheit an berechtigten Bedürfnisse übernehmen kann. Jetzt wird auch klar, dass er diese Verantwortung eigentlich schon die ganze Zeit gehabt hätte, wenn er sie hätte sehen können. Jetzt kann er auch erkennen, dass unser Ego-Verstand mit den bis vor kurzem noch mächtigen Täterintrojekten (meistens die Elternvorbilder) immer wieder dafür gesorgt hat, dass wir als Erwachsene unsere Bedürfnisse nicht verantwortungsbewusst wahrgenommen und realisiert haben. Dabei blieb das Ego in der Täterrolle gegenüber unserem Inneren Kind mit seinen verleugneten, vernachlässigten oder verunglimpften Bedürfnissen und Gefühlen. Und jetzt begreifen wir endlich, dass nur wir selbst ab sofort die Verantwortung für unsere gegenwärtigen und zukünftigen Bedürfnisse übernehmen können.

Wenn wir unsere ehemalige Unwissenheit und Verantwortungsblindheit aufgegeben haben, können wir auch die Erleichterung spüren, die mit der Auflösung unserer selbst zu verantwortenden Opferschaft verbunden war. Unser gesundes Erwachsenen-Ich ist endlich verbunden mit dem Inneren Kind, das mit zunehmender Befriedigung auf unsere neue Selbstverantwortung vertrauen und sich und anderen vergeben kann (II. Heilung).

5. Quadrant:

Wenn wir all das verdaut und verinnerlicht haben, werden wir ein höheres Bewusstsein für unsere Bedürfnisse und Verantwortlichkeiten besitzen. Jetzt können wir realisieren, dass der größte Teil unseres Leidens das Ergebnis unserer eigenen Wirklichkeitswahrnehmung, bedingt durch unsere vergangenen Wirklichkeitserfahrungen, war! Wir sehen und fühlen eine innere Resonanz zwischen unserem Verstand und unserem emotionalen Kompass, der nun kein lästiges Überbleibsel der Evolution mehr ist, sondern die Orientierungshilfe, die uns im Strom der Evolution zeigen kann, wo es langgeht, auch dann, wenn wir Neuland betreten und noch nicht wissen können, was uns erwartet. Mit der neu gewonnenen Fähigkeit zur inneren Resonanz oder, wie Bradshaw

 © Frank & Timme Verlag für wissenschaftliche Literatur

sagte, zum *Inner Bonding*, ist in uns nun auch die Fähigkeit zur Selbstliebe geschaffen, die sich vollständig darüber gewiss ist und darauf vertraut, dass wir Menschen irren können oder orientierungslos herumgeistern und dabei jede Menge Unsinn und Zerstörung anrichten können, dass wir aber niemals *im Grunde böse* Wesen sind.

Jetzt können wir begreifen, dass es auch anderen wie uns selbst ergehen kann. Wenn Menschen Böses tun, dann tun sie das nur, weil sie es gemäß ihrer erlernten Konstruktion von der Welt, also ihrem Narrativ, glauben tun zu müssen. Oft tun sie das, ohne sich dessen bewusst zu sein, dass es sich dabei um ein Selbstschutzverhalten handelt, das von ihrem Ego-Verstand initiiert wurde, weil ihnen keine konstruktiv-kooperative Alternative zur Verfügung stand. Wenn das Narrativ von den im Ego gespeicherten Erfahrungen beherrscht wird, dann befinden wir uns nicht in Resonanz mit unserem Bedürftigen-Ich und werden deshalb früher oder später durch Leidenszustände daran erinnert. Vielleicht tun auch manche Menschen bewusst Dinge, von denen sie wissen, dass sie nicht in Ordnung sind, weil sie von sich selbst glauben, böse zu sein, weil man ihnen das über lange Zeit suggeriert hat. Nunmehr können wir verstehen, dass selbstschädigendes, egoistisches oder zerstörerisches Verhalten immer nur auf die noch nicht ausreichend verstandene Selbstverantwortung und die noch nicht in unserem Bewusstsein angekommene Selbstliebe zurückzuführen ist. Nunmehr können wir auch unseren Symptomen, Depressionen, Krisen, Schmerzen, Krankheiten etc. dankbar sein, dass sie uns geholfen haben, wach zu werden, dass wir die Dinge erkannt und verändert haben, die verändert werden mussten.

Erst jetzt, mit der inneren Resonanz, der Selbstverantwortlichkeit und der Selbstliebe können wir uns aus dem Sumpf unserer destruktiven Narrative am eigenen Schopf herausziehen! Nun ist unser KoKo-Verstand so reif, dass er gut verbunden mit seinem emotionalen Kompass zu erkennen vermag, was in jeder Situation unseres Lebens das gerade Bestmögliche für uns ist, aber auch, dass es durchaus Situationen geben kann, in denen wir gerade nichts Dienliches tun können und wir die Dinge zu akzeptieren haben, die in unserer Situation nicht zu beeinflussen sind. Und schließlich erkennen wir auch, dass es an uns liegt, das eine vom anderen zu unterscheiden. Jetzt sind wir auf dem besten Weg, weise zu werden.

IV. Skizze einer emotional kompetenteren Gesellschaft

Liebe und Selbstliebe

Wie im vorangegangenen Kapitel gezeigt wurde, ist Heilung kein stetiger Prozess, sondern eine Entwicklung in qualitativen Sprüngen, die ein neues erweitertes Bewusstsein schaffen können. Es sind die Momente der Ohnmacht (I. Katharsis), des Schmerzes (II. Katharsis), der Erlösung (I. Heilung), der Selbstempathie (III Katharsis), der Selbstresonanz (II. Heilung) und schließlich der Selbstliebe (III. Heilung), die wir erleben, wenn sich die dafür notwendigen Selbsterkenntnisse mit den dazugehörigen Emotionen verbinden. Dabei ist das Erleben von Selbstliebe vielleicht das wichtigste Ziel einer Psychotherapie. Wo es erreicht wird, entsteht ein Glückszustand, eine Verbundenheit mit unserem natürlichen Selbst – unserem Inneren Kind, welches als Kompass unserer Orientierung dienen und so zur Quelle unseres Glücks und unserer Gesundheit werden kann. Überdies verhilft es unserer konstruktiv-kooperativ orientierten Natur dazu, sich in sozialen und ökologischen Kontexten nachhaltig zu verhalten.

Das Prinzip der Liebe hat uns zu konstruktiv denkenden, kooperationsorientierten und im Grunde guten Menschen gemacht. Das Prinzip des Egos hat uns geholfen, uns vorsichtig in der Welt zu bewegen und uns in Zeiten des Mangels und der Bedrohung gegen Konkurrenten durchzusetzen. So konnten wir zwar überleben, jedoch nicht die Früchte der Kooperation ernten. Wir Menschen beherrschen also beides! Ohne das Prinzip der Liebe wäre jedoch eine menschliche Evolution bis in eine Zeit mit höchster kooperativer Komplexität und vernetzten Gesellschaften kaum möglich gewesen. Daraus können wir schlussfolgern, dass sich die konstruktiven Kräfte der Liebe gegenüber dem Ego-Verstand immer wieder durchsetzen konnten.

Doch nun sind wir Menschen mit unseren technischen Möglichkeiten an einem Punkt angekommen, an dem wir zwar den materiellen Mangel zurückgedrängt haben, jedoch mehr denn je verführt sind, uns von unseren Wurzeln zu entfernen. Pharma- und Tech-Industrie scheinen mehr als je zuvor in der Lage zu sein, Emotionen zu manipulieren und Missweisungen mit Ersatzbefriedigungen für jedermann aushaltbar zu machen. Auf diese Weise sind wir verführt, unsere „emotionale Inkompetenz" mit süchtigen Verhaltensweisen zu überdecken oder sogar vollständig zu dissoziieren und dabei die Notsignale unserer Seele zu überhören, die uns doch eigentlich wieder zurück auf einen Weg führen sollten, der die Entwicklung unseres KoKo-Verstandes vorantreibt. Mir scheint, wir Menschen stehen an einem Scheideweg, der uns die Entscheidung abverlangt: „emotionale Heilung" oder „technokratische Egobeherrschung"?

Wenn wir uns bewusst für den Weg emotionaler Heilung entscheiden, dann liegt es jetzt an uns zu erkennen, worin die Verantwortung für unsere Zukunft besteht und wer und welche Umstände in unserer Kindheit dafür verantwortlich waren, dass wir unseren Ego-Verstand so entwickeln mussten. In meiner Überzeugung kann uns erst die vollständige emotionale Heilung zu wirklich gesunden, zukunftsfähigen Menschen machen.

Dazu gehört auch die Erkenntnis, dass es keine schlechten Menschen gibt. Es gibt lediglich Menschen, die auf Grund prägender Mangel- und Bedrohungserfahrungen in den damit verbundenen Kontexten ihr Ego ausbilden mussten und gelernt haben, sich deshalb mit dieser Missweisung durchs Leben zu bewegen. Meistens merken sie es gar nicht, dass sie sich lediglich mit Ersatzbefriedigungen zufriedengeben. Sie haben ein geringes oder aber übertriebenes Selbstwertgefühl, haben wenig Frustrationstoleranz, sind leicht zu verängstigen, glauben sich gar nicht oder nur mit Gewalt durchsetzen zu können, sind latent misstrauisch und glauben nicht daran, dass wir Menschen *im Grunde gut* sind. Sie glauben, dass Menschen allgemein unzulänglich, egoistisch und fragil sind, permanent von unsichtbaren Gefahren bedroht werden und deshalb auch auf staatliche Überwachung, Schutz und technische Innovationen angewiesen sind. Ohne diese seien sie der Bosheit anderer, Armut, Siechtum und der Heimtücke von Krankheiten und Mikroben ausgeliefert.

Wollen wir also einen Beitrag dafür leisten, dass die Welt eine bessere wird, dann müssen wir dafür sorgen, dass unsere Kinder so wenig Egoverstand wie

 © Frank & Timme Verlag für wissenschaftliche Literatur

möglich ausbilden, d. h. dass sie so viel wie möglich kompetente emotionale Evaluierung erfahren, die es ihnen ermöglicht, sich mit all ihren Bedürfnissen kennen und versorgen zu lernen. So entstehen Menschen, die fähig zur Selbstliebe und zur Nächstenliebe sind, und keine Misanthropen, die die Menschheit für eine „Krankheit der Erde" halten, von der man die Welt befreien sollte oder die man zumindest so dezimieren, einschränken und reglementieren müsste, dass sie nicht mehr so viel Schaden anrichten.

Von dieser Haltung hängt viel ab, wie Rutger Bregman uns in seinem Buch „Im Grunde gut" zu zeigen versuchte. Menschen, die andere für Egoisten halten, werden es für notwendig erachten, ebenfalls egoistisch zu handeln. Menschen jedoch, die zur Liebe fähig sind, können anderen viel leichter ohne Angst begegnen. Sie sorgen im Sinne ihrer Bedürfnisse besser für sich, glauben an das Gute im Menschen, vertrauen sich und anderen und ihrem Körper, haben mehr Frustrationstoleranz, vertrauen ihren Selbstheilungskräften und den Selbstheilungskräften der Natur, sie sind gesünder, vor allem auch verantwortungsbewusster, weil sie die Verantwortungen da erkennen, wo sie hingehören.

Wie wir jetzt gesehen haben, können wir etwas gegen die Macht unseres Egos tun. Wir können heilen, auch wenn wir keine optimale Kindheit hatten oder von traumatisierender Ohnmacht geprägt wurden! Dafür müssen wir jedoch in den Heilungsprozess eintreten, der unsere alten Verletzungen auflöst, und dafür sorgen, dass unsere Kinder möglichst erst gar keine emotionalen Verletzungen erleben müssen.

Ein solches Ziel dürfte für alle Menschen Vorteile haben. Unser KoKo-Gehirn ist wie alle in uns angelegten Eigenschaften das Ergebnis einer langen Stammesgeschichte. Es muss jedoch genug Gelegenheit bekommen, sich in jedem von uns zu entwickeln.

Allererste Voraussetzung dafür dürfte sein, dass Kinder ohne existenzielle Mangelerfahrungen und ohne Traumatisierungen aufwachsen. Darüber hinaus brauchen Kinder Personen um sich herum, zu denen sie langfristige, liebevolle Bindungen aufbauen können und die ihre Emotionen positiv evaluieren. Menschen mit einer idealen Kindheit sind als Erwachsene sehr viel resistenter gegen Stress und Traumatisierungen und können auch schneller geheilt werden, wenn sie als Erwachsene krankmachenden Belastungen ausgeliefert sind.

Diese Voraussetzungen bestehen jedoch bei Weitem nicht überall auf der Welt. In einigen Regionen gibt es kaum eine Generation, die nicht Hunger und Krieg als einen Bestandteil ihres Lebens kennenlernen musste. Im 20. Jahrhundert gab es kurz hintereinander zwei barbarische Weltkriege, die ganze Völker kollektiv traumatisierten. Wie wir wissen, sind solche Traumatisierungen die Ursache für emotionale Missweisungen, die sich auch epigenetisch über mehrere Generationen fortsetzen.

Wenn wir nun also unsere Gefühle durch emotionale Vernachlässigungen oder Verletzungen als Missweisungen und somit als nicht hilfreich erleben mussten, wird unser Ego wahrscheinlich zu dem Schluss kommen, dass etwas mit unseren Gefühlen nicht stimmt – und da sie sich nun mal in uns befinden und dort Dinge tun, die wir nicht verstehen und die uns nicht behagen, müssen wir sie irgendwie unter Kontrolle bekommen. Es ist nur folgerichtig, dass das Ego dann zu der Erkenntnis gelangt: „Wenn ich diese, wenig hilfreichen oder bedrohlichen Gefühle in mir unter Kontrolle habe, bin ich zwar okay, aber nur so lange, wie ich die Fassade aufrechterhalten kann!"

Doch mit diesen Quälgeistern werden wir uns selbst als defizitär erleben und uns deshalb auch nicht bedingungslos lieben können. Im Kern werden wir eine latente Bedrohung oder einen Makel spüren, den wir einfach nicht gernhaben können.

Auch andere zu lieben wird uns dann möglicherweise schwerfallen. Wenn ich annehme, dass diese anderen nicht besser sind als ich, werde ich wohl zum Misanthropen werden. Gehe ich jedoch davon aus, dass andere besser sind als ich und es deshalb sehr viel mehr als ich verdient haben, geliebt zu werden, dann werde ich wahrscheinlich eine Neigung entwickeln, andere sehnsuchtsvoll zu idealisieren, ohne mich dabei selbst zu achten und fürsorglich zu behandeln. Beide Sichtweisen auf uns selbst und die Welt sind problematisch und machen uns früher oder später krank. Das ist dann die Chance, unser Arrangement mit unserer bisherigen Welt aufzubrechen und unser falsches Selbstbild zu korrigieren!

Selbstliebe ist also für den Fortbestand der Menschheit von hervorragender Bedeutung. Vielleicht werden wir ja deshalb trotz aller emotionalen Missweisungen immer wieder von der unbewussten Sehnsucht nach bedingungsloser Liebe angetrieben. Demnach wäre die Selbstliebe die Vorausset-

 © Frank & Timme Verlag für wissenschaftliche Literatur

zung dafür, dass wir das Kontinuum im Einklang mit unserer Natur und der Natur unserer Mutter Erde fortsetzen können. Doch dafür brauchen wir eine Verbindung zu unserem Kompass – unserem Inneren Kind oder unserem Bedürftigen-Ich, das uns mit seinen Empfindungen helfen kann, uns zu orientieren.

Emotional heilsame Psychotherapie könnte bei der Überwindung der Missweisungen und der Entwicklung einer Resonanz zwischen unserem KoKo-Verstand und unserem Inneren Kind eine entscheidende Rolle spielen!

Damit das gelingt, brauchen wir doch auch ein Wissen darüber, wie eine kompetente Elternschaft aussehen sollte, damit wir unsere Kinder möglichst traumafrei und emotional kompetent begleiten und so die Voraussetzung dafür schaffen, dass wir uns und die Menschheit wertschätzen und lieben können.

Voraussetzungen für eine gesunde Selbstliebe

Anwesende und emotional kompetente Eltern wären zweifellos der Schlüssel für die ideale emotionale Entwicklung von Kindern. Wirklich ideale Eltern gibt es jedoch gegenwärtig in unserer Kultur eher selten. Vermutlich haben die meisten Menschen bereits in ihrer Kindheit auf irgendeine Weise prägende emotionale Verletzungen und Vernachlässigungen erlebt, die sie bis zur Erreichung ihrer Elternschaft nicht verarbeiten konnten. Ab dem Erwachsenenalter sind wir allerdings selbst für die Aufarbeitung und Überwindung dieser Verletzungen verantwortlich. Doch wie können emotional verletzte und unreife Menschen sich auch als Erwachsene weiterentwickeln? Leben diese in einer friedlichen und verantwortungsbewussten Gesellschaft und stehen gesunde Beziehungen zur Verfügung, sind die Chancen für eine nachträgliche Heilung wohl am besten. Sind die Milieus jedoch auf Konkurrenz angelegt und die Beziehungen instabil oder destruktiv, werden die Egostrukturen sich wahrscheinlich reproduzieren und früher oder später symptomatisch oder auffällig werden. Dann braucht es ein spezielles schützendes Milieu, welches helfen kann, die Symptome früh geprägter emotionaler Verletzungen und Vernachlässigungen zu erkennen und sie nicht einfach nur als Veranlagung oder als Makel zu sehen und als Störungen biomedizinisch „wegzumachen".

Hinter unseren Beschwerden stehen meistens Egostrukturen, die keine feststehenden Eigenschaften von uns sind. Sie beweisen nicht unsere Verdorbenheit, sondern fordern dazu heraus, sie aufzuarbeiten und zu überwinden! Für das Erkennen und Aufarbeiten verletzungsbedingter emotionaler Missweisungen und daraus resultierender Störungen braucht es jedoch ein ganz besonderes, schützendes Milieu. Dieses Milieu muss uns erlauben, die alten Verletzungen zu erinnern, den damit verbundenen Schmerz zu erleben und auszuhalten und schließlich auch die notwendige Lösung sichtbar und erlebbar zu machen, die die Verantwortlichen für diese Fehlentwicklung klar zu benennen vermag und uns nun selbst in die Lage versetzt, derartigen Umständen angemessen zu begegnen, damit eine Wiederholung in der Gegenwart nicht mehr stattfinden kann. Und schließlich muss sich in diesem Heilprozess unser Bewusstsein dafür erweitern, was im Sinne einer mit unserer Natur verbundenen Bedürfnisbefriedigung notwendig ist und wie ich das als Person in der Zukunft unter den gegebenen Umständen für mich hinkriegen kann. Ein solches Milieu können wir auch als „Raum für Entwicklung und inneres Wachstum" bezeichnen.

Doch wie war das früher? Waren unsere Vorfahren emotional kompetenter, als wir es heute sind, oder hatten wir schon immer Missweisungen auf unserem Kompass?

Die Geschichte der systematischen Missweisungen beginnt ja eigentlich erst mit unserem sich entwickelnden Verstand, wenn er seiner Aufgabe, die Orientierung in der Welt zu verbessern, nicht gerecht wird. Missweisungen sind dann das Ergebnis von Fehlinterpretationen, die sich zum einen in lieblosen Zeiten mit Mangel- und Bedrohungserfahrungen kultivieren und sich oft über Generationen hinweg erhalten. Zum anderen wurde die menschliche Welt immer komplexer und damit wurde es auch immer schwieriger, sich in ihr zurechtzufinden. Das sind enorme Herausforderungen an unsere emotionale Kompetenz. Da uns emotionale Missweisungen immer wieder vom Kurs abbringen, müssen sie uns früher oder später auch in Krisen führen, die wir als schmerzhaft erleben und uns so als Anlass für neue Erkenntnisse und die Neujustierung unseres Kompasses dienen. Dabei ist der Prozess der Erkenntnis ein mühseliger, steiniger Weg, der von Irrtümern, Sackgassen, Fehlentwicklungen oder den Folgen des Über-das-Ziel-Hinausschießens inspiriert wird und uns dazu dienen sollte, aus den zugrunde liegenden Fehlern zu lernen. Tun wir das nicht, werden wir auch ganz gegen unseren Willen die Lektion wiederholen müssen und dabei um den Kurs des lebenserhaltenden Kontinuums herumschlingern.

Zu einer gesunden Selbstliebe gehört es also, ein Bewusstsein dafür zu entwickeln, dass in diesem Prozess Fehler gemacht werden müssen, für die wir uns nicht verurteilen sollten, für die wir jedoch ein tieferes Verständnis brauchen, um sie nicht unbemerkt wieder zu reinszenieren. Entscheidend ist hier die Haltung, die wir uns selbst gegenüber einnehmen. Wird sie von der Überzeugung getragen, dass sich in uns ein hilfreicher, durch beste Erfahrungen gereifter Kompass befindet, mit dessen Hilfe wir uns auch in einer komplexer werdenden Welt orientieren können, dann haben wir die Voraussetzung dafür, dass wir aus unseren Krisen immer wieder gestärkt hervorgehen können.

In der jüngeren menschlichen Geschichte hatte wohl fast jede Generation traumatische Erfahrungen zu bewältigen. Kriege, Hunger, prekäre Lebensbedingungen und daraus resultierende Seuchen haben viele Kindheiten begleitet, was mit großer Sicherheit auch zu einem hohen Traumatisierungsgrad und einer starken Ausbildung des Ego-Verstandes führte.

Doch immer, wenn die Missweisung zu groß wird und der Grad der Unbefriedigtheit dadurch wächst, müsste es ja naturgemäß zu Ausgleich erzwingenden Depressionen, Gesundheitskrisen oder sogar schweren Erkrankungen kommen. Der Aufstieg von Depressionen und Angststörungen, von Übergewicht und Medikamentensucht zu Volkskrankheiten würde diesen Zusammenhang bestätigen. Nur sperren wir uns vielfach gegen eine Wende. Mit der Entfremdung von unseren Gefühlen und somit vom Kontinuum haben wir mit den uns zur Verfügung stehenden technischen Möglichkeiten auch immer perfektere Ersatzbefriedigungen geschaffen. Wir neigen mehr denn je dazu, unsere alarmierenden Gefühle mit Ersatzbefriedigungen zu betäuben, und nähren die Hoffnung, dass wir immer bessere technische Lösungen für unsere vermeintlichen Unzulänglichkeiten finden werden.

Warnsignale:	Mangel an:	Ersatz
Depressionen, Ängste, Erschöpfung, Lustlosigkeit, Schmerzen, Schlaflosigkeit, Infektanfälligkeit, Verdauungsbeschwerden Stimmungsschwankungen, Libidoverlust, Antriebslosigkeit, Reizbarkeit, Hypersensibilität, Allergien, Kreislaufbeschwerden …	Geselligkeit, Bindung, Nähe, Zärtlichkeit, Sexualität, Anerkennung, Gerechtigkeit, Solidarität, Verlässlichkeit, Autonomie, Orientierung, Selbstverwirklichung, Selbstliebe, Harmonie, Sinnhaftigkeit …	Fernsehserien, Digitale Medien, Chatrooms, Billige Unterhaltung, Sexspielzeuge, Pornografie, Workaholismus, Computerspiele, Verzicht auf eigene Interessen, Helfersyndrom, moralische Selbsterhöhung, Statussymbole, Kaufrausch, Drogen/Medikamente, exzessiver Sport …

Tab. 8: Warnsignale für mangelhafte Befriedigung und ihre modernen Ersatzbefriedigungen

Der Preis dieser Entfremdung von uns selbst wird sein, dass wir immer süchtiger, kränker und unglücklicher werden. Nichts ist so nachhaltig und beglückend wie echte Bedürfnisbefriedigung, echte Berührung, echtes Vertrauen, echte Anerkennung, echte Liebe, so wie wir das als Menschheit in unserem emotionalen Algorithmus gespeichert haben. Wir müssen die Legitimität unserer Unzufriedenheit signalisierenden Gefühle erkennen und lernen zu unterscheiden, was davon auf Missweisungen durch alte Verletzungen zurückzuführen ist und was uns auf unbefriedigte Bedürfnisse in der Gegenwart hinweisen will. Unsere emotionalen Krisen sind notwendig, sie sind das Autoregulativ des Universums und wollen uns dazu bewegen, uns wieder ins Kontinuum einzuordnen. Seitdem wir Menschen einen reflektierenden Verstand besitzen, ist es unumgänglich, das zu verstehen und die Notwendigkeit einer nachhaltigen Selbstregulation zu akzeptieren. Damit wir den Weg ins Kontinuum zurückfinden können, müssen wir unseren Kompass von der Missweisung befreien (neu justieren). Dafür brauchen wir ein Wissen darüber, wie wir unsere stammesgeschichtliche Veranlagung in einer Industriegesellschaft leben können.

 © Frank & Timme Verlag für wissenschaftliche Literatur

Wie bewahren wir unser Kontinuum?

Wie haben die Menschen eigentlich gelebt, als sie noch im Einklang mit der Natur waren? Wie prähistorische Menschen mit ihren Emotionen umgegangen sind, ist anthropologisch sicher nicht eindeutig feststellbar. Wenn wir uns jedoch friedlich und nachhaltig lebende indigene Kulturen anschauen, dann gibt es dort keine Kleinfamilien, so wie wir sie in den modernen Gesellschaften antreffen.

Auf meinen Trekkingtouren durch verschiedene Dörfer in den Urwäldern Südostasiens konnte ich 2014/15 noch eine Lebensart beobachten, wie es sie in der urbanen industrialisierten Welt so nicht mehr gibt. Dort lebten die allermeisten Menschen in der Gemeinschaft ihres Dorfes und teilten, was sie hatten. Es gab auch keinen Reichtum. Alleinstehende oder Bedürftige wurden in die Gemeinschaft integriert. Kinder waren niemals allein oder mussten mit nur zwei Eltern auskommen. Jedes Kind hatte verschiedene Bezugspersonen, die fast immer für es ansprechbar waren und offensichtlich Freude daran fanden, sich mit den Kindern zu beschäftigten. So konnte sich jedes Kind je nach Interesse und Verfügbarkeit verschiedene Wahleltern suchen, wenn es sie denn brauchte. Die meisten Kinder tollten etwa ab dem zweiten Lebensjahr die meiste Zeit des Tages unbeaufsichtigt durch das Dorf und kamen oft erst abends zurück zu ihren leiblichen Eltern, um aufgeregt zu erzählen, was sie alles erlebt hatten. Die Mahlzeiten wurden meistens gemeinsam mit anderen Dorfbewohnern vor den Hütten gekocht. Wer gerade hungrig war, bekam davon ab. Überall schien ein fröhliches Treiben zu herrschen. Die kleinen Kinder wurden etwa ein Jahr lang von den Müttern den ganzen Tag getragen und begleiteten so all ihre Tätigkeiten. Ab etwa einem halben Jahr saßen sie auf dem Rücken der Mutter und beobachteten aufmerksam die Welt, ohne in dieser Zeit besonders viel Aufmerksamkeit auf sich zu ziehen. Offensichtlich genossen sie den unmittelbaren Körperkontakt. Wenn sie danach verlangten, wurden sie auch im zweiten Lebensjahr noch getragen, dann jedoch, wie mir schien, vorzugsweise von Männern.

Besonders erstaunt hat mich die Tatsache, dass es keine Windeln gibt. Offensichtlich sind Mutter und Kind von Anfang an so gut aufeinander eingestellt, dass es der Mutter fast immer gelingt, die Signale des Kindes rechtzeitig zu bemerken, so dass sie es bei seiner Notdurft von ihrem Körper abhalten kann. Auf diese Weise sind Mutter und Kind sehr achtsam miteinander verbunden. Auch wenn meine Beobachtungen nicht repräsentativ gewesen sein können, war ich doch immer wieder sehr von ihnen berührt.

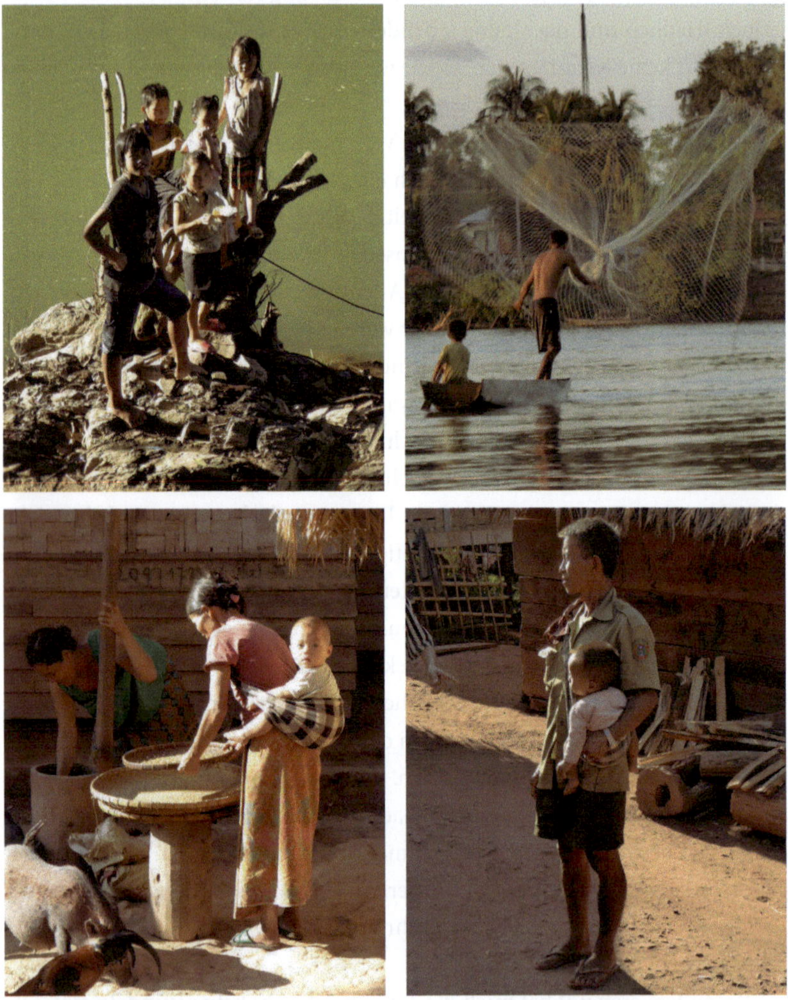

Eltern und Kinder in den Urwalddörfern im Norden von Myanmar und Laos

Das Tragen der Kinder hat insbesondere die amerikanische Autorin Jean Liedloff für die Glücksfähigkeit der Menschen verantwortlich gemacht. Sie beobachtete dies bereits in den 1970er Jahren im venezuelischen Urwald und übte mit ihren viel beachteten Publikationen beträchtlichen Einfluss auf die westliche Gesellschaft aus. Seitdem werden auch in den Industrieländern wieder Kinder (in Tüchern) getragen, anstatt sie gegen ihre Erwartungen an einen körperfernen Kinderwagen zu gewöhnen. Ich kann bestätigen, dass auch ich auf meinen Trekkingtouren durch etwa fünfzehn Dörfer Südostasiens kein Kind unglücklich weinen hörte. Doch schon in den naheliegenden Städten war der Geräuschpegel ein anderer. Statt lustvollem Lachen und Kreischen hörte man viel häufiger kindliches Weinen und Schreien, so wie wir das auch bei uns beobachten können. Es ist, als fordere die Zivilisation ihren Preis von den Kindern, deren Eltern und Betreuer sich weniger angemessen auf die Bedürfnisse der Kinder beziehen können als die entspannten, noch im Kontinuum lebenden Dorfbewohner. Das Tragen allein freilich wird unsere Kinder nicht glücklich machen.

Die drei Basiskompetenzen der Selbstliebe

Was haben emotional kompetente Eltern in der Industriegesellschaft heute zu leisten, damit ihre Kinder zu Menschen heranwachsen, die emotionale und physische Gesundheit, Selbstliebe, Stressresistenz und Glücksfähigkeit entwickeln sowie auch andere Menschen und die Natur lieben können?

Unstrittig ist, dass die Liebesfähigkeit der Eltern die wichtigste Fähigkeit ist, die Kinder brauchen (Hüther 2021). Liebesfähig bedeutet, mit sich selbst in Resonanz zu stehen und geduldig, zuverlässig, einfühlsam, verständnisvoll, unterstützend zu sein. Man muss freundlich Grenzen setzen und Orientierung geben und das Ganze dann auch noch ausreichend lange und präsent durchhalten! Die allermeisten Eltern werden wohl zu Recht von sich sagen, dass sie ihre Kinder lieben. Doch das Gefühl der Liebe allein reicht nicht aus, da diese Liebe von Kindern im Verlauf ihrer Entwicklung immer wieder auf die Probe gestellt wird. Dann kommt es darauf an, diese Proben zu bestehen! Dann heißt es: „Kinder brauchen Liebe, erst recht, wenn sie sie nicht verdient haben!"

Solange die Kinder bei den Eltern leben, sind diese wohl die wichtigsten Bezugspersonen. Der elterliche Einfluss sollte im Verlauf ihrer Entwicklung aber langsam abnehmen, so, wie der Einfluss anderer, insbesondere der Peer Group, zunimmt. Über Erziehung und richtiges Elternverhalten oder auch die positive Bedeutung von frühen Naturerlebnissen ist viel geforscht und geschrieben worden, über die gesunde Selbstliebe vergleichsweise wenig. Emotionale Verletzungen können ein Leben lang immer wieder entstehen, mit ihnen angemessen umzugehen ist jedoch im hohen Maße abhängig von der Entwicklung der emotionalen Kompetenz und der damit verbundenen Fähigkeit zur Selbstliebe in den ersten vier bis fünf Lebensjahren. In dieser Zeit entwickelt sich die Einstellung zu den Emotionen. Wenn ein Kind lernt:

1. seine Empfindungen genau zu beobachten und sie in ihrer Qualität voneinander zu unterscheiden und zielsicher zu benennen (Wahrnehmung),
2. dass alle seine Empfindungen wertvolle Botschaften beinhalten, auch dann, wenn nicht gleich klar ist, welche Botschaft in ihnen steckt (Wertschätzung),
3. welche Bedürfnisse sich mit den Emotionen bemerkbar machen (Deutung) und
4. wie diese Bedürfnisse zu befriedigen sind (Versorgung),

dann wird sich sein heranwachsender Verstand aufs Beste mit seinen dazugehörigen Emotionen verbinden – was zu Selbstresonanz führt.

Bei der psychotherapeutischen Aufarbeitung der Entstehungsgeschichte der Einstellungen zu den eigenen Emotionen und somit auch für die Entstehung einer gesunden Selbstliebe spielen nach meinen Erfahrungen die folgenden drei Eigenschaften eine besondere Rolle:

1. das emotionale Urvertrauen,
2. die Frustrationstoleranz und
3. die Aggressionskompetenz (Kompetenz, sich konstruktiv durchsetzen zu können).

 © Frank & Timme Verlag für wissenschaftliche Literatur

Sie sind das Fundament für die zukünftige emotionale Entwicklung und die Fähigkeit zur kompetenten emotionalen Selbstregulation und sollen deshalb an dieser Stelle noch einmal hervorgehoben werden.

1. Emotionales Urvertrauen

Wenn Kinder auf die Welt kommen, haben sie bereits in ihrem emotionalen Gehirn jede Menge Erwartungen, die bei Erfüllung Freude in ihnen auslösen und bei Nichterfüllung Signale der Unzufriedenheit. Über die Gefühlsexpression kommuniziert das Kind mit seinen Eltern über seine Bedürfnisse und fordert dabei ihre emotionale Kompetenz heraus. Darin spiegelt sich das stammesgeschichtliche Wissen wider, welches mit Hilfe der Emotionssprache die Realisierung der optimalen Entwicklungsbedingungen absichert. Diese angeborene Kindersprache richtig zu deuten, ist allerdings Aufgabe der Eltern und nicht der Kinder, die zur Verbalisierung und Präzisierung dessen, was ihnen guttut, noch gar nicht fähig sind. Eltern sollten wissen, was das anfangs noch sehr undifferenzierte Schreien ihres Kindes bedeutet. Hat es Hunger, Durst, Schmerzen, Angst, ist es verärgert, hat es Langeweile oder ist es einfach nur überreizt und übermüdet und braucht Beruhigung, um in den Schlaf zu kommen. Auch das Getragen- und Gestilltwerden sind natürlich zentrale Grundbedürfnisse von Säuglingen. Körperliche Nähe mit Hautkontakt ist zur Entwicklung des Selbstkonzepts „Ich bin liebenswert!“ unentbehrlich. Ist das Kind davon satt, kann es sich anderen Dingen zuwenden, so lange, bis es auch davon satt ist und sich wieder zurück zum Nachtanken in die Obhut der Eltern begibt. Geliebt werden ist also die Basis, von der aus sich alles andere entwickeln kann. Kompetentes Lieben sendet die Botschaft: „Du bist willkommen und kannst dich ganz und gar darauf verlassen, dass wir dich sehen, dass du uns wichtig bist, dass du unser Leben bereicherst, dass wir dich mit deinen Gefühlen verstehen und wir gut für dich sorgen!“

Abhängig vom Entwicklungsalter kommen immer neue Bedürfnisse zum Vorschein, die nach Befriedigung streben und Unmut auslösen, wenn sie die Befriedigung nicht erreichen.

Jetzt sind auch noch andere emotionale Kompetenzen der Eltern gefragt: Können sie erkennen, was ihr Kind mit seinem Unmut zum Ausdruck bringen möchte? Können sie es benennen und dem Kind zeigen, dass es legitim ist, dieses Bedürfnis zu haben, dass es aber auch Gelegenheit braucht, dieses Bedürfnis zu stillen? Mit zunehmendem Entwicklungsalter kommt es nicht darauf an, dass es sofort eine Befriedigung erreicht. Oft genügt es, dass die Eltern ein Zeichen geben, dass sie den emotionalen Ausdruck des Kindes verstanden haben und das damit verbundene Bedürfnis anerkennen. Wenn die Kinder Gelegenheit hatten, sich von der Zuverlässigkeit der Eltern zu überzeugen, dass sie an die Reihe kommen, sobald sich eine Gelegenheit bietet, werden sie schon sehr früh geduldig sein und Frustrationen aushalten, die eine Wartezeit mit sich bringen.

Haben sich die Eltern jedoch als wenig zuverlässig erwiesen, wird das Kind in seinem emotionalen Ausdruck zunächst lauter und später auch fordernder werden. Zeigen sich die Eltern dann genervt, überfordert oder sogar strafend, wird das Kind seinen emotionalen Ausdruck als nicht zielführend erleben und somit entweder in den Kampf ziehen, sich mit seinen Bedürfnissen zurückhalten oder sich auf die Suche nach Ersatzbefriedigung begeben (Fight, Flight oder Freeze). Hier entstehen die emotionalen Irritationen, die sich das Kind zu erklären versucht und die es nicht selten als Glaubenssätze über seine Minderwertigkeit verinnerlicht. Solche Glaubenssätze sind das Resultat fehlender Verbundenheit der Eltern mit den Bedürfnissen des Kindes. Hier entsteht die emotionale Missweisung, die wir dann oft über lange Zeit mit uns herumtragen, bis sich ein geschützter Rahmen findet, in dem sich wieder das ursprüngliche Gefühl zeigen kann, auf das einst nicht adäquat reagiert wurde. Somit sind Missweisungen noch nicht aufgelöste Alarmierungen von alten Verletzungen oder Traumata.

2. Frustrationstoleranz

Kinder müssen also schon sehr früh lernen, die Gefühle, die mit Bedürfnisaufschub einhergehen, wie z. B. Langeweile, Ärger, Sehnsucht, Traurigkeit, Angst usw. als Ausdruck ihres Unwohlseins anzuerkennen und auszuhalten. Diese Frustrationstoleranz oder Fähigkeit zur Selbstkontrolle ist im späteren Leben von hervorragender Bedeutung.

© Frank & Timme Verlag für wissenschaftliche Literatur

Bereits in den 1970er Jahren konnte der amerikanische Entwicklungspsychologe Walter Mischel in seinen berühmt gewordenen Experimenten zeigen, dass die Fähigkeit zur Selbstkontrolle, die man bereits bei Vierjährigen beobachten kann, dreißig Jahre später im höchsten Maße mit deren beruflichem Erfolg und positiven Persönlichkeitseigenschaften verbunden ist (Mischel 2015). Dabei misst der sogenannte „Marshmallow-Test" die Fähigkeit von Kindern, ein kurzfristiges Bedürfnis zu Gunsten eines langfristigen Zieles zurückzustellen. Bei dem Test bekamen Kinder eine Süßigkeit vorgesetzt und wurden dann damit allein gelassen. Vorher hatte man ihnen gesagt, dass sie mehr davon bekommen würden, wenn sie das Marshmallow (oder ein Stück Schokolade oder was auch immer) eine gewisse Zeit lang nicht anrühren würden. Jene, denen es gelang, einem schnellen Lustgewinn (rasch aufessen!) zu widerstehen, um sich so zu einem späteren Zeitpunkt, nach einer normierten Wartezeit, eine größere Belohnung (zwei Süßigkeiten) zu verdienen, seien im späteren Leben zielstrebiger, erfolgreicher und intelligenter, lautete das Ergebnis der Studie.

Auch wenn dieses berühmte Experiment später teilweise revidiert wurde (Gelitz 2018), so erscheint Mischels Befund doch sehr plausibel. In nahezu jeder Psychotherapie kann ich beobachten, dass Menschen ohne eine wohlwollende innere Autorität es sehr viel schwerer haben, sich gegen spontane Impulse zu behaupten. Hier verbirgt sich m. E. eine der wichtigsten Voraussetzungen für emotionale Kompetenz, die Fähigkeit, den unmittelbaren Impuls eines Bedürfnisses auf Grund eines in der Zukunft liegenden Zieles und somit einer größeren Befriedigung zurückzustellen.

Hat das Kind in seiner Bedürftigkeit im ersten Lebensjahr gelernt, dass auf seine Artikulation eine unmittelbare Reaktion der Eltern folgt, so muss es in dieser Phase lernen, dass es mit seinem Verlangen nunmehr nicht mehr allein im Mittelpunkt allen Interesses stehen kann und warten sollte.

Dabei kann das Kind entdecken, dass es mit Hilfe seines eigenen Willens Dinge in der Welt bewirken kann, die einen erweiterten Einfluss auf seine Befindlichkeit haben. Es macht etwa die Erfahrung, dass seine Zurückhaltung größere Früchte trägt als das Beharren auf sofortiger Bedürfniserfüllung. Dafür muss es jedoch die Gelegenheit bekommen, die dabei entstehenden unangenehmen Gefühle auszuhalten und sich so als Verursacher des „späten

Erfolges“ zu erleben. Den Eltern kommt dabei die Aufgabe zu, das Kind beim Aushaltenlernen wohlwollend zu unterstützen und für den Erfolg zu loben.

Eltern meinen es meistens gut mit ihren Kindern, wenn sie auch weiterhin geneigt sind, dem Wünschen und Drängen des Kindes jederzeit nachzugeben. Doch nicht selten entsteht beim Kind dabei kein Befriedigungsgefühl. Vielmehr entwickeln manche Kinder die Neigung, energisch auf alle möglichen intrinsischen Impulse mit heftigsten Forderungen zu reagieren und spielen sich auf diese Weise immer wieder in den Mittelpunkt der elterlichen Aufmerksamkeit. Doch dabei missverstehen die Eltern oft etwas sehr Wesentliches!

Bereits die präverbalen Äußerungen des Kindes sind oft erst einmal nur Testballons, also Versuche, die Welt spielerisch zu erkunden. Dabei will es erfahren, welchen Wert die Dinge haben, die ihm begegnen, und welche Bedeutung die Impulse, die es dabei verspürt. Kinder wissen zunächst nur sehr wenig über den Wert und die Bedeutung der ihnen begegnenden Dinge und ihre dabei in ihnen aufkommenden Handlungsimpulse. Deshalb ist das energische Auftreten des Kindes, ab einem Alter von etwa eineinhalb Jahren, oft nur als Ausdruck des Bedürfnisses nach positiver Begrenzung und Orientierung (siehe in Teil II den Abschnitt „Die menschlichen Grundbedürfnisse“) zu verstehen und nicht des Haben- oder Machen-Wollens. Dieses Aufbegehren des Kindes wird jedoch von einigen Eltern als „Trotz“ missverstanden, also als ein Durchsetzungswillen, den es an dieser Stelle jedoch gar nicht hat. Was geht und was nicht geht und was vorerst besser noch wartet, können kleine Kinder nicht wissen, wohl aber sollten ihre Eltern das wissen. Auch Eltern haben berechtigte Bedürfnisse und dürfen diese nicht automatisch immer hintanstellen! Vor allem aber verfügen sie über mehr Erfahrungen mit der Welt und müssen deshalb abwägen, was sie dem Kind schon an „Aushaltezeit“, also Frustrationsgefühlen, zumuten können.

Wie bei allen emotionalen Prozessen kommt es dabei auf die Resonanz an, die die Eltern mit ihren eigenen Bedürfnissen haben, und auf welche Weise sie mit denen des Kindes verbunden sind. In der Entschlossenheit, Berechenbarkeit und Zuverlässigkeit der Eltern kann das Kind sehr wohl erkennen, welchen Wert und welche Bedeutung den Dingen zukommt. Wenn die Eltern jedoch wenig Orientierung besitzen, ist es für das Kind auch sehr schwer, die Bedeutung der Dinge zu erkennen.

 © Frank & Timme Verlag für wissenschaftliche Literatur

Frustrationen sind für uns alle immer unangenehme Zustände. Sie beizeiten auszuhalten lernen ist jedoch eine unerlässliche Voraussetzung dafür, dass mittel- oder längerfristige Ziele erreicht werden können, deren Wert sich erst nach einiger Zeit dem Kind erschließen kann. Eltern sollten deshalb ihre Kinder langsam an den Verzicht, spontanen Impulsen folgen zu wollen, heranführen. Dabei gilt es klarzustellen, dass Freiheit immer relativ ist und nicht bedeutet, dass man zu jeder Zeit immer alles haben oder wollen kann. Dies auf eine Weise zu erfahren, die seine Würde und Bedürftigkeit nicht in Frage stellt, ist ein Grundbedürfnis des Kindes. Sobald es dazu kognitiv in der Lage ist, sollte das Kind immer wieder geduldig in seiner Empathie für die berechtigten Bedürfnisse der anderen geschult werden. Also spätestens im zweiten Lebensjahr kann es verstehen, dass Beißen anderen weh tut und nicht erwünscht ist, dass es nicht sofort etwas zu essen bekommen muss, obwohl sich ein Hungerimpuls meldet, dass Essen oder Spielzeug auch mit anderen geteilt werden sollte, da es nicht unbegrenzt zur Verfügung steht. Auch die geschätzte Aufmerksamkeit der Mutter oder des Vaters sind nicht mehr zu 100 Prozent in Anspruch zu nehmen, da sich die beiden ja auch noch um andere Dinge kümmern müssen.

Hat das Kind genug Urvertrauen getankt und sich motorisch und kognitiv ausreichend entwickelt, wird es das akzeptieren und sich stattdessen anderen Dingen zuwenden, die es sich zunehmend selbstständig erobern kann. Aber auch der Raum der Eroberungen ist begrenzt. Dinge können gefährlich sein oder anderen gehören und sollten deshalb für das Kind nicht verfügbar sein. Bekommt es klare und trotzdem wohlwollende Signale, wird es die Hinweise akzeptieren, ganz im Vertrauen, dass die Autorität das schon richtig einschätzt.

Hingegen sind Unklarheit, Instabilität, Unzuverlässigkeit oder das Desinteresse der Autorität für das Kind sehr schwer aushaltbar, da dies sein Orientierungsbedürfnis frustriert. Zunächst wird es deshalb protestieren müssen und dabei auch Grenzen überschreiten, bis es an eine schmerzhafte Grenze stößt oder es so erschöpft ist, dass es resignieren muss, anstatt die so wichtige Erfahrung zu machen, dass es sich lohnt zu warten oder dass Verzichten keine Nachteile hat. Seine Fähigkeit, Frustrationen auszuhalten, kann in diesem Fall nicht als Erfolgsstrategie erlebt werden, sondern wird als emotional aversiver Zustand empfunden, den es dann wiederum auf seine Weise versuchen wird zu vermeiden. Im Marshmallow-Test greifen diese Kinder dann sofort nach dem Schaumzuckerstück, weil sie den Nutzen des Wartens noch nicht verinnerlicht haben, anstatt auf die in Aussicht gestellte Belohnung zu warten. Bei ihnen hat sich offensichtlich der Glaubenssatz „Warten kann sich lohnen!" noch nicht etabliert.

Mischels Experimente haben gezeigt, dass diesen Kindern im späteren Leben etwas sehr Entscheidendes fehlen könnte: das Vertrauen in die Zuverlässigkeit von Versprechungen und in die eigene Fähigkeit, kurzfristig Frust auszuhalten, um langfristig erfolgreich zu werden. Im Sinne einer emotional gesunden Entwicklung des Kindes braucht es also ein ausgewogenes intuitives Feingefühl der Eltern, dem kindlichen Aufbegehren liebevolle und verlässliche Grenzen zu setzen, um ihm so die Orientierung in der Welt zu erleichtern.

3. Die Aggressionskompetenz

Eng verbunden mit der Frustrationstoleranz ist auch das Thema der Aggressionskompetenz. Dabei spielt die in der Psychotherapie m. E. oft unterschätzte „Trotzphase" eines Kindes für die Entwicklung der Selbstliebe eine besondere Rolle. Es ist die Zeit, in der das Kind seinen Willen bereits entdeckt hat und nun lernen muss, seinen Willen mit dem Willen anderer Menschen abzustimmen. Dafür braucht es auch Aggressionen, also Energien, die notwendig sind, um sich behaupten zu können. Fälschlicherweise werden kindliche Aggressionen in der Erziehung schnell als Impulse angesehen, die man rechtzeitig eindämmen oder unterbinden müsse. Dabei sind Aggressionen die Kräfte, die uns helfen sollen, unsere Interessen durchzusetzen. Sie lassen sich auf einer Skala von konstruktiv bis destruktiv abbilden (George Bach & William Goldberg 1981) und sind sehr davon abhängig, welches rationale Gehirn – KoKo- oder Ego-Verstand – seinen Einfluss geltend macht.

Konstruktiv sind Aggressionen immer dann, wenn es gelingt, die eigenen Bedürfnisse klar zum Ausdruck zu bringen, ohne dabei die ebenso berechtigten Bedürfnisse des anderen in Frage zu stellen. Wird der eigene Ausdruck dabei nicht als verletzend oder feindselig wahrgenommen, ist die Chance, dass auch andere diese Bedürfnisse akzeptieren, in der Regel am größten. Wenn jedoch im eigenen Ausdruck nur wenige Informationen über die zu Grunde

© Frank & Timme Verlag für wissenschaftliche Literatur

liegenden Bedürfnisse enthalten sind und darüber hinaus auch noch Feindseligkeit mitschwingt, dann wird mein Gegenüber sich sehr wahrscheinlich verteidigen, rechtfertigen oder zum Gegenangriff übergehen.

Allerdings sind konstruktiv-kooperative Willensbekundungen sehr auf Vorbilder angewiesen. Die Eltern müssen dem Kind erst einmal zeigen, dass auch andere Menschen berechtigte Interessen haben, wie man seine Interessen seinem Gegenüber vermittelt und sie gegebenenfalls mit ihm verhandelt.

Aus der Symbiose mit den Eltern kommend, bedeutet das für den Heranwachsenden eine völlig neue Herausforderung. Hier bildet sich erstmals eine Idee von „Sowohl-als-auch-Lösungen“ und die Erfahrung, dass man verbunden mit anderen Zielen erreichen kann, die man allein nicht erreichen könnte. Die anfangs noch sehr ungesteuerte Energie, die sich im Kind spürbar macht, braucht jedoch besonders viel Geduld und Anerkennung wie auch Begrenzung durch die Eltern. Haben die Eltern diese Geduld nicht oder sind sie kein Vorbild im Umgang mit ihren Aggressionen, wird das Kind nicht lernen können, wie es sich konstruktiv durchsetzt. Erfährt es unangemessene Nachgiebigkeit, Ignoranz oder Ablehnung, so wird es lernen, dass es entweder nur laut genug schreien muss, um seinen Willen durchzusetzen, oder es wird vorschnell aufgeben, weil es erfahren musste, dass seine Interessen unwichtig sind. In dem Fall werden die im Kind aufkommenden Kräfte von ihm als unnütz, falsch oder sogar bedrohlich wahrgenommen. Möglicherweise wird es lernen, sich mit dem zufrieden zu geben, was übrigbleibt, oder sogar ganz auf seine Willensbekundungen verzichten. Lernt das Kind nicht den konstruktiven Ausdruck seiner Interessen, wird es langfristig seine Bedürfnisse nicht befriedigen können und sich deshalb auf Ersatzbefriedigung spezialisieren oder immer wieder Frustrationen aushalten müssen.

Hier liegt nicht nur eine der Quellen für psychischen Stress, sondern auch ein Haupterkrankungsrisiko begründet. Wenn ein Kind gelernt hat, seine Bedürfnisse nicht zu artikulieren, heißt das ja keineswegs, dass diese Bedürfnisse einfach vergehen. Vielmehr ist zu erwarten, dass sie im Hintergrund erhalten bleiben und auf eine neue Chance warten, realisiert zu werden. Damit verbunden ist ein erhöhtes Spannungsniveau. Ist die Bedürfniserfüllung unerledigt, löst schon die vage Aussicht auf doch noch mögliche Realisierung immer wieder leicht jenen Erregungszustand aus, der die Stoffwechselbedingungen herstellt, die für die notwendigen Handlungen gebraucht werden. So werden zum Beispiel immer wieder bestimmte Muskelgruppen angespannt, die Blutzirkulation beschleunigt, Immun- und Verdauungsfunktionen ausgeschaltet. Dabei bleibt die rationale Suche nach einer Lösung in den Grübelschleifen der verinnerlichten Beschränkungen hängen. So werden bereits im Kind Denk- und Verhaltensmuster geprägt, die mit allen möglichen Erregungszuständen einhergehen, die auf Dauer krank machen können, die wir jedoch meist erst sehr viel später als Ursachen für verschiedenste Erkrankungen erkennen.

In der Psychotherapie zeigt sich oft, dass die Erinnerungen an diese Entwicklungsphase sehr verzerrt sind oder sogar ganz fehlen. Zum einen gibt es in diesem Alter nur wenige eigene Erinnerungen, zum anderen sind diese oft demütigenden und frustrierenden Erfahrungen sehr schmerzhaft erlebt und deshalb meistens verdrängt worden. Manchmal bringen gezielte Nachfragen bei Verwandten Erlebnisse aus dieser Zeit zum Vorschein, die dann in der Therapie als Ursache für Hemmungen oder Verhaltensimpulse erkannt werden, die bis in die Gegenwart wirken und erst aufgelöst werden können, wenn ihre ursprüngliche Bedeutung korrigiert wurde.

Die Ursache für Fehlentwicklungen in Bezug auf die Bedeutung aggressiver Gefühle ist jedoch in erster Linie im Elternverhalten zu sehen. Sie signalisieren, ob sie ihr Kind auch dann noch lieben, wenn es „anstrengend" ist, sich in seinem Ausdrucksverhalten noch nicht klar genug artikuliert oder sich „danebenbenimmt". Dabei sind Eltern jedoch nicht nur in ihrer Geduld gefragt, sondern auch als Model für konstruktives Durchsetzen. Ohne das Verständnis für das kindliche Verhalten oder die nötige Geduld bekommen Kinder von ihren Eltern sehr schnell die Botschaft, dass etwas mit ihnen nicht in Ordnung sei und sie es deshalb nicht verdient hätten, geliebt zu werden.

Vielfach sind es zudem ideologische Paradigmen, die Eltern suggerieren, dass Aggressionen etwas Böses seien, von dem auch Kinder besetzt sein könnten und es deshalb so früh wie möglich auf den richtigen Weg gebracht werden müsse. In dem Film „Das weiße Band" (Regie: Michael Haneke 2009) sagt der Dorfpfarrer sinngemäß zu seinen Kindern, als er sie wegen eines „falschen Benehmens" mit dem Prügelstock bestraft: „Glaubt nur nicht, dass ich euch gern schlage, aber ich muss es tun, damit ihr auf den rechten Weg kommt!"

 © Frank & Timme Verlag für wissenschaftliche Literatur

Ganze Generationen sind mit dieser Ideologie erzogen worden – im Schatten einer schwarzen Pädagogik wuchsen sie auf, als ob es etwas Falsches in ihnen gebe, dem man sich frühzeitig entgegenstellen müsse, bevor es Besitz von einem ergreife!

Somit sind Aggressionen nicht als konstruktive Kräfte der Selbstbehauptung erlebt worden, sondern als unterdrückungspflichtige, destruktive Energien, die sie stets im Auge behalten sollten, damit sie nicht unkontrolliert zum Vorschein kommen und Schaden anrichten. Dabei wird verkannt, dass Aggressionen ihre Destruktivität erst nach und nach entfalten und immer auf destruktive Vorbilder zurückzuführen sind oder als Reaktion auf erlebten Mangel oder Bedrohung, der entsteht, wenn ein Kind sich in seiner legitimen Bedürftigkeit nicht gesehen fühlt. Wenn wir schon frühzeitig lernen, dass Aggressionen im Allgemeinen etwas Schlechtes sind, dann reicht es manchmal aus, dass wir einen anderen Menschen beobachten, der destruktives Verhalten zeigt, um dann, wenn wir ähnliche Impulse bei uns selbst beobachten, Zweifel an unserer Liebenswertigkeit zu entwickeln. Dafür brauchen wir noch nicht einmal eigene Bestrafungen für aggressives Verhalten erlebt haben, es reicht zu glauben, dass Menschen Böses in sich tragen.

Die Einstellung zu Aggressionen und die Fähigkeit, Aggressionen konstruktiv zum Ausdruck zu bringen, sind also Basiskompetenzen. Sie bestimmen nicht nur das eigene Durchsetzungsvermögen, sondern auch die Fähigkeit zur Selbstliebe und darüber hinaus auch maßgeblich die Gesundheit eines Menschen.

Psychotherapie – eine lebensbegleitende Entwicklungshilfe

Neben dem Erlernen dieser drei Basiskompetenzen gibt es natürlich noch viele weitere Kompetenzen, die ein Kind lernen muss. Dazu gehört z. B. der Umgang mit Trauer, Scham, Neid und Schuldgefühlen oder mit Unruhezuständen und Sensibilitäten, deren Ursache wahrscheinlich in der vorangegangenen Generation liegt und nicht gleich verstanden werden kann. Wenn jedoch Urvertrauen, Frustrationstoleranz und Aggressionskompetenzen gut entwickelt sind, dann steht die Person in aller Regel mit beiden Beinen fest im Leben und wird mit hoher Wahrscheinlichkeit auch zu allen anderen Gefühlen eine positive Einstellung entwickeln.

Zu uns Psychotherapeuten kommen vor allem Menschen, die in Bezug auf diese Basiskompetenzen Defizite aufweisen. Auf Martin Luther geht der Spruch zurück: „Was Hänschen nicht lernt, das lernt Hans nimmermehr!“ Zwar stimmt es, dass die Jugend manches viel leichter lernt als das Alter, doch in seiner Radikalität ist der Spruch falsch. Heute, denke ich, sollte in der Psychotherapie die Regel gelten: „Was Hänschen nicht gelernt hat, das muss eben Hans lernen!“ Aus meiner Erfahrung lohnt sich auf emotionale Heilung orientierte Psychotherapie fast immer und ist, solange die Person ausreichend reflexionsfähig ist, relativ unabhängig vom Alter. Mir scheint, dass nicht nur seelisches und körperliches Leid, sondern auch der Anblick des Todes ein Fensterchen in uns öffnen kann, das uns für die notwendigen Veränderungen unseres Selbst- und Weltbildes noch einmal besonders sensibilisiert. Das, was wir in jüngeren Jahren nicht ausgeheilt haben, holt uns mit hoher Wahrscheinlichkeit dann eben im Alter wieder ein. Und im Alter, wenn die Ersatzbefriedigungen wegfallen, lässt plötzlich auch die Fähigkeit zum Verdrängen nach und die einstigen Dämonen kommen wieder zum Vorschein. Oft ist das der Grund, warum bei Menschen Gesundheit und Lebensqualität sehr schnell abbauen. Doch sogar dann kann eine Traumatherapie, da sie eine emotionale Nachreifung auslöst, für die in die Krise kommenden Alten und deren Kindern noch sehr viel bringen. Zum Beispiel können Eltern selbst in ihrem Sterben noch sehr wichtige Vorbilder für ihre Kinder sein. Selbst wenn es ihnen erst auf dem Sterbebett gelingt, bestimmte Erkenntnisse zu äußern, können sie doch für die Hinterbliebenen noch von unschätzbarem Wert sein.

Doch auch ohne diese existenziellen Momente können wir eine Haltung entwickeln, die uns für die Eingeschränktheit unserer Ego-gesteuerten Narrative und die damit verbundene Fehlbarkeit unseres Denkens öffnet und uns immer wieder zu hinterfragen anregt:

- Was in mir lässt mich das gerade so empfinden?
- Welche alte Erfahrung liegt hier noch auf meiner Seele, irritiert meinen Kompass und will sich Gehör verschaffen?

 © Frank & Timme Verlag für wissenschaftliche Literatur

Menschen, die die Erfahrung ihrer eigenen Unverbundenheit erlebt haben und denen es gelungen ist, dies aus sich selbst heraus zu erkennen, sind hinterher nicht nur schlauer, sondern auch sehr viel offener gegenüber anderen und deren Fehlbarkeiten. Was für einen Sinn sollte es auch machen, an der verletzenden These festzuhalten, dass wir genuin schlechte Menschen seien? Wir sind fehlbar, machen schlechte Erfahrungen und ziehen falsche Schlussfolgerungen, wir können uns ohnmächtig fühlen, eine Riesenwut oder überwältigende Ängste haben oder sogar schon resigniert sein, aber wir sind niemals schlechte oder böse Menschen, sondern sinnsuchende, bewusstseinsfähige, konstruktiv-kooperationsfähige Wesen, die die Voraussetzungen für eine tragfähige Selbstliebe und zur Selbstheilung bereits in uns tragen und für uns spürbar machen können. Das zu vermitteln ist die vielleicht wichtigste Aufgabe von Psychotherapie. Wenn wir eine bessere, nachhaltigere, solidarischere, zukunftsfähigere Gesellschaft werden wollen, dann brauchen wir vor allem reife und sich selbst liebende Menschen, die sich nicht mit Ersatzbefriedigungen zufriedengeben, sondern ihr Glück mit dem Glück anderer verbinden können und darin ihre höchste Erfüllung sehen.

Eine emotional kompetentere Gesellschaft

Aktuell erleben wir weltweit eine krisenhafte Entwicklung in nahezu allen Bereichen der modernen Gesellschaften, die vor allem auch Ausdruck unserer emotionalen Inkompetenz und Unreife zu sein scheint. Dabei bin ich fest davon überzeugt, dass es ganz und gar nicht unserer Natur entspricht, Menschen auf Grund ihrer Herkunft abzuwerten, sich auf Kosten anderer zu bereichern, Raubbau an der Natur zu betreiben, Kriege zu führen oder auf das Wohl unserer Nachfahren zu pfeifen. Und doch lassen wir uns immer wieder verführen und glauben dabei sogar, so handeln zu müssen, obwohl uns unsere Gefühle etwas ganz anderes sagen möchten, wenn wir sie denn wahrnehmen und richtig deuten könnten. Auf Grund unserer vielen unverheilten emotionalen Verletzungen werden wir viel zu oft vom Ego-Verstand geleitet und glauben deshalb, dass die Welt, in der wir leben, eine egoistische sei und dass wir uns an diesem Wahnsinn beteiligen müssten, um zu überleben. Um unsere

Gefühle nicht spüren zu müssen, brauchen wir jedoch Begründungen, die uns unser Ego-Verstand in Form von Glaubenssätzen liefert, die wir in mehr oder weniger langlebige Narrative einbetten und die unser liebloses Verhalten rechtfertigen. Narrative sind immer auch vom Zeitgeist abhängig und werden von Generation zu Generation gepflegt und weiterentwickelt. Zum Beispiel haben Menschen über lange Zeit geglaubt:

- „Die Erde ist eine Scheibe und Menschen, die das anzweifeln, sollten als Ketzer angeklagt werden!"
- „Es gibt minderwertige Menschen, die man ausbeuten und sogar wie eine Ware verkaufen kann!"
- „Menschen können vom Bösen besetzt werden, dem man nur beikommen kann, indem man sie verbrennt!"

Wiewohl wir einige davon schon überwunden haben und der Wahrheit schon ein Stück nähergekommen sind, sind bis heute noch unsinnige Narrative im Umlauf, die wir als unmenschlich erkennen könnten, wenn wir unseren authentischen Gefühlen vertrauen würden. Dazu gehören etwa die Annahmen:

- „Einige wenige Menschen dürfen sehr viel mehr besitzen als viele andere und dürfen deshalb über Ressourcen bestimmen, über die andere niemals in ihrem Leben verfügen dürfen."
- „Lebensglück hängt vom Wohlstand ab und deshalb müssen wir andere, uns selbst und die Ressourcen der Erde ausbeuten, um glücklich sein zu können!"
- „Ohne die Digitalisierung kann eine Gesellschaft nicht überleben und deshalb müssen wir das analoge Leben abschaffen!"
- „Terroristen, Faschisten, Pädophile und andere böse Menschen müssen mit allen Mitteln bekämpft werden!"
- „Mikroben und Krankheiten sind unsere Feinde und müssen deshalb bekämpft werden!"
- „Gesundheit ist zu einem großen Teil Glücksache und braucht deshalb pharmakologische und technische Unterstützung!"

 © Frank & Timme Verlag für wissenschaftliche Literatur

- „Gott und das, was wir nicht verstehen, hat keine Existenzberechtigung, weil es wissenschaftlich nicht nachgewiesen wurde!“

Und immer meinen wir es dabei „gut“. Wir ordnen uns selbst den Guten zu und verurteilen das vermeintlich „Böse“ und merken dabei gar nicht, dass wir selbst Dinge tun, die wir aus einer anderen Perspektive keineswegs als „gut“ ansehen würden. Dabei sind wir sehr einfallsreich im Erfinden von Begründungen, warum das richtig ist, was wir gerade tun. Und so häufen wir Reichtum an, weil wir unseren Kindern ein besseres Leben ermöglichen wollen, wir ziehen in den Krieg und riskieren sogar unser Leben für die vermeintlich gute Sache, wir schuften bis zum Umfallen, schaffen uns mehr an, als wir eigentlich verbrauchen können und bauen viel zu große Häuser, um anderen zu zeigen, dass wir auch tüchtige Leute sind, wir fahren zu schnell mit unserem Auto, um pünktlich zum Meeting zu kommen, wir streiten mit unserem Partner, um ihn auf den richtigen Weg zu bringen. Fast immer haben wir Menschen mehr oder weniger verständliche und „gut gemeinte“ Motive, die wir in ihrer destruktiven Wirkung nicht erkennen oder deren Langzeitwirkung wir einfach noch nicht überschauen können. Je komplexer die Welt wird, desto wichtiger ist es jedoch, dass wir einen Kompass haben und ihn zu lesen verstehen. Aus meiner Sicht sind alle Probleme des Menschen mehr oder weniger darauf zurückzuführen, dass wir diesen Kompass nicht zielgerichtet nutzen. Dabei könnten wir leicht erfühlen:

- dass materieller Reichtum, über den nur wenige verfügen, anzeigt, dass etwas in der Gesellschaft nicht stimmt;
- dass unser Lebensglück und unsere Gesundheit weit mehr von Liebe, Geborgenheit und Sinnhaftigkeit abhängen als von unserem materiellen Wohlstand;
- dass die echte (analoge) Welt uns viel mehr Befriedigung schenkt als die künstliche (digitale) Welt, die uns lediglich marginal unterstützen sollte;
- dass Menschen, die „Böses“ tun, ungelöste Probleme mit sich herumschleppen und diese möglicherweise nicht allein lösen können, also

das Verständnis der anderen und die Solidarität der Gemeinschaft brauchen;
- dass wir Menschen, seit es uns gibt, in einer Symbiose mit Mikroben leben und wir für unser inneres Gleichgewicht sorgen müssen, anstatt sie zu bekämpfen;
- dass Gesundheit nur aus uns selbst heraus entstehen kann und in Händen von Menschen nicht gut aufgehoben ist, die keine Zeit für uns haben und unsere Situation nicht verstehen können;
- dass es etwas gibt, das größer und komplexer ist, als es unser Verstand derzeit erfassen kann, und auf das wir vertrauen können, weil es uns ermöglicht hat, zu existieren, zu lieben und zu verstehen.

Unsere emotionale Inkompetenz wird von den falschen Annahmen über uns und von missweisenden Standards, die wir unhinterfragt akzeptieren, aufrechterhalten. Und zwar so lange, bis wir mit Hilfe unseres KoKo-Verstandes unser Ego entmachtet haben.

Gesellschaftliche Heilung

Mit unserer von kollektiven Traumata geprägten jüngeren Geschichte im Gepäck sind wir Wesen, die sich immer noch leicht von Gefahren beeindrucken lassen. Gefahren richtig einzuschätzen ist jedoch eine Fähigkeit des KoKo-Verstandes und sollte deshalb auch nicht vom Ego-Verstand geleistet werden. Insbesondere die Menschen, die ihren KoKo-Verstand bisher nur unzureichend ausgebildet haben und es deshalb gewöhnt sind, von ihrem Ego-Verstand gesteuert zu werden, lassen sich von Meldungen über die Gefährlichkeit der Dinge am leichtesten beeindrucken. Katastrophenmeldungen, furchteinflößende Berichte über die Fragilität der menschlichen Gesundheit, der Gesellschaft oder der Zukunft versetzen sie in einen Alarmzustand, der sie in ihrer Handlungsfreiheit auf Maßnahmen der Gefahrenabwehr einschränkt. Andere Ziele und Freiheiten treten dabei in den Hintergrund. Die damit verbundene Anspannung wird sich nach und nach in Form irgendwelcher Beschwerden bemerkbar machen, die ein inneres Ungleichgewicht zwischen Sympathikus

 © Frank & Timme Verlag für wissenschaftliche Literatur

und Parasympathikus anzeigen. Und so geraten vom Ego gesteuerte Menschen eben auch leicht in Panik und sind dann aus ihrer Angst heraus nicht mehr zu vernünftigem Denken fähig. Dafür gab es in der Menschheitsgeschichte so zahlreiche Beispiele, dass sie von den Mächtigen dieser Welt nicht übersehen werden konnten. Offensichtlich haben einige von ihnen sehr wohl begriffen, dass sich verängstigte Menschen am leichtesten täuschen und dahingehend lenken lassen, dass sie sich den Ideen der Angstmacher und Verführer anschließen.

Damit das in Zukunft nicht mehr so leicht möglich ist, bräuchte es eine nachhaltige Entwicklung des KoKo-Verstandes, die jedoch nur in einer Atmosphäre der Sicherheit entstehen kann. Dabei müssten die Erfahrungen und Fehler der Vergangenheit auf eine Weise aufgearbeitet werden, die es ermöglicht, wieder mehr zu fühlen und mit dem Gefühlten in eine verstehende Resonanz zu treten, damit Fehldeutungen des Gefühlten nicht erneut zu Traumatisierungen führen. So könnte ein gesellschaftlicher Heilprozess in Gang kommen, der uns von all den oben aufgeführten Glaubenssätzen befreit und uns in unserem Selbstwertgefühl und unserem Vertrauen zueinander stärkt und uns so nach und nach in ein höheres Bewusstsein führt.

Um eine solche heilsame Entwicklung in Gang zu setzen, müssten Eltern und Gesellschaft vor allem dafür sorgen, dass unsere Kinder in Verhältnissen ohne traumatisierende Bedrohungs- und Mangelerfahrungen aufwachsen können. Um sicher zu sein, dass sich dabei auch die transgenerationsbedingten Traumata auswachsen können, müssten wenigstens die nächsten vier bis fünf Generationen ohne existenzielle Ängste aufwachsen und gleichzeitig in ihrer emotionalen Kompetenz gefördert werden. Das gilt vornehmlich für die Teile der Bevölkerung, denen es bisher an Teilhabe, Sicherheit und Liebe fehlte und die deshalb immer wieder Egostrukturen entwickeln mussten. So entstünde allmählich ein nachhaltigeres Bewusstsein, in das sich auch innovative Techniken integrieren ließen, ohne uns von unserer Natur zu entfremden.

Doch dafür brauchen wir zunächst erst einmal ein Bewusstsein für die Risiken, die die Entwicklung unserer emotionalen Kompetenz beeinträchtigen.

Mit der Entwicklung des menschlichen Bewusstseins hat sich zwar die Möglichkeit, Neues zu erschaffen, potenziert, andererseits aber auch die Gefahr erhöht, dass wir in Sackgassen geraten und uns dabei zu weit vom Kontinuum entfernen und den überlebenswichtigen Gleichgewichten nachhaltigen Schaden zufügen. Was wir brauchen, ist also die Rückbesinnung auf unsere Fähigkeit, zu erfühlen, was für uns richtig ist und was nicht. Auf diese Weise können wir vielleicht am besten erkennen, welche Entwicklung uns unseren Bedürfnissen näherbringt und welche uns entfremdet.

Das Problem mit den Eliten

Nun scheint es so zu sein, dass die Menschen, denen es gelingt, sich an die Spitze der Gesellschaft zu setzen, von wo aus sie maßgeblich die Meinungen und die Geschicke der anderen, weniger angesehenen und einflussreichen Menschen beeinflussen und lenken, nicht zu den emotional kompetentesten und reifsten Menschen gehören. Insbesondere die Eliten in Wirtschaft, Politik und Wissenschaft fallen dadurch auf, sich vor allem mit Durchsetzungskraft, Rücksichtslosigkeit, Täuschungs-, Opfer- und Koalitionsbereitschaft an die Spitze gedrückt zu haben. Allenfalls eine Minderheit unter ihnen hat das Wohl aller im Blick und bringt die Moderations- und Diskursfähigkeit und die Überzeugungskraft mit, die notwendig sind, um die vielen berechtigten Interessen aller Menschen in einem konstruktiven Diskurs zu registrieren, zu verhandeln und zu vermitteln.

So wie im Individuum, so ist es auch in einer Gesellschaft entscheidend, welche Kraft sich um die Bedürfnisse aller am besten kümmert. Ist es eine Ego-gesteuerte oder eine konstruktiv-kooperationsorientierte Elite, die das Vertrauen aller verdient und sich gegen die Egozentrik der von ihren Mangel- und Bedrohungserfahrungen geleiteten Mitspielern durchzusetzen weiß?

Offensichtlich haben es vom Ego gesteuerte Menschen besonders gut drauf, die Regeln der modernen Gesellschaften für ihre egoistischen Ziele auszunutzen und sich auf diese Weise in den Wettbewerben um Erfolg, Macht und Geltung durchzusetzen. Angetrieben von Narrativen, die sie verinnerlicht haben und die sie unbewusst oder auch bewusst antreiben, glauben sie, sich über andere stellen zu dürfen, weil

 © Frank & Timme Verlag für wissenschaftliche Literatur

- sie bisher in ihrem Leben benachteiligt wurden und deshalb jetzt berechtigt seien, sich das als Ausgleich zubilligen zu dürfen;
- wenn sie die Spielregeln nicht machen würden, andere kämen und die Spielregeln machen würden;
- nicht genug für alle da sei und nur die zum Erfolg kämen, die schnell und gut genug seien;
- sie besonders fleißig und fähig seien und ihnen deshalb mehr zustehe als anderen;
- man von ihnen erwartet habe, dass sie erfolgreicher und durchsetzungsfähiger seien als andere und sie diesen Erwartungen entsprechen müssten;
- andere die Spielregeln gemacht hätten, die sie ja lediglich anwenden würden;
- die große, breite Masse eben dumm sei und es deshalb gebildeten Eliten überlassen sein sollte, für sie die Entscheidungen zu treffen.

Doch was wären diese Eliten, wenn es niemanden gäbe, der sich von ihnen führen lassen möchte? Offensichtlich ist es für viele Menschen sehr schwer zu entscheiden, wem sie vertrauen und sich anschließen können. Wenn sie emotional noch nicht reif genug sind, wird es ihnen schwerfallen, sich gegen diese Verhältnisse zu wehren. Werden sie immer noch von ihren Ego-gesteuerten Narrativen angetrieben, werden sie sie in ihrer Machtlosigkeit bestätigen und das Geschehen erdulden, weil

- es auf ihr Empfinden sowieso nicht ankomme;
- sie viel zu schwach und zu klein seien, etwas an den bestehenden Verhältnissen ändern zu können;
- man sich nun einmal der Mehrheit unterzuordnen habe, da man ja das Große und Ganze ja ohnehin nicht überblicke;
- sie, wenn sie sich zu weit vorwagen würden, zurückgeworfen werden müssten;
- die Verhältnisse eben so seien, wie sie sind, und man daran sowieso nichts ändern könne;
- weil sie als Schuster bei ihren Leisten bleiben sollten!

Für eine positive gesellschaftlichen Entwicklung wird es jedoch immer wichtiger, dass nicht mehr die Egomanen, sondern die reifsten, verantwortungsvollsten und liebesfähigsten Menschen, also die KoKo-Gesteuerten, den Einfluss ausüben, der nötig ist, emotionale Reife und Bewusstsein ihrer Mitmenschen weiterzuentwickeln.

Unsere Eliten wirken von emotionaler Reife, Ehrlichkeit oder Selbstlosigkeit weit entfernt. Was kann passieren, wenn Macht an Menschen fällt, die keinen oder nur wenig Zugang zu ihren Gefühlen haben und deshalb bereit sind, ihre eigenen und fremde Grenzen zu überschreiten? Was, wenn die emotionale Kompetenz und innere Resonanzfähigkeit einer Führungsperson nur gering entwickelt ist und sie deshalb auch nur wenig Empathie empfinden kann? Könnten sie dann nicht sogar dazu geneigt sein, die Gutmütigkeit und die Sorgen ihrer Mitmenschen auszunutzen?

Begünstigt durch ihren Zugang zu Geld, Macht, Deutungshoheit und das Wissen über die unbewussten Algorithmen anderer haben sie zahlreiche Möglichkeiten, die vorherrschenden Bedingungen zu ihren Gunsten auszunutzen und sich selbst und der Allgemeinheit zu suggerieren, dass es zu ihren Entscheidungen keine Alternative gäbe.

Ein erfolgreicher, einflussreicher Finanzmanager, der sich einst wegen Panikattacken in meine psychotherapeutische Behandlung begab, kam im Verlauf der Therapie dahinter, dass hinter seinen Panikattacken eigentlich Schuldgefühle steckten, die er bis dahin gar nicht wahrnehmen konnte. Erst nach und nach wurde ihm in der Therapie bewusst, dass seine Verkaufserfolge nur zustande gekommen waren, weil es ihm gelang, sein Gewissen zu unterdrücken, um so seine Kundschaft erfolgreich täuschen zu können. Dabei war er überzeugt, dass er das tun müsse, weil es sonst die Konkurrenz an seiner Stelle getan hätte. Später zeigte sich, dass sein enormer Erfolgswille auf dem tief verinnerlichten Glaubenssatz beruhte: „Du musst das Familienvermögen zurückerobern, was unser Vater durch unglückliche Umstände einst verlor!" Bereits als kleiner Junge hatte er gelernt, dass er die Anerkennung seines Vaters nur verdienen könne, wenn er sich erlaubte, oft auch gegen seine verborgenen Empfindungen, alles zu tun, um im „harten Wettbewerb

 © Frank & Timme Verlag für wissenschaftliche Literatur

des Lebens“ zu bestehen. Als der Vater trotz aller Bemühungen und Entbehrungen die Pleite seiner Firma nicht abzuwenden vermochte, wurde er „krank vor Gram“. Er starb viel zu früh und hinterließ in seinem Sohn eine tiefe emotionale Wunde, die ihn in seinem zukünftigen Fühlen, Denken und Verhalten bis in die Gegenwart prägen sollte. Der Mythos, das Unglück der Familie sei „durch die Rücksichtslosigkeit des Systems zustande gekommen“, ermächtigte ihn, sich selbst die Erlaubnis zu erteilen, ebenfalls rücksichtslos zu sein und dabei seine natürlichen Schuld- und Schamgefühle zu unterdrücken. Seine Bemühungen, die authentischen Gefühle zu betäuben, wurden jedoch trotz seiner beruflichen Erfolge immer schwieriger, da sich die Sehnsucht nach Anerkennung durch seinen Vater nicht stillen ließ. So erwiesen sich seine Panikattacken als Ausdruck seiner verdrängten, eigentlich intakten authentischen Schuldgefühle, die ihm hätten helfen sollen, seinen Egoverstand zu korrigieren, was er jedoch erst erkennen konnte, nachdem er sich seiner unerfüllten ursprünglichen Bedürfnisse bewusstwurde.

Tatsächlich, so glaube ich, können die fehlende Anerkennung durch die Eltern, die Mythen über ungerechtfertigte Verluste oder nicht wiedergutgemachte Ungerechtigkeiten enorme Antriebskräfte sein, die es Menschen erlauben, sich rücksichtslos gegen andere zu verhalten. Das konstruktive-kooperationsorientierte Verhalten kann sich jedoch erst dann wieder etablieren, wenn die zu Grunde liegenden emotionalen Verletzungen wirklich ausgeheilt sind.

Für eine kompetent fühlende, konstruktiv-kooperativ denkende Gesellschaft braucht es deshalb vor allem emotionale Reife bei denen, die den entscheidenden Einfluss auf die gesellschaftliche Entwicklung ausüben – also konstruktiv und kooperativ orientierte Eliten. Eine zukunftsfähige humane Gesellschaft sollte deshalb in der Lage sein, ihre Eliten, von denen sie sich regieren, anleiten und beeinflussen lässt, gut auszuwählen! Doch dafür braucht es eben auch emotional kompetente Bürger, die sich das Ziel gesetzt haben, sich im Verlauf ihres Lebens von ihrem Ego zu emanzipieren.

Die gegenwärtigen Zweifel der Menschen an der Zukunftsfähigkeit unserer Gesellschaft, die wir zumindest in den westlichen Industrieländern beobachten können, sind möglicherweise besonders leicht stimulierbar, weil wir im kollektiven Unbewussten sehr wohl registrieren, dass es an unserer Lebensart tatsächlich einiges zu korrigieren gibt. Irgendwie spüren wir, dass wir so nicht weiterleben können. Der Ressourcenverbrauch ist zu hoch, die Nachhaltigkeit nicht nachhaltig genug, die soziale Schere zu weit auseinander, die Unterdrückung der Armen moralisch nicht länger hinnehmbar. Und schließlich macht uns die zunehmende Entfremdung von unseren Bedürfnissen und die Annahme, dass die von uns ausgebeutete und verletzte Natur ja eines Tages zurückschlagen müsse, immer misstrauischer, furchtsamer, einsamer, sinnentleerter und schließlich krank und depressiv.

Wie wäre es, wenn es nur noch emotional kompetenten Menschen erlaubt wäre, sich für Führungspositionen aller Art zur Verfügung zu stellen? Wie wäre es, wenn es eine allgemeine gesellschaftliche Akzeptanz dafür gäbe, die Ausheilung alter emotionaler Verletzungen als ein höchst erstrebenswertes Entwicklungsziel anzusehen? Und wie wäre es, wenn sich auch der Staat und die Gesellschaft in der Verantwortung dafür sähen, die Rahmenbedingungen für eine traumafreie Kindheit und eine gesunde emotionale Entwicklung und Nachreifung zu schaffen?

Jetzt kommt es mehr denn je darauf an, dass wir an das Gute in uns glauben und erkennen, dass es nicht in unserem Interesse liegen kann, Menschen zu folgen, die uns immer wieder mit allen möglichen apokalyptischen Szenarien eines Weltuntergangs einzuschüchtern versuchen! Menschen, die uns immer wieder in die Angst zu bringen versuchen, sollten vielleicht besser keine Führungsrollen mehr übernehmen …

Die Digitalisierung – Fluch oder Segen?

Kaum eine Erfindung hat die menschliche Entwicklung so schnell und scheinbar auch unumkehrbar beeinflusst wie die Digitalisierung unserer Alltagswelt. Einerseits hilft sie uns, aufwendige Arbeit zu erleichtern und einen bisher nie dagewesenen Zugang zum Wissen der Welt zu eröffnen, andererseits verändert sie unsere Kommunikation, unsere Gewohnheiten und unser Selbstbild in einer atemberaubenden Geschwindigkeit. Aber sind wir wirklich schon

 © Frank & Timme Verlag für wissenschaftliche Literatur

in der Lage, diese Flut an kaum noch verifizierbaren Daten konstruktiv für unsere Bedürfnisse zu verarbeiten? Wer sich der Digitalisierung verschließt, muss erhebliche Nachteile in Kauf nehmen und wird von vielen Aktivitäten und gesellschaftlicher Teilhabe ausgeschlossen – zukünftig noch mehr als jetzt schon. Ich denke, wir sollten uns dringend eine Besinnungspause verordnen, um uns bewusst zu machen, wieviel Schaden uns der Verlust der analogen Welt zufügen kann und was wir zugleich durch den egoistischen Missbrauch unserer Daten riskieren.

Daten seien das neue Gold, heißt es. Ja, und wir durchschauen die Praktiken der Goldgräber nicht, die diese Daten für egoistische oder irgendwelche ideologischen Zwecke auszunutzen wissen. Viele Menschen haben noch gar nicht begriffen, wie viel Schaden wir uns mit der naiven Preisgabe unserer Verhaltensalgorithmen zufügen. Wer unser Verhalten, unsere Gewohnheiten und sogar unser Denken unbemerkt beobachten und mit bestechend hoher Wahrscheinlichkeit vorhersagen kann, unter welchen Bedingungen wir uns wie verhalten werden, wo unsere Vorlieben und Ängste liegen, hat eine ungeheure Macht über uns (Greenwald 2015). Diese Macht in falschen Händen könnte unser Vertrauen auf lange Zeit sehr verletzen.

Mir scheint, dass sich bei vielen Menschen der Mangel an Vertrauen in das Gute in uns, in die Sinnhaftigkeit unserer Gefühle und unsere Selbstheilungskräfte zunehmend in ein allgemeines Misstrauen und die Verachtung gegenüber der Menschheit und der menschlichen Natur (Misanthropie) ausgeweitet haben. Diese Menschen sind dann besonders empfänglich für die Idee, dass wir eigentlich bestraft werden müssten und, wenn überhaupt, unsere Probleme nur mit technischen Lösungen in den Griff bekommen können. Der israelische Historiker Yuval Harari beschreibt in seinem Buch „Homo Deus – Der göttliche Mensch" eine Welt, in der der Mensch jetzt selbst zum Schöpfer seiner Natur wird und somit seine Unzulänglichkeiten mit technischen Mitteln überwinden könne. Diese transhumanistische Idee ist bei den digitalisierungsbegeisterten Eliten sehr populär und wird uns medial als Lösung für die vielen Bedrohungen vermittelt. Sie möchten uns glauben lassen, dass wir ohne eine digitalisierte Welt nicht mehr leben könnten, dass wir Gentechnologien, neuartige Medikamente, Impfstoffe oder künstliche Ersatzteile für unsere Gesundheit und Leistungsfähigkeit bräuchten.

Der Entwicklung unserer emotionalen Kompetenz wird dabei vergleichsweise wenig Aufmerksamkeit gewidmet. Doch neben dem Digitalisierungswahn gibt es auch eine Bewegung, die den Wert analogen Lebens, so wie wir es aus unserer Stammesgeschichte und den unterschiedlichsten kulturellen Traditionen kennen, immer noch zu schätzen weiß. Dabei handelt es sich um eine Bewegung, die wieder mehr Wert auf Achtsamkeit für unser gegenwärtiges Empfinden legt, aber auch an gewachsenen und bewährten Traditionen festhalten möchte und den tieferen Sinn in unserer Existenz und unserer Entwicklung zu ergründen sucht. Doch dafür brauchen wir ein gesundes Bewusstsein, einen ungetrübten Blick auf die destruktiven Kräfte unseres Egos und ein Vertrauen in die Selbstheilungskräfte von Individuen, Gesellschaften und der Natur, ohne die es uns schon lange nicht mehr geben würde.

Mit Hilfe dieses gesunden Bewusstseins müssen wir lernen, unseren Egoverstand zu entmachten, der unsere teilweise berechtigten Ängste vor den Folgen eines Klimawandels, des Artensterbens, steigendem Meeresspiegel, Pandemien, Hunger, Dürre, Verarmung oder Bürgerkriegen derart ausufern lässt, dass wir geradezu blind werden für das, was wir mit Hilfe unseres konstruktiven und kooperativen Verstandes eigentlich zu tun hätten, um uns und unsere soziale und natürliche Welt wieder ins Gleichgewicht zu bringen. Dafür müssen wir jedoch in unseren Emotionen die wertvollen Signale erkennen, die unseren gesunden Verstand wecken sollen, damit er unterscheidet: Was ist Alarmismus und was Verharmlosung und worin besteht die Herausforderung, die wir wirklich zu stemmen haben? Dann sollte es uns auch gelingen, mit den zur Verfügung stehenden Ressourcen, uns aufeinander verlassend beizustehen und eine bessere, gerechtere, mehr Sinn stiftende und nachhaltigere Welt zu realisieren.

Plädoyer für einen Resonanzhumanismus

Zwei in unterschiedlichen Frequenzen schwingende physikalische Körper können sich wechselseitig beeinflussen und so in eine resonante Beziehung treten. Der Soziologe Hartmut Rosa (2019) bezog diesen Vorgang wechselseitiger Einflussnahme auch auf Menschen, gesellschaftliche Interessengruppen

 © Frank & Timme Verlag für wissenschaftliche Literatur

und lebende Systeme. Beziehungen sind immer dann möglich, wenn sich beide Systeme öffnen, etwas von sich abgeben und vom anderen aufnehmen. So können sie sich aufeinander einschwingen, ihre Interessen miteinander verbinden und voneinander profitieren. Wir Menschen erleben als Neugeborene erste Resonanzerfahrungen durch die Bezugsperson, die sich uns zuwendet. Dabei kommen die Seiten unserer Bedürfnisse ins Schwingen, auf die die Bezugsperson eingeht. Schließlich verankern wir diese Erfahrungen in unserem Verstand und schaffen uns dabei eine Landkarte von unserem Selbst, auf der unsere Bedürfnisse als „notwendig", „berechtigt", „unwichtig", „unerwünscht" „gefährlich" oder sogar „als nicht zu mir gehörig" verzeichnet sind. Später ist es dann die Aufgabe unseres von den Eltern geprägten Verstandes, mit diesen Bedürfnissen wieder in Resonanz zu treten.

Hans sollte lernen, was Hänschen nicht gelernt hat. Er muss lernen, auch mit seinen bisher nicht beachteten oder geächteten Bedürfnissen in Resonanz zu treten und sie zu lieben und zu versorgen. Wenn Hans gelernt hat, seinen Ego-Verstand zu bändigen, kann er überall dort, wo sein KoKo-Verstand sich seiner künftigen Verantwortung schon bewusstwurde, die Alarmanlage ausschalten. Auf diese Weise können auch seine urmenschlichen Bedürfnisse wieder viel mehr Einfluss auf sein Denken nehmen und darauf hoffen, Realisierung zu finden.

Resonanzfähige Personen treten viel leichter mit anderen in eine Beziehung, in der sie Interesse aneinander entwickeln und sich wechselseitig in eine positive Schwingung versetzen. In resonanten Beziehungen bräuchten wir keine Angst voreinander haben oder glauben, dass sich der eine über den anderen erhebt. So könnten auch uralte Verletzungen, die sich unsere Vorfahren zugefügt haben und für die wir noch keinen Frieden gefunden haben, endlich verheilen.

Eine ebenso wichtige Resonanzerfahrung können wir Menschen immer wieder in unserer Beziehung zur Natur machen. Ihre Schönheit und ihren Reichtum kann jeder erspüren, der sich auf sie einlässt und der sich in ihr mit dem nötigen Respekt bewegt. Die Natur ist unser aller Mutter, von ihr haben wir all unser Wissen und die Fähigkeit zum Bewusstsein gelernt. Sie kann uns alle vortrefflich ernähren, wenn wir pfleglich mit ihr umgehen. Sie erlaubt uns, in ihr zu wachsen, wenn wir es nicht übertreiben. Wer glaubt, sie beherrschen, überlisten oder besiegen zu müssen, wird wahrscheinlich auch sehr viel eher Angst vor ihr haben. Doch wer die Natur nicht liebt, kann auch sich selbst nicht lieben, denn schließlich sind wir ganz und gar auf sie angewiesen und untrennbar mit ihr verbunden. Eine resonante Beziehung wäre eine liebende, in Fürsorge, Kooperation und Achtsamkeit. Aber wenn wir uns anschauen, wie wir uns gegenüber unserer Mutter Natur in vielfacher Hinsicht benehmen, dann fühlen wir als achtsame Wesen mit Recht Scham und Sorge. Es ist fatal, uns mehr und mehr von ihr zu entfremden und so zu tun, als könnten wir uns über sie erheben.

Die transhumanistische Idee, wie sie z. B. von Kurzweil (2014) oder Schwab & Vanham (2021) propagiert wird und vor der uns Harari (2018) warnen wollte, wird offensichtlich von der Annahme getragen, dass wir Menschen es aus uns selbst heraus nicht schaffen können, uns in Bezug auf unsere egoistischen und destruktiven Verhaltensweisen zu besinnen und uns nachhaltig neu zu organisieren. Wahrscheinlich haben sie keine tragfähige Idee von einem Menschen, der „im Grunde gut ist", der jedoch noch seine emotionalen Verletzungen ausheilen muss, die er als Kind von den Eltern übernehmen musste. Anstatt in pharmakologische und das Genom manipulierende Innovationen oder Umerziehungssysteme wie das in China bereits erfolgreich praktizierte Social-Credit-System zu investieren, würde es sich aus meiner Sicht lohnen, mit Hilfe dieser Mittel und Möglichkeiten die gesellschaftlichen Rahmenbedingungen zu schaffen, die der emotionalen Heilung der heranwachsenden Generationen dienen.

Was ich über den Transhumanismus bisher verstanden habe, fühlt sich für mich so an, als würde hier das Ende der Menschlichkeit eingeläutet werden, so wie wir sie kennen! Die erst kürzlich vorgestellten Pläne des Gründers des World-Economic-Forums Klaus Schwab (Schwab & Thierry 2020) erinnern mich viel mehr an die Erziehungsdiktate der Ego-gesteuerten Eliten, die der Menschheit schon so viel Unheil gebracht haben und an deren Wunden wir heute noch leiden, als an eine hilfreiche Fürsorge, wie wir sie für die angemessene Befriedigung unserer Bedürfnisse heute brauchen. Offensichtlich sind sie angetrieben von der Idee, alles technisch Machbare anzustellen, um die von ihnen angenommene „fragile, egoistische und defizitäre Natur des Menschen" so schnell wie möglich hinter sich zu lassen.

 © Frank & Timme Verlag für wissenschaftliche Literatur

Doch wollen wir wirklich einen Transhumanismus, der uns immer weiter wegführt vom Kontinuum unserer Bedürfnisse und uns am Ende von uns und unserer Natur abtrennt? Wollen wir riskieren, selbst zum Schöpfer unseres eigenen Unterganges zu werden? Mit der Zuversicht, dass emotionale Heilung gelingen kann und wir dadurch wieder sehr viel mehr unsere konstruktive und kooperative Natur ausleben können (Bauer 2006; Bregman 2020) möchte ich hier für einen Resonanzhumanismus plädieren, der uns mit unseren Bedürfnissen, den Bedürfnissen unserer Mitmenschen und den Bedürfnissen der Natur gemeinsam schwingen und entwickeln lässt. Auf diesem Weg werden wir ein erwachtes Bewusstsein brauchen, mit dem wir reflektieren können, welche Gefahren uns wirklich drohen und was lediglich den Befürchtungen unseres Ego-Verstandes entstammt.

Epilog

Meine bisherigen Berufserfahrungen haben mich in meiner psychotherapeutischen Identität, an das Gute im Menschen zu glauben, bestärkt. Dabei hat sich mein Blick auf unsere Profession, aber auch auf die mit uns verbundenen biomedizinisch geprägten Kollegen verändert. Mir ist bewusst, dass der in diesem Buch dargestellte emotionale Heilungsprozess mit dem biomedizinischen Menschenbild nur wenig gemein hat. Viel zu selten werden psychologische Einflüsse in nur allzu oft von Interessengruppen beeinflussten Studien in Erwägung gezogen (Schubert 2022). Von einem ernsthaften Paradigmenwechsel sind wir in den pharmakologisch dominierten Ländern immer noch weit entfernt.

Natürlich wollen alle, die im Gesundheitssystem arbeiten, ihren Patienten helfen. Die Frage ist jedoch, wie? Mir scheint, dass auch unter den Medizinern viele unzufrieden sind mit dem, was sie mit ihrem medizinischen Wissen für ihre Patienten tun können. Nicht wenige von ihnen, insbesondere die, die mit chronisch kranken Menschen umgehen, ahnen, wie sehr es doch auf die seelischen Prozesse ankommt, ohne jedoch zu wissen, wie man ihnen helfen könnte. Doch was soll das für eine Forschung sein, wenn in der Medizin Studien durchgeführt werden, in denen die wichtigste Einflussgröße auf unsere Gesundheit gar nicht erforscht wird? Alle Zusammenhänge, die dort gefunden werden, können doch nur marginale Effekte beschreiben und demzufolge auch nicht sonderlich viel aufklären.

Doch auch wir Psychotherapeuten haben den Stein des Weisen noch nicht gefunden. Auch psychologische Forschungsergebnisse sind kritisch zu beurteilen. So ergab eine große Metastudie, dass psychologisches Lehrbuchwissen sich bei dem Versuch, die in der Fachliteratur beschriebenen Situationen nachzustellen, nur zu etwa 50 Prozent bestätigen ließ. Die Nachprüfung hatte den Zweck, empirische Tatbestände abzusichern, die psychologische Theorien oder Hypothesen bewähren sollten. Sie konnte aber nur rund die Hälfte der Befunde reproduzieren, welche die Forschung ursprünglich glaubte gewonnen zu haben (Erdfelder et al. 2016). Das können wir als sicheren Hinweis dafür werten, wie komplex der Gegenstand ist, der beurteilt werden soll, und wie wichtig der vom Verständnis und den Interessen des Wissenschaftlers abhängige Einfluss auf das Ergebnis ist. Es ist noch lange kein Redaktionsschluss zu erwarten zum Thema: „Wie können wir chronische Krankheiten besser verstehen und ihre zu Grunde liegenden emotionale Verletzungen heilen?“

Der in diesem Buch dargestellte funktionalistische Ansatz „Verletzungen, Krisen und Krankheiten haben eine konstruktive Regulationsfunktion!“ sollte helfen, die Bandbreite der Möglichkeiten zu erweitern, mit dem, was uns bedroht, besser umzugehen. Wollen wir diese Phänomene wirklich verstehen und besser in den Griff bekommen, sind sicherlich noch sehr viele Forschungsanstrengungen nötig. Doch die machen auch nur dann Sinn, wenn sie wirklich unabhängig sind und der Komplexität menschlichen Seins wirklich gerecht werden.

Die oben von mir postulierte Hypothese, dass die Menschheit an einer Weggabel steht, basiert auch auf der Befürchtung, dass die technokratisch/transhumanistisch-orientierten Kräfte weiterhin gegenüber den ganzheitlich orientierten, auf emotionale Heilung bedachten ein deutliches Übergewicht behalten. Dabei sind die uralten Ideen, dass „alles Neue auf dem Alten aufbaut“, „alles mit allem irgendwie verbunden ist“ und „der Geist die Materie formt“, doch überaus richtig. Sie haben sich in verschiedensten Kulturen zu allen Zeiten schon bewährt und stehen quer zur technokratischen Auffassung, alles herkömmlich Menschliche könne wie bei dem Wechsel eines Computer-Betriebssystems neu aufgesetzt werden. Ein solcher „Reset“, von selbsternannten Eliten dirigiert, ist eine hoch problematische Ermächtigungsphantasie. Die Entwicklung hin zu einem Spezialistentum, das mit dem Ganzen nicht mehr verbunden ist, macht mir Sorge, weil es m. E. an unserem wahren Menschsein vorbeigeht.

Mehr als je zuvor scheint die sinnstiftende, spirituelle Verankerung allen Wissens doch gerade geboten. Wenn z. B. der Klimawandel durch den Einfluss des Menschen verursacht ist, dann ist es nur logisch, darüber nachzudenken, wie wir uns im Einklang mit unseren Bedürfnissen auf eine naturverbundenere Weise wieder in das Gleichgewicht der Kreisläufe einordnen können. Da unsere Erde schon viele Klimakrisen durchgestanden hat, dürfen wir auch dieses Mal auf ihre Selbstheilungskräfte vertrauen. Wir sollten uns nicht von

 © Frank & Timme Verlag für wissenschaftliche Literatur

Panik- und Geschäftemachern in einen energieintensiven Aktionismus treiben lassen, der wieder einmal nur sehr wenigen nützt und mehr Kollateralschäden anrichtet, als dass es für die Natur und uns Menschen wirklich von Nutzen wäre. Dort, wo die Angst uns beherrscht, ist immer ein Ego-gesteuertes Narrativ (Glaubenssatz) am Werk, das es mit Vernunft und Augenmaß (KoKo-Verstand) zu hinterfragen gilt.

Technische Lösungen werden immer wichtig sein, sie entbinden uns jedoch nicht von der Notwendigkeit, sie auf Verträglichkeit mit unseren Bedürfnissen abzugleichen. Technische Innovation und wirtschaftliche Effizienz bedeutet nicht immer auch, dass dieser Weg langfristig gut für uns ist. Neues zu gestalten und Bewährtes zu bewahren müssen sich in einem vernünftigen Verhältnis befinden. Wir haben eine Million Jahre gebraucht, um uns aus dem Tierreich mit Hilfe eines wachsenden Bewusstseins abzuheben. Nunmehr ist es unsere Aufgabe, dieses Bewusstsein in ein erwachendes, emotional evaluiertes Bewusstsein zu transformieren.

Literaturverzeichnis

ANTONOVSKY, AARON: *Health, Stress and Coping*, Jossey-Bass 1979.

BACH, GEORGE; GOLDBERG HERB: *Keine Angst vor Aggressionen – Die Kunst der Selbstbehauptung*, S. Fischer 1981.

BAUER, JOACHIM: *Prinzip Menschlichkeit*, Hoffmann & Campe 2006.

BAUER, JOACHIM: *Selbststeuerung: Die Wiederentdeckung des freien Willens*, Blessing 2015.

BRADSHAW, JOHN: *Das Kind in uns. Wie finde ich zu mir selbst*, Droemer Knaur 1992.

BREGMAN, RUTGER: *Im Grunde Gut. Eine neue Geschichte der Menschheit*, Rowohlt 2020.

BUCHHOLZ, LUCAS: *Kogi. Wie ein Naturvolk unsere moderne Welt inspiriert*. Neue Erde 2019.

CHOPICH, ERIKA; PAUL, MARGARETE: *Aussöhnung mit dem Inneren Kind*, Bauer 1993.

DAWKINS, RICHARD: *The Selfish Gene*, (40th Anniversary edition) Oxford Landmark Science2016.

DREXLER, KATHARINA: *Ererbte Wunden heilen. Therapie der transgenerationalen Traumatisierung*, Klett-Cotta 2017.

DREXLER, KATHARINA: *Ererbte Wunden erkennen. Wie Traumata der Eltern und Großeltern unser Leben prägen*, Klett-Cotta 2020.

EKMAN, PAUL: *Gefühle lesen. Wie Sie Emotionen erkennen und richtig interpretieren*, Spektrum 2004.

ELLIS, ALBERT: *Grundlagen und Methoden der Rational-Emotiven Verhaltenstherapie*, Pfeiffer 1993.

ERDFELDER, ULRICH; DEUTSCH, ROLAND et al.: Inflation von falsch-positiven Befunden in der psychologischen Forschung. Mögliche Ursachen und Gegenmaßnahmen. In: *Psychologische Rundschau* (67), Hogrefe 2016.

FELDMAN BARRETT, LISA; RUSSELL, JAMES R.: *The Psychological Construction of Emotion*. The Guilford Press 2015.

FELDMAN BARRETT, LISA: *How Emotions Are Made. The Secret Life of the Brain*. Houghton Mifflin Harcourt 2017.

Festinger, Leon: *A Theory of Cognitive Dissonance*, Stanford University Press 1957.

Fromm, Erich: *Die Kunst des Liebens* (1956), Ullstein 2017.

Gelitz, Christiane: Marshmallow-Test: Wurde das berühmte psychologische Experiment falsch interpretiert? *Spektrum Psychologie 2018*, online: <https://www.spektrum.de/news/wurde-das-beruehmte-psychologische-experiment-falsch-interpretiert/1568452>.

Giesecke, Markus: *The Social Credit System in China. Leadership in the Digital Age* (Academic Paper), Grin 2018.

Goleman, Daniel: *Emotionale Intelligenz*, Deutscher Taschenbuchverlag 1997.

Grawe, Klaus; Donati, Ruth; Bernauer, Friederike: *Psychotherapie im Wandel – Von der Konfession zur Profession*, Hogrefe 1994.

Greenberg, Leslie S.: *Emotionsfokusierte Psychotherapie*, Ernst Reinhard Verlag 2011.

Greenwald, Glenn: *Die globale Überwachung. Der Fall Snowden, die amerikanischen Geheimdienste und die Folgen*, Knaur 2015.

Grubner, Angelika: *Die Macht der Psychotherapie im Neoliberalismus*, Mandelbaum 2017.

Haneke, Michael (Regie und Drehbuch): *Das weiße Band. Eine deutsche Kindergeschichte* (Spielfilm), X-Filme Creative Pool/Wega Pool 2009.

Harari, Yuval Noah: *Homo Deus*, C. H. Beck 2018.

Harari, Yuval Noah: *Eine kurze Geschichte der Menschheit*, DVA 2019.

Havemann, Robert: *Morgen. Die Industriegesellschaft am Scheideweg. Kritik und reale Utopie*. Piper-Verlag 1980.

Hellinger, Bert: *Die Liebe des Geistes: Was zu ihr führt und wie sie gelingt*. Hellinger Publications 2016.

Hüther, Gerald: *Lieblosigkeit macht krank – Was unsere Selbstheilungskräfte stärkt und wie wir endlich gesünder und glücklicher werden*, Herder 2021.

Illouz, Eva: *Die Errettung der modernen Seele*, Suhrkamp 2011.

Ioannidis, John P. A.: Why most published research findings are false. In: *PLoS Medicine*, Volume 8 (2), Public Library of Science 2005.

Jacobi, Frank; Becker, Manuel et al.: Epidemiologie psychischer Störungen. In: Möller, Hans-Jürgen; Laux, Gerd; Kapfhammer, Hans-Peter (Hrsg.): *Psychiatrie, Psychosomatik, Psychotherapie*, Springer Reference Medizin 2017.

Kahnemann, Daniel: *Schnelles Denken, Langsames Denken*, Siedler 2012.

 © Frank & Timme Verlag für wissenschaftliche Literatur

KANFER, F.-H.; REINECKER, H.; SCHMELZER, D.: *Selbstmanagement-Therapie. Ein Lehrbuch für die klinische Praxis*, Springer 2006.

KESSLER, R. C.; CHIU, W. T.; DEMLER, O.; WALTERS, E. E.: Prevalence, severity, and comorbidity of 12-month DSM-IV disorders in the national comorbidity survey replication. In: *Arch Gen Psychiatry* (62), American Medical Association 2005.

KRÖNER-HERWIG, BIRGIT; FRETTLÖH, JULE; KLINGER, REGINE; NILGES, PAUL: *Schmerzpsychotherapie. Grundlagen – Diagnostik – Krankheitsbilder – Behandlung*, Springer 2010.

KURZWEIL, RAY: *Menschheit 2.0. Die Singularität naht*, Lola Books 2014.

LAMMERS, CLAAS-HINRICH: *Emotionsbezogene Psychotherapie*, Schattauer 2018.

LIEDLOFF, JEAN: *Auf der Suche nach dem verlorenen Glück*, C. H.Beck 1975.

LIPTON, BRUCE; BHAERMAN, STEVE: *Spontane Evolution. Unsere positive Zukunft und wie wir sie erreichen*, Koha 2014.

LORENZ, KONRAD: *Die Rückseite des Spiegels – Versuch einer Naturgeschichte menschlichen Erkennens*, Deutscher Taschenbuchverlag 1973.

LORENZ, KONRAD: *Das sogenannte Böse – Zur Naturgeschichte der Aggression*, Deutscher Taschenbuchverlag 1977.

MANSUY, ISABELLE M.; GURRET, JEAN-MICHEL; LEFIEF-DELCOURT, ALIX: *Wir können unsere Gene steuern. Die Chancen der Epigenetik für ein gesundes und glückliches Leben*, Berlin Verlag 2020.

MASLOW, ABRAHAM: A theory of human motivation. In: *Psychological Review*, Volume 50, American Psychological Association 1943.

MASSMANN, CLAUDIA: Lisa Feldman Barrett: How Emotions Are Made (Rezension des gleichnamigen Buches), www.emotionen-info.de 2017. Online: <https://emotionen-info.de/2017/03/20/lisa-feldman-barrett-how-emotions-are-made/#more-1629>.

MATÉ, GABOR: *Wenn der Körper Nein sagt. Wie verborgener Stress krank macht und was Sie dagegen tun können*, Unimedica 2021.

MATURANA, H.-R.; VARELA, F.-J.: *Der Baum der Erkenntnis. Die biologischen Wurzeln des menschlichen Erkennens*, Goldmann 1990.

MERBACH, MARTIN; BRÄHLER, ELMAR; KLAIBERG, ANTJE: Befund und Befinden. Psychologische Aspekte körperlicher Beschwerden. In: Deutsche AG Selbsthilfegruppen e.V. (Hrsg.): *Selbsthilfegruppenjahrbuch 2005*. Online: <https://www.dag-shg.de/data/Fachpublikationen/2005/DAGSHG-Jahrbuch-05-Merbach-ua.pdf>.

Michalsen, Andreas: Volkskrankheit Depression? In: *Zeitschrift für Komplementärmedizin* 2010; 2(4), Haug 2010.

Mikolajczak, M.; Avalosse, H.; Vancorenland S. A.: *Nationally Representative Study of Emotional Competence and Health*, American Psychological Association 2015.

Mill, John Stuart: On the Definition of Political Economy, and on the Method of Investigation Proper to It. In: *London and Westminster Review* 1836. Auch online: <https://delong.typepad.com/mill-questions.pdf>.

Milgram, Stanley: *Das Milgram-Experiment. Zur Gehorsamsbereitschaft gegenüber Autorität* (Erstausgabe 1974), Rowohlt 1997.

Mischel, Walter: *Der Marshmallow-Test. Willensstärke, Belohnungsaufschub und die Entwicklung der Persönlichkeit*, Siedler 2015.

Neitzel, S.; Welzer, H.: *Soldaten. Protokolle vom Kämpfen, Töten und Sterben* (Die Zeit des Nationalsozialismus), S. Fischer 2012.

Nilges, Paul; Gerbershagen, Hans Ulrich: Befund und Befinden bei Schmerzen. In: *Report Psychologie* 19, 8/1994.

Oelsner, Steffen: *Determinanten für die Bereitschaft zur Psychotherapie: eine empirische Studie* (Dissertation), Humboldt-Universität 2000.

Oerter, Rolf; Montada, Leo: *Entwicklungspsychologie. Ein Lehrbuch*. Beltz/Psychologie Verlags Union 1987.

Nordmagazin: Zeitreise Kriegskinder. NDR-Dokumentation, Erstausstrahlung 27.04.2014. (Ein Ausschnitt der Sendung wurde unter dem Titel „Folgen von Kriegstraumata, so wird die Not immer weitergegeben" auf YouTube am 28.04.2014 gepostet: https://www.youtube.com/watch?v=FzokRlun-8A).

Pert, Candace: *Moleküle der Gefühle*, Rowohlt 1999.

Pesso, Albert; Perquins, Lovijs: *Die Bühnen des Bewusstseins Oder: Werden, wer wir wirklich sind: PBSP – ein ressourcenorientierter, neurobiologisch fundierter Ansatz der Körper-, Emotions- und Familientherapie*, CIP-MEDIEN 2007.

Riemann, Fritz: *Die Fähigkeit zu lieben*, Kreuz 1982.

Roediger, Eckehard: *Praxis der Schematherapie: Grundlagen, Anwendung, Perspektiven*, Schattauer 2010.

Rosa, Hartmut: *Resonanz. Eine Soziologie der Weltbeziehung*, Suhrkamp 2019.

Rosenberg, Marshall B.: *Gewaltfreie Kommunikation. Eine Sprache des Lebens* (dt. Erstausgabe 2001), Junfermann 2016.

 © Frank & Timme Verlag für wissenschaftliche Literatur

Ruppert, Franz: *Verwirrte Seelen – Der verborgene Sinn von Psychosen. Grundzüge einer systemischen Psychotraumatologie*, Kösel 2002.

Ruppert, Franz: *Trauma, Bindung und Familienstellen. Seelische Verletzungen verstehen und heilen*, Klett-Cotta 2005.

Sachse, Rainer: *Persönlichkeitsstörungen verstehen – Zum Umgang mit schwierigen Klienten*, Psychiatrie Verlag 2014.

Sarrionandia, Ainize; Mikolajczak, Moïra: A meta-analysis of the possible behavioural and biological variables linking trait emotional intelligence to health. In: *Health Psychology Review*, Volume 14/2020. Online: <https://doi.org/10.1080/17437199.2019.1641423>.

Schepank, Heinz; Franz, Matthias; Lieberz, Klaus: *Seelische Gesundheit und neurotisches Elend*, Springer 2000.

Schmidt, Avelina-Lovis: *Emotional Development, Training of Emotional Competence and Physical Disease* (Dissertation), Technische Universität Chemnitz 2022.

Schmidt, Hans-Dieter; Richter, Evelyn: *Entwicklungswunder Mensch*, Urania-Verlag 1980.

Schmidt, Gunther: Hypnosystemische und hypnotherapeutische Techniken. In: Levold, Tom; Wirsching, Michael: *Systemische Therapie und Beratung – das große Lehrbuch*. Carl-Auer 2014.

Schmucker, Mervyn; Köster, Rolf: *„… und wie reagiert das Kind?“*, Klett Cotta 2019.

Schmucker, Mervyn; Köster, Rolf: *Praxishandbuch IRRT. Imagery Rescripting & Reprocessing Therapy bei Traumafolgestörungen, Angst, Depression und Trauer*, Klett Cotta 2018.

Schubert, Christian; Amberger, Madeleine: *Was uns krank macht – was uns heilt. Aufbruch in eine neue Medizin. Das Zusammenspiel von Körper, Geist und Seele besser verstehen*, Fischer & Gann 2016.

Schubert, Christian: *Der immunologische sechste Sinn* (Vortrag vom 04.03.2022 im Kurs „Innere Freiheit“ des RPP Instituts). Online: <https://www.youtube.com/watch?v=A2rJjMp6FMA>.

Schwab Klaus; Malleret, Thierry: *Covid 19 – Der große Umbruch*, Forum Publishing 2020.

Schwab, Klaus; Vanham, Peter: *Stakeholder-Kapitalismus: Wie muss sich die globale Welt verändern, damit sie allen dient? Vorschläge des Weltwirtschaftsforums-Gründers*, Wiley 2021.

Sonnenmoser, Marion: Vorbereitung auf die Psychotherapie – Wartezeit sinnvoll nutzen, *Deutsches Ärzteblatt* Heft 3/2011. Online: <https://www.aerzteblatt.de/archiv/81278/Vorbereitung-auf-die-Psychotherapie-Wartezeit-sinnvoll-nutzen>.

Spork, Peter: *Gesundheit ist kein Zufall: Wie das Leben unsere Gene prägt – Die neuesten Erkenntnisse der Epigenetik*. Pantheon 2019.

Warkentin, Bernd: *Die Evolution der menschlichen Geburt. Medizinische, biologische und anthropologische Aspekte*, Springer 1991.

Weber, Gunthard; Simon, Fritz-B.; Schmidt, Gunter: *Aufstellungsarbeit revisited … nach Hellinger?*, Carl Auer 2016.

Wolynn, Mark: *Dieser Schmerz ist nicht meiner. Wie wir uns mit dem seelischen Erbe unserer Familie aussöhnen*, Kösel 2017.

Varga von Kibed, Matthias; Sparrer, Insa: *Ganz im Gegenteil. Tetralemmaarbeit und andere Grundformen Systemischer Strukturaufstellungen – für Querdenker und solche, die es werden wollen*, Carl-Auer 2016.

Wittchen, H.-U.; Jacobi, F.: Epidemiologische Beiträge zur Klinischen Psychologie. In: Wittchen, H.-U.; Hoyer, J. (Hrsg.): *Klinische Psychologie & Psychotherapie*, Springer 2011.

Young, Jeffrey; Klosko, Janet S.; Weishaar, Marjorie E.: *Schematherapie. Ein praxisorientiertes Handbuch*, Junfermann 2008.

Young, Jeffry E.; Kiosko, Janet S.: *Sein Leben neu erfinden: Wie Sie Lebensfallen meistern. Den Teufelskreis selbstschädigenden Verhaltens durchbrechen … und sich wieder glücklich fühlen*, Junfermann 2006.

Zimbardo, Philip: *Der Luzifer-Effekt. Die Macht der Umstände und die Psychologie des Bösen*, Spektrum 2008.

Zoufal, Karen: Antidepressiva: Mehr Rückfälle nach Absetzen einer Langzeittherapie. In: *Aponet, Das offizielle Gesundheitsportal der deutschen ApothekerInnen*, 30.09.2021. Online: <https://www.aponet.de/artikel/antidepressiva-mehr-rueckfaelle-nach-absetzen-einer-langzeittherapie-25036> (Quelle ist eine im New England Journal of Medicine veröffentlichte Studie: DOI 10.1056/NEJMoa2106356).

 © Frank & Timme Verlag für wissenschaftliche Literatur

Abbildungsnachweise

Die Allegorie eines (hier einmal weiblichen) Münchhausen am Ende von Teil II hat die Berliner Illustratorin Lisa Handwerg extra für dieses Buch gezeichnet – herzlichen Dank!

Sämtliche Tabellen und Abbildungen hat der Autor entwickelt und grafisch gestaltet. Insofern sie auf Modellen anderer beruhen und diese modifizieren oder weiterentwickeln, ist dies in den Bildlegenden vermerkt.

Die Urheberschaft für die Fotos liegt beim Autor. Er machte die Aufnahmen auf den im Buch erwähnten Reisen durch Südostasien im Jahr 2014.